供预防、基础、临床、口腔、护理医学专业用

Vaccines and Immunization

疫苗与免疫

主编　傅传喜

副主编　孙彩军　郑　徽

人民卫生出版社

·北　京·

版权所有，侵权必究！

图书在版编目（CIP）数据

疫苗与免疫 / 傅传喜主编. —北京：人民卫生出版社，2020.9（2025.2 重印）
ISBN 978-7-117-30368-2

Ⅰ. ①疫…　Ⅱ. ①傅…　Ⅲ. ①疫苗　②医学–免疫学
Ⅳ. ①R979.9 ②R392

中国版本图书馆CIP数据核字（2020）第156123号

| 人卫智网 | www.ipmph.com | 医学教育、学术、考试、健康，购书智慧智能综合服务平台 |
| 人卫官网 | www.pmph.com | 人卫官方资讯发布平台 |

疫苗与免疫
Yimiao yu Mianyi

主　　编：傅传喜
出版发行：人民卫生出版社（中继线 010-59780011）
地　　址：北京市朝阳区潘家园南里 19 号
邮　　编：100021
E - mail：pmph @ pmph.com
购书热线：010-59787592　010-59787584　010-65264830
印　　刷：北京九州迅驰传媒文化有限公司
经　　销：新华书店
开　　本：787×1092　1/16　印张：18.5
字　　数：450 千字
版　　次：2020 年 9 月第 1 版
印　　次：2025 年 2 月第 7 次印刷
标准书号：ISBN 978-7-117-30368–2
定　　价：56.00 元

打击盗版举报电话：**010-59787491**　**E-mail：WQ @ pmph.com**
质量问题联系电话：**010-59787234**　**E-mail：zhiliang @ pmph.com**

编委会

主　编　傅传喜
副主编　孙彩军　郑　徽

编　委（按姓氏拼音排序）

序

传染病一直严重威胁人类健康，"防之于未萌，治之于未乱"是疾病防治的理想目标，也是千百年来从医者的夙愿。人类历史上的人口大量减少事件往往并非只由战争引起，更多是由天花、麻疹、流感等传染病流行造成的。例如18世纪死于天花的人数保守估计在1.5亿以上，1918年西班牙大流感造成全球4 000万~5 000万人死亡。预防接种真正实现了"治未病"，是预防控制乃至消灭传染病的有效手段。预防接种在减少儿童死亡、提高人类寿命上发挥了极其重要的作用。

1798年，英国医生Edward Jenner发表了关于牛痘疫苗可预防人类天花的论文，宣告人类正式进入疫苗时代。经过200多年的发展，人类已研制出至少预防40种疾病的70种疫苗，很多传染病已得到有效控制。借助疫苗，1979年10月的第33届世界卫生大会庄严宣布：Smallpox is dead from the earth！人类首次从地球上消灭了一种疾病（天花）。在世界卫生组织宣布人类已消灭II型脊髓灰质炎病毒后，2019年10月又宣布在全球消灭了III型脊髓灰质炎病毒，人类彻底消灭脊髓灰质炎指日可待。

我国自1978年起的"四苗防六病"，到"五苗防七病"，到现在的"十五苗防十五病"，免疫规划取得了巨大成就。我国已彻底消灭天花，进入维持无脊髓灰质炎状态，疫苗可预防传染病总发病率下降99%以上，减少发病至少5亿人次。可以说，在过去40年间，扩大免疫规划从根本上改变了中国的公共卫生进程。2019年6月《中华人民共和国疫苗管理法》的通过，标志着我国的疫苗发展进入新时代，我国也正在加快从疫苗生产大国向疫苗研发强国挺进的步伐。

回顾疫苗学的发展史，这不仅是一门现代科学技术学科的发展，也彰显了人文社会科学和医学科学技术的完美交叉融合。进入21世纪以来，已有多种疫苗，如九价HPV疫苗和高效价带状疱疹疫苗等获得批准。随着现代科学的迅速发展，人们对疫苗提出了更高要求——在保证安全和高效的同时，应使用方便，并易于储存运输，这迫切需要研发新一代疫苗或对传统的疫苗进行升级换代。同时，我国政府对预防接种的要求越来越严格，如何在法律法规框架下规范预防接种服务行为，提升目标人群的免疫规划疫苗和非免疫规划疫苗的接种率，也对预防接种的实践者提出了更高要求。

尽管疫苗的应用已有上百年历史并且效果已经被充分证实，但是我们依然发现，目前临床医生和医学院校学生对于疫苗的了解远不如对临床药物了解得多。在当今国际上反疫苗组织活动猖獗，疫苗犹豫日趋严重的形势下，医生作为健康信息的重要传播者，如何提升医生群体的疫苗防病意识，使其正确传递预防接种信息，从而坚定大众对疫苗接种的信心，是至关重要的一环。

傅传喜教授从事疫苗研究多年，并具有免疫规划管理经历，率先在高校开设"疫苗学"课程。傅教授牵头30余位长期从事疫苗研发、管理和教学的专家学者，历时两年编写了中国第一本疫苗学教材《疫苗与免疫》，由人民卫生出版社出版发行，以深入浅出的笔触系统介绍了疫苗学科。本书不仅介绍了传统的经典疫苗，也涵盖了新型疫苗研发的进展；结合我国最新的法律制度和预防接种规范，系统介绍了预防接种工作的实施和管理。

对于本科生来说，这是一本必备的医学教材，有助于他们学习疫苗知识，充分认识疫苗在对抗疾病中的重要作用。对于社区卫生服务机构和疾病预防控制中心的预防接种工作和管理者，有助于其接受疫苗学领域的系统培训。对于相关领域的研究生或科研工作者，则有助于他们掌握各类疫苗的现状和发展趋势。

中国工程院院士

2020年4月

前言

人类发展史是一部与疾病斗争的历史，在降低人类死亡和促进人口增长上，除安全饮用水外，疫苗的作用最为重要。进入20世纪后，通过疫苗接种，目前全球范围已彻底消灭天花，并有效控制脊髓灰质炎（已消灭II型和III型病毒）、白喉、乙型病毒性肝炎、破伤风、百日咳、麻疹、流行性腮腺炎、风疹和狂犬病等疾病。受益于疫苗保护，全球每年可减少约250万名儿童死亡。目前全球有70多种疫苗用于人类预防疾病。随着疫苗领域迅速发展，近年出现了疫苗学的概念，它是一门综合性的应用性很强的学科。

疫苗的作用，就是通过预防接种，在人体与疾病之间建立一道"屏障"，阻断传染病传播，维护公共卫生安全，因此疫苗又被称为"人群大处方"。中国政府一向重视人民群众的预防接种，免疫规划是中华人民共和国成立70年来卫生健康事业成效最为显著、影响最为广泛的工作之一。目前中国免疫规划疫苗15种、可预防15种疾病，其中儿童免疫规划疫苗12种、可预防12种儿童常见传染病。十三届全国人大常委会第十一次会议于2019年6月表决通过疫苗管理法，标志着中国的疫苗发展即将进入一个全新阶段。

"健康中国2030"对预防接种提出深入要求。临床医护人员应了解疫苗学基础知识，向高危人群进行个性化推荐接种；公共卫生从业者应掌握疫苗学的基础理论和实践技能，做好预防接种和管理工作。目前中国疫苗学的教育仅在预防接种实践者中分散开展，高等教育中缺乏相应的教学，尚无统一的疫苗学教材。因此我们组织23家高校和疾病预防控制中心等近40位编者，历时2年多，几易其稿，终得此书，以期对中国疫苗学科的发展和教育起到积极的作用。

本书坚持教材编写原则，在进行充分调研的基础上，借鉴国内外医学培养模式和教材建设经验，注意介绍本领域新的知识。本版教材总论和个论相结合，分为10章，其中第1~6章为总论，包括绪论、疫苗免疫机制、疫苗研制和生产、疫苗免疫效果评价、预防接种和疫苗相关法律制度；第7~9章介绍各类疫苗，包括细菌类疫苗、病毒类疫苗和被动免疫制品，第10章对正在研发中的疫苗进行了介绍。

本书可用于预防、基础、临床、口腔、护理医学等专业的教学，也可用于预防接种实践工作人员培训。读者可关注微信公众号"疫苗教育和研究"，就本书的内容进行交流，建议将作为本书再版时的参考。

感谢各位耕耘在疫苗一线研发、生产和管理等领域编者的支持和信任，他们认真负责的精神和扎实的疫苗学知识保证了本版教材保质足量完成。感谢崔富强、赵根明、余宏杰、舒跃龙、王宾、孔丽娅教授，感谢王北京、安志杰、许锐恒、王鸣、徐爱强、陈直平、孙晓冬、黄爱军等学者，他们在本书的筹备和写作过程中给予了支持。感谢浙江中医药大学公共卫生学院2014级、2015级选修"疫苗学"课程的同学们，以及魏征、孙秀、杨瑛莹和詹思怡四位在读研究生，他们从使用者的角度提出很多改进建议。我国传染病防控专家杨维中教授认真审阅了教材的部分章节，呼吸病学专家、教育家钟南山院士欣然为本教材题序。两位学者均为国家新冠肺炎防治指导专家，在中国疫情防控的攻坚阶段仍抽出宝贵时间为本书把关、增色，在此一并感谢。

由于主编水平有限，教材中可能会出现不尽人意之处，诚恳地希望各位专家、各院校使用本教材的老师和同学提出宝贵意见。

傅传喜

2020年4月

目录

第一章

绪论

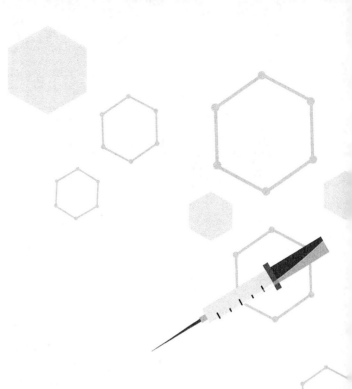

▌ 学习要点

1. 掌握疫苗相关概念；
2. 了解疫苗发展历史。

人类发展进程中，传染病始终是威胁人类健康安全的重大隐患，是人类面临的严峻挑战。自古至今从祈求神明到基因疗法，人们一直在寻求摆脱各种传染病的方法，可以说人类发展史是一部与传染病斗争的历史。进入20世纪后，疫苗作为阻击疾病的有力武器，在传染病预防控制方面发挥了重要作用。通过疫苗接种，目前全球范围已彻底消灭天花，并有效控制脊髓灰质炎（已消灭II和III型病毒）、白喉、乙型病毒性肝炎、破伤风、百日咳、麻疹、流行性腮腺炎、风疹、狂犬病和轮状病毒性胃肠炎等疾病。受益于疫苗保护，全球每年可避免200万~300万名儿童死亡。因此，在减少人类死亡和促进人口增长上，除安全饮用水外，疫苗的作用最重要。随着疫苗领域不断发展壮大，近代出现疫苗学，它是一门综合性的应用性很强的学科。

第一节　基本概念

 　一　疫苗概念

疫苗（vaccine）一词来源于拉丁文中的"vaccinia"（牛痘）。1880年路易斯·巴斯德（Louis Pasteur）在法国科学院报告鸡霍乱疫苗时使用"vaccinate"，用以表示将经减毒处理后的病毒接种在鸡身上，这标志着疫苗已超出牛痘而具有了现代含义。世界卫生组织（World Health Organization, WHO）将疫苗描述为：一种能提高对特定疾病免疫力的预防性生物制品，通常含有类似致病微生物成分，包含已减弱毒性或灭活的病原体，或其毒素及表面蛋白。疫苗会刺激人体免疫系统将其识别为外来物质并予以消灭，但机体会"记住"该种物质，当病原体再次入侵人体时，免疫系统会很容易识别并杀灭该病原体。《中华人民共和国疫苗管理法》将疫苗定义为：为预防、控制疾病的发生、流行，用于人体免疫接种的预防性生物制品。综合以上定义，本书将疫苗定义为：含致病微生物或其组分、合成物的生物制品，可刺激机体产生对疾病的免疫力；广义上疫苗为用于免疫预防的生物制品，即除了用于人体主动免疫的预防性疫苗，还包括各种被动免疫制剂（如破伤风抗毒素和狂犬免疫球蛋白）和治疗性疫苗。疫苗的作用是通过预防接种，在人体与疾病之间建立一道"屏障"，阻断传染病传播，维护公共卫生安全，因此疫苗又被称为"人群大处方"。

疫苗分类，按成分性质可分为减毒活疫苗、灭活疫苗、蛋白或多糖疫苗、基因工程疫苗等；按剂型可分为液体疫苗和冻干疫苗；按接种途径可分为注射用疫苗、划痕用疫苗、口服疫苗和喷雾剂疫苗。

1．减毒活疫苗（live-attenuated vaccine） 通过人工方法，将病原体毒力降低到可使机体产生模拟自然感染而发生隐性感染，诱发理想的免疫应答而不产生临床症状的疫苗。减毒活疫苗能诱发机体全面、稳定和持久的体液免疫、细胞免疫和黏膜免疫应答，一般接种1剂即可达到预防效果。但理论上减毒活疫苗有潜在致病风险，减毒株有可能发生逆行突变而在人体内恢复毒力。常见减毒活疫苗包括卡介苗（Baccille Calmette-Guerin, BCG）、口服脊髓灰质炎疫苗（Oral Polio Virus Vaccine, OPV；俗称糖丸）、麻疹疫苗、乙脑减毒活疫苗等。

2．灭活疫苗（inactivated vaccine） 用物理或化学方法将具有感染性的完整病原体杀死，使其失去致病力但保留抗原性，接种后可刺激机体产生针对其抗原的免疫应答，从而预防该病原体感染的疫苗。灭活疫苗往往需要多次接种，通常在接种第2或第3剂后才能产生足量保护性抗体。灭活疫苗诱导抗体滴度随着时间而衰减，因而灭活疫苗常须定期加强免疫。常见灭活疫苗包括肺炎球菌多糖疫苗、伤寒疫苗、乙脑灭活疫苗等。

3．类毒素（toxoid） 将细菌外毒素用甲醛处理后，使其失去毒性但保留抗原性制成的疫苗。类毒素能刺激机体产生抗毒素，从而预防相应疾病，如白喉类毒素、破伤风类毒素等。

4．亚单位疫苗（submit vaccine）　通过去除病原体中与激发保护性免疫无关甚至有害成分，提取具有免疫原性抗原成分制备的疫苗。如从百日咳杆菌中提取百日咳毒素和丝状血凝素等保护性抗原成分，可制成无细胞百日咳亚单位疫苗。

5．结合疫苗（conjugate vaccine）　用化学方法将细菌多糖共价结合在蛋白载体上所制备的多糖-蛋白结合疫苗，可提高细菌疫苗多糖抗原免疫原性。如b型流感嗜血杆菌结合疫苗、脑膜炎球菌结合疫苗及肺炎球菌结合疫苗。

6．基因工程疫苗（gene engineering vaccine）　用DNA重组技术，把天然或人工合成遗传物质定向插入细菌、酵母菌或哺乳动物细胞中，经纯化后制得疫苗。包括重组抗原疫苗、重组载体疫苗和DNA疫苗等。重组疫苗包括乙型病毒性肝炎（乙肝）疫苗、人乳头瘤病毒（Human Papillomavirus，HPV）疫苗等。

 ## 预防接种概念

预防接种（immunization, vaccination, inoculation）又称免疫接种，日常生活中人们常称之为"打疫苗""打预防针"，与"免疫预防"意义相近。是指利用人工制备的抗原或抗体通过适宜途径接种到机体，使机体获得对疾病的特异性免疫力，以提高个体或群体免疫水平，预防疾病发生和流行。预防接种须按免疫程序进行，**免疫程序（immunization schedule）** 指对特定人群（如儿童）预防相应传染病须接种的生物制品种类、先后次序及有关要求。免疫程序包括接种某种疫苗的初次免疫月（周、年）龄、剂次间隔和加强免疫的时间等内容。目前国家免疫规划疫苗15种、可预防15种疾病，其中儿童免疫规划疫苗12种、可预防12种儿童常见传染病。**群体免疫（herd immunity）** 为人群对于传染病病原体侵入和传播的抵抗力，用人群中具有免疫力的人口数占全部人口数的比例来表示。当人群中的疫苗接种率达到一定水平时，传染病传播会被阻断，未接种疫苗者也会因此受益而不发病。

疫苗学的概念

疫苗学（vaccinology）是一门关于疫苗发展的学科，主要研究疫苗相关理论、技术、研制流程、应用、市场及管理与法规。疫苗学是一门综合学科，它涵盖微生物学、传染病学、免疫学、病理学、化学、生物化学、分子生物学、流行病学和统计学等多学科的理论和实践。

（傅传喜）

疫苗的出现

疫苗的出现和天花这种古老的传染病有关。天花曾在地球上横行3 000多年，中国是世界上最早采用人工免疫预防天花的国家，但对人痘接种术发明时间尚有争议。公元10世纪唐、宋已有接种人痘的记载，如董正山在《牛痘新书》（1884年）记录"自唐开元年间，江南赵氏开始转鼻苗之法"。明代《种痘十全》（1628年）和清代朱纯嘏在《痘疹定论》中都有宋真宗时期（998—1022年）峨眉山人给丞相王丹之子王素种痘故事的描述。清政府组织编写的医学著作《医宗金鉴·幼科种痘心法要旨》（1742年）中记录了用三种人痘预防天花方法：痘浆法（危险性大，易感染发病）、痘衣法（简便易行、成功率低）及痘痂法（分旱苗和水苗），这表明人痘法预防天花已得到官方认可并可用于疾病预防。法国思想家伏尔泰在《谈种痘》中写道："我听说100年来中国人就一直有这习惯，这是被认为全世界最聪明、最讲礼貌的一个民族的伟大先例和榜样"。

奶牛饲养工Benjamin Jesty是英国第一个疫苗接种者。Jesty发现挤牛奶女工在接触牛痘后就不会得天花，他据此进行推断，即主动感染（接种）一种危害较小的疾病（如牛痘），可以对另一种有严重危害的疾病（如天花）提供保护。于是他给自己的妻子和两个孩子接种牛痘，接种的3个人没有受到当地天花流行的影响而得病。而Edward Jenner开展了牛痘接种的研究，这是首次通过人为干预大规模控制传染病的科学尝试，他证明牛痘能够直接从一个人传染给另外一个人，从而大范围接种可起到预防天花的作用。Jenner于1798年在《天花疫苗》上发表论文，随后医学界逐渐认识到接种一种相对较弱动物疾病（即牛痘）来预防天花的意义。

 19世纪疫苗发展

1. 减毒活疫苗 在早期疫苗开发中，巴斯德借鉴前人的减毒、传代修饰、毒力回复的概念和技术，以一种不易传播其他疾病的方式来代替人传人（或动物传动物）的病原体感染方式，因此他关于鸡霍乱、炭疽和狂犬病疫苗的研究标志着一个全新疫苗研发时代的到来。例如巴斯德和他的同事将感染狂犬病病毒后死亡的家兔脊髓组织进行一系列减毒处理，用以制备狂犬病疫苗。1885年巴斯德将这种狂犬病疫苗应用于两名被患有狂犬病的狗咬伤的法国男孩，结果2人都存活下来，这是人类首次进行的狂犬病疫苗接种尝试。然而，就如同在英国开展牛痘疫苗接种一样，公众和医学界对巴斯德向人体注入一种致命病原体感到惊骇，他们将在接种者中发生的狂犬病案例均归结于疫苗使用；但是随着成百上千的人因接种狂犬病疫苗而避免死亡，使得狂犬病疫苗逐渐被接受。

2．灭活疫苗　灭活疫苗和活疫苗基本同步发展。19世纪末，人类已经研制出伤寒、鼠疫和霍乱的灭活疫苗。德国Richard Pfeiffer、Wilhelm Kolle及Almroth Wright分别独立开展对伤寒灭活疫苗的研究。1894年鼠疫耶尔森菌被明确为鼠疫病原体后，Waldemar Haffkine开始研制人用鼠疫疫苗，他自己则是他新研制疫苗的第一位受种者。当时印度孟买暴发腺鼠疫，在之后几周内8 000多人接种了该疫苗。1883年Koch分离出霍乱弧菌后，Jaime Ferran和Haffkine采用活的培养物分别研制疫苗，但不良反应严重。1896年Kolle成功研制加热灭活的人用霍乱疫苗。1890年德国科赫（Koch）实验室发现，在注射过低剂量白喉或破伤风毒素的动物血清中可产生一种强效抗毒素（antitoxins），即后来所说的抗体，抗毒素可在实验室培养条件下中和白喉或破伤风毒素。在该研究发表报道1年后，1891年12月第1位儿童接受了白喉抗毒素治疗。

三　20世纪上半期疫苗发展

20世纪初期，减毒活疫苗（牛痘疫苗、狂犬病疫苗）和灭活疫苗（伤寒、鼠疫和霍乱疫苗）均已投入使用；大多数疫苗的基本概念如抗体、主动和被动免疫等也已经产生，该时期疫苗学的理论基础继续得到完善。在Boer战争期间，Almroth Wright建议给英国军队大规模接种伤寒疫苗，但由于存在反对声音和疫苗接种后的不良反应，该建议未被采纳，疫苗在运输船上被倒入大海。但在随后战争中，英国军队发生58 000人发病的严重伤寒疫情，导致9 000人死亡。经过激烈辩论，战争委员会同意展开大规模试验，结果显示疫苗具有良好效果。至1914年第一次世界大战时，虽然伤寒疫苗未被在人群中推广接种，但已经在英国军队中普遍使用。结核病疫苗即卡介苗，是继1885年狂犬病疫苗之后另外一种人用活疫苗。1906年法国Albert Calmette和Camille Guerin用一株分离自牛的结核分枝杆菌进行传代接种，这株菌在含有胆汁的马铃薯和甘油培养基中经过13年230代传代减毒后，最终变为卡介苗疫苗株。1927年卡介苗开始在人群中使用。

四　20世纪下半期疫苗发展

随着病毒可通过细胞静置培养传代，1949年起疫苗发展进入黄金时代。曼彻斯特大学的Mary Maitland等在1928年发明细胞瓶组织培养技术，波士顿儿童医院研究者们利用外植的人体细胞进行病毒培养。在体外单层细胞上能够以相对简单、安全方式培养人类病毒，使得疫苗研究得以迅猛发展。

脊髓灰质炎病毒在20世纪30年代被分离后，对于该疫苗的研究开始兴起。但早期疫苗仅进行了草率的人体试验，导致死亡及大量疫苗相关麻痹病例，这迅速引起公众对这些设计错误的人体试验的强烈反对，之后15年里，脊髓灰质炎疫苗发展处于停滞状态。

第一个用细胞培养技术研发的疫苗是Jonas Salk的甲醛灭活三价脊髓灰质炎疫苗（inactivated polio vaccine, IPV），该疫苗于1955年得到批准。1938年美国总统Franklin Roosevelt创建小儿麻痹症国家基金会（他也是一位小儿麻痹患者），这在该疫苗的研究中发挥了重大作用。Salk疫苗临床研究是迄今为止最大规模的临床试验，共有42万儿童接种Salk疫苗，20万注射安慰剂，120万未注射。1955年4月Salk临床试验阳性结果揭晓后，Salk灭活疫苗很快获得批准，数日内就有6家公司被授权生产该疫苗。

但仓促开始的疫苗生产导致了Cutter事件，受到污染的疫苗导致260例脊髓灰质炎病例，病例包括疫苗接种者及其家人或社区接触者。但由于脊髓灰质炎的广泛传播及其导致的恐惧广泛存在，使得对该疫苗的抵制并未持续下去。对活疫苗的研究也一直在进行，1960年Sabin疫苗在美国获得批准。1963年Salk灭活疫苗和Sabin活疫苗在美国同时使用。20世纪90年代后期，OPV仍然是美国和许多欧洲国家推荐使用的脊髓灰质炎疫苗；但当时这两个地区只发生极少数脊髓灰质炎病例，都是由OPV活病毒引起的疫苗相关病例。随着全球消灭脊髓灰质炎工作的推进，越来越多国家已逐渐用IPV代替OPV。

五　21世纪疫苗发展

进入21世纪后，随着科学技术的发展，疫苗研制和生产技术也随之提升。HPV疫苗是乙肝疫苗之外第二个能预防人类肿瘤的疫苗，是疫苗发展史的一个里程碑。这种亚单位疫苗是通过基因重组技术用酵母或者杆状病毒系统作为载体表达主要衣壳蛋白L1，自我组装形成HPV型别特异性病毒样颗粒，并联合不同佐剂系统制备而成。HPV疫苗具有高度免疫原性，可有效预防高危型HPV导致的宫颈癌及癌前病变。

反向遗传学疫苗（reversed genetics vaccine）是从全基因组水平来筛选具有保护性免疫反应的候选抗原疫苗。1995年首个基因序列（H. influenzae）发表，改变了新疫苗研究思路和方法，基因芯片技术可大量、快速地识别作为开发疫苗的蛋白。B群脑膜炎球菌是第一个利用基因序列技术开发的疫苗，由Rappuoli等利用反向疫苗学技术完成。他们对B群脑膜炎球菌MC58株测序时，利用计算机程序预测了600种特定抗原作为候选疫苗。600种抗原中，350种（58%）证明可行，28种（5%）可诱导针对细菌的抗体。与过去40年疫苗研发相比，该项技术使得疫苗研发效率迅速提升。

人用疫苗研发概况见表1-1。

表1-1　人用疫苗研发概况

减毒活疫苗	灭活全微生物疫苗	蛋白或多糖疫苗	基因工程疫苗
18世纪			
天花（1798）			
19世纪			
狂犬病（1885）	伤寒（1896）		
	霍乱（1896）		
	鼠疫（1897）		
20世纪上半期			
结核病（卡介苗）（1927）	百日咳（1926）	白喉类毒素（1923）	
	流感（1936）		
黄热病（1938）		破伤风类毒素（1926）	

减毒活疫苗	灭活全微生物疫苗	蛋白或多糖疫苗	基因工程疫苗
	斑疹伤寒（1938）		
20世纪下半期			
脊髓灰质炎（口服）（1963）	脊髓灰质炎（注射）（1955）	脑膜炎球菌多糖（1974）	重组乙肝表面抗原（1986）
麻疹（1963）	狂犬病（细胞培养）（1980）	肺炎球菌多糖（1977）	霍乱（重组毒素B亚单位）（1993）
腮腺炎（1967）	森林脑炎（1981）	乙型肝炎（血源性）（1981）	莱姆病OspA（1998）
风疹（1969）	霍乱（WC-rBS）（1991）	b型流感嗜血杆菌多糖（1985）	
腺病毒（1980）	乙型脑炎（鼠脑）（1992）	b型流感嗜血杆菌结合疫苗（1987）	
伤寒（沙门氏菌Ty21a）（1989）	甲肝（1996）	伤寒（Vi）多糖（1994）	
霍乱（减毒）（1994）		无细胞百白破（1996）	
水痘（1995）		脑膜炎球菌结合疫苗（C群）（1999）	
轮状病毒（1999）			
21世纪			
冷适应流感（2003）	乙型脑炎（Vero细胞）（2009）	肺炎球菌结合疫苗（7价）（2000）	重组人乳头瘤病毒疫苗（4价）（2006）
轮状病毒（减毒和基因重配株）（2006）	霍乱（全菌体）（2009）	肺炎球菌结合疫苗（13价）（2010）	重组人乳头瘤病毒疫苗（2价）（2009）
轮状病毒（单价）（2008）			人乳头瘤病毒（9价）（2014）
霍乱（口服）（2016）			B群脑膜炎疫苗（反向疫苗学）（2015）
带状疱疹（2006）		四价脑膜炎球菌结合疫苗（2005）	

（根据Stanley A.Plotkin, Walter A.Orenstein, Paul A. Offit. Vaccines：Expert Consult, 6e. Elsevier Medicine，2012. 编写。）

六 中国的疫苗发展

（一）初始发展阶段（1919—1948年）

中国疫苗发展始于20世纪初。北洋政府于1919年3月在北京天坛西南隅神乐署旧址成立中央防疫处（National Epidemic Prevention Bureau），这是一个防疫和生物制品制造相结合的机构，为中国疫苗生产机构雏形；经过几地迁移后，中央防疫处1946年总部迁入天坛，更名为中央防疫实验处（National Vaccine & Serum Institute），主要负责生物制品生产和相关传染病的研究。中国于1920年引入日本牛痘苗进行痘苗生产。1926年2月齐长庆从天花患者痂皮中分离出天花病毒，经选育后适应牛犊皮肤，作为痘苗生产毒种，并命名为"痘苗病毒天坛株"；用该株痘苗病毒制备的天花疫苗免疫效果及安全性均良好，这为中国预防和维持无天花发挥了关键作用。

（二）新中国发展阶段（1949年至今）

新中国成立后，实行生物制品机构合并调整，建立直属国家卫生部6个生物制品研究机构：长春、北京、兰州、成都、武汉及上海生物制品研究所，并成立卫生部生物制品检定所。改革开放后，中国生物制品生产使用不仅在数量上迅速增长，质量上也获得长足进步。目前，全国有40多家疫苗生产企业，可以生产包括非免疫规划疫苗在内的60多种疫苗，可预防30多种疾病。中国除有能力提供国内需要的疫苗外，有些疫苗如乙脑疫苗等还出口国外，一些疫苗的研制如幽门螺杆菌疫苗、戊型肝炎疫苗、Sabin IPV灭活疫苗和肠道病毒71型疫苗为全球首创。

1. 乙型脑炎疫苗 1950年中国采用P3株研制出乙脑灭活疫苗，1951年开始研制鸡胚乙脑灭活疫苗，1954年生产鼠脑灭活疫苗，1967年研制出鼠肾细胞培养灭活疫苗。1960年起研制乙脑减毒活疫苗，其母株SA_{14}为1954年从西安一种库蚊幼虫中分离而得，1990年批准使用SA_{14}-14-2减毒株生产乙脑疫苗。SA_{14}-14-2株乙脑减毒活疫苗为我国首创，是中国第一个获得WHO预认证的疫苗，除在国内大规模应用外，近年来已出口韩国、尼泊尔、印度和泰国等多个国家，为流行地区的乙脑防控发挥了重要作用。

2. 百日咳疫苗 1957年经分离并选育获得抗原性稳定的百日咳优良菌株（Cs），该菌株含有1、2、3血清型凝集原，并能在液体培养基中产生大量FHA和PT保护性抗原，之后该菌株用于无细胞百日咳疫苗规模化生产。

3. 脊髓灰质炎疫苗 1959年顾方舟等4人赴苏联学习脊髓灰质炎灭活疫苗和减毒活疫苗制造技术，1960年在北京、上海等城市试用国产疫苗获得良好效果，1961年OPV开始大量生产。1973年中国建立人胚二倍体细胞2BS株和KMB株，1985年三价糖丸疫苗研制成功并在中国人群使用。中国在全球首先采用脊髓灰质炎减毒活疫苗Sabin株研制出灭活疫苗，2015年中国研制的Sabin株灭活疫苗开始在人群使用。

4. 麻疹疫苗 1958年汤飞凡等报道成功分离我国第一株麻疹病毒（麻9）。1960年从上海1名2岁麻疹患儿血液中分离出麻疹病毒，经传72代后适应于鸡胚原代细胞获得沪191疫苗株，并于1965年研制出麻疹减毒活疫苗，该疫苗仅比世界第1支麻疹疫苗晚3年。20世纪60年代初将列宁格勒4株人羊膜细胞传代后，选育出麻疹减毒株长47株和京55株。沪191和长47疫苗株在我国持续使用40余年，为我国麻疹预防、控制发挥了决定性作用。

5. 流脑疫苗 1966年开始研制流脑全菌体疫苗。1972年研制出A群脑膜炎球菌多糖疫苗，并于1980年在全国推广使用。2001年A+C群脑膜炎球菌多糖疫苗获得批准上市，2007年A、C、Y、W135四价脑膜炎球菌多糖疫苗上市。

6. 百白破疫苗 1967年开始研究吸附百白破疫苗和"浓方吸附百白破"，1973年后在全国推广使用。20世纪90年代初国内几家生物制品所均自主研发了含有百日咳毒素（PT）和丝状血凝素（FHA）组分的无细胞白百破三联疫苗（DTaP），目前已在全国广泛使用。

7. 腮腺炎疫苗 1972年中国用M-E和M-561腮腺炎病毒株研制鸡胚尿囊液减毒活疫苗，1993年起S79株生产的腮腺炎疫苗用于我国人群。

8．乙肝疫苗 1975年陶其敏研制出血源性乙肝疫苗，1986年开始生产，年产量达2 000万人份，用于乙肝预防。1989年中国从美国引入重组酵母乙肝疫苗工业化生产技术，并进行技术改进，乙肝疫苗年产量从2 000万支提高到3 000万支以上，之后中国开始使用基因工程疫苗。

9．幽门螺杆菌（helicobacter pylori, Hp）疫苗 1995年起开展Hp基因工程疫苗研究，从Hp的1 600余个候选疫苗抗原中筛选出外膜蛋白UreB的免疫保护性抗原优势表位。在此基础上，筛选获得疫苗抗原（UreB）和佐剂（LTB）天然一体的重组Hp亚单位分子佐剂疫苗工程菌株。2009年，我国自主研制的口服重组Hp疫苗获批成为世界上首个Hp疫苗。

10．人用大流行流感疫苗 2007年中国人用大流行流感（H5N1型）疫苗获批上市。2009年，中国首创的甲型H1N1大流行流感疫苗在人群中应用，以预防、控制甲型H1N1流感的流行。

11．戊型肝炎疫苗 戊型肝炎病毒缺乏有效的组织培养体系，疫苗研究方向主要集中于基因工程疫苗。全球第1支戊型肝炎疫苗（p239疫苗）于2012年10月在中国上市，2019年获批在美国进行临床试验。

12．EV71灭活疫苗 目前处于研发和生产阶段的EV71疫苗包括全病毒灭活疫苗、病毒样颗粒疫苗、DNA疫苗、亚单位疫苗以及减毒活疫苗，其中全病毒灭活疫苗、VLP疫苗研发最为迅速。EV71型手足口病疫苗为中国领先研发，首支手足口病灭活疫苗于2016年在中国率先上市。

13．埃博拉疫苗 中国研制的Ad5-EBOV是一种基于人5型重组腺病毒载体构建的疫苗，可表达扎伊尔型（Makona株，2014）埃博拉病毒Gp蛋白。该疫苗为中国首创，于2017年获得批准注册。分别在中国和塞拉利昂人群进行临床观察，表明疫苗具有良好的安全性。

中国疫苗发展史见表1-2。

表1-2 中国疫苗发展史

年代	减毒活疫苗	灭活疫苗	亚单位疫苗	基因工程疫苗
20世纪	卡介苗	百白破联合疫苗		
50年代	黄热病疫苗	乙脑疫苗（鼠脑）		
	鼠疫疫苗	斑疹伤寒疫苗		
	布病疫苗	森林脑炎疫苗		
	炭疽疫苗	钩端螺旋体疫苗		
60年代	脊髓灰质炎疫苗	乙脑疫苗（细胞）		
	流感疫苗			
	麻疹疫苗			
	痘苗（细胞）			
70年代	腮腺炎疫苗（鸡胚）	狂犬病疫苗（细胞）	脑膜炎球菌多糖疫苗	
80—90年代	甲型肝炎疫苗	出血热疫苗	乙型肝炎疫苗（血源）	乙型肝炎疫苗
	乙脑疫苗	乙脑疫苗（纯化）	伤寒Vi多糖疫苗	痢疾疫苗

续表

年代	减毒活疫苗	灭活疫苗	亚单位疫苗	基因工程疫苗
	腮腺炎疫苗（细胞）	狂犬病疫苗（纯化）	百日咳疫苗（无细胞）	霍乱毒素b/菌体疫苗
	风疹疫苗	甲型肝炎疫苗		
	轮状病毒疫苗	流感疫苗（纯化）		
	水痘疫苗			
21世纪	麻腮风联合疫苗	禽流感疫苗	Hib结合疫苗	戊型肝炎疫苗
		H5N1流感疫苗	AC群流脑多糖疫苗	幽门螺杆菌疫苗
		H1N1流感大流行疫苗	4价流脑多糖疫苗	Sabin IPV灭活疫苗
			AC群流脑结合疫苗	
				重组戊型肝炎疫苗
		肠道病毒71型灭活疫苗		

（根据刁连东，孙晓冬. 实用疫苗学. 上海：上海科学技术出版社，2015. 编写。）

（傅传喜）

第三节　疫苗与疾病控制

接种疫苗是预防、控制以及消灭针对传染病的有效手段，不仅可保护受种者，还可对其周围未接种者产生一定的保护效应，降低社区中疾病的社会和经济负担。人群中保持高疫苗接种率，可完全阻止疫苗针对传染病的人际传播。人类利用疫苗接种为主的策略消灭了天花，脊髓灰质炎消灭指日可待，但目前仍存在一些阻碍和挑战。

一　全球疫苗针对传染病控制

人类通过疫苗接种为主的措施，已彻底消灭天花，并有效控制脊髓灰质炎、白喉、乙型病毒性肝炎、破伤风、百日咳、麻疹、流行性腮腺炎、风疹、狂犬病和轮状病毒性胃肠炎等传染病。

1. 消灭天花　天花是一种出疹性病毒病，曾在全球范围流行，在人口密集地区常呈地方性流行。19世纪末前天花的类型为重型，未接种疫苗者死亡率高于30%，多数幸存者面部会留下明显的瘢痕。我国早期使用人痘法预防天花，人群接种后的病死率远低于自然感染，但存在因接种而发生感染天花的风险。19世纪初期牛痘用于我国人群接种预防，人痘接种随之逐渐消失。

消灭天花是全球所有国家都需要应对的问题，因为天花很容易从流行国家输入至非流行国家而引起再次暴发流行；多数天花流行国家经济落后、技术水平低，消灭疾病也需要国际上的援助。WHO在1958年首次提出了全球消灭天花的计划，消灭行动策略包括：每个国家大规模接种疫苗，并确保效价和稳定性，疫苗覆盖至少80%的人群；监测和控制，即发现病例并隔离以及暴发控制。

技术层面的革新主要包括疫苗制备和接种方法，这在天花消灭的过程中发挥了重要作用。冻干疫苗的出现，解决了热带地区（包括非洲、南美和亚洲，也是全球主要天花流行区）的储存和运输问题；WHO提供疫苗制造的技术指导，如提供冻干疫苗生产手册和检定业务，使得各国生产的冻干疫苗的质量达到规定标准。随着预防接种技术的发展，疫苗的免疫效果也得到了提高。WHO号召各国淘汰传统划痕法或旋转柳叶刀法接种。使用喷气式注射器可在短时间内接种大量人群，迅速提高人群的免疫水平；但该设备保养和维护成本高，不适用于人口稀少地区。分叉式针头（又称"缝纫机针式"）用于多刺法效果良好，并且价格低廉，使用方便。采用分叉式针头接种天花疫苗，所需剂量仅为常规剂量的1/4，而且工作人员经过简易培训后即可掌握使用方法；到1969年所有国家已使用分叉式针头进行天花疫苗的接种。

随着各国尤其是天花流行国家开始重视疾病监测，全球的天花逐渐得到控制。到1970

年，非洲中西部地区的20个国家已消灭天花，巴西于1971年消灭，印度尼西亚在1972年消灭，亚洲于1975年消灭。埃塞俄比亚1976年天花终止传播，索马里于1977年消灭。全球最后1例自然感染的天花病例于1977年10月26日发生在索马里。1978年，英国发生了2例实验室感染的天花病例，之后再无天花病例发生。1980年5月，世界卫生大会根据WHO全球委员会的建议，宣布全球已消灭天花，并建议停止天花疫苗的常规接种。到1986年，世界各地已经停止天花疫苗的接种，目前只有位于美国亚特兰大的疾病预防控制中心和苏联西伯利亚的VECTOR病毒研究所留存天花病毒。

2．消灭脊髓灰质炎的目标 在疫苗广泛使用前，脊髓灰质炎是引起人类永久性残疾的主要原因，暴露脊髓灰质炎病毒后约每200个儿童中会有1个发生麻痹，其中多数麻痹病例会留有永久性残疾；5%~10%麻痹病例死亡。1988年世界卫生大会做出了2000年全球消灭脊髓灰质炎的决定。为实现该目标，WHO在世界范围内所有脊髓灰质炎流行国家实施策略：①1岁以内婴儿达到和保持至少三剂次口服脊髓灰质炎疫苗（OPV）的高常规接种率；②国家免疫日期间为所有低龄儿童实施加强剂次OPV接种，以迅速阻断脊髓灰质炎病毒的传播；③对脊髓灰质炎病毒最可能低水平传播的地方开展"扫荡式"预防接种活动；④建立并完善灵敏的流行病学和实验室监测系统，及急性弛缓性麻痹（AFP）病例监测体系。2009年全球1岁内婴儿三剂次百白破（DPT）疫苗接种率为82%（该指标可反映三剂次OPV的常规免疫接种率）。大规模OPV免疫活动（即国家免疫日期间进行预防接种）是野生脊髓灰质炎病毒地方性流行的国家有效降低病毒广泛传播的唯一策略，如2010年在49个国家共开展了308次OPV强化免疫活动，接种3.92亿人，绝大多数为5岁以下儿童，使用了约20亿剂OPV；同年各脊髓灰质炎流行国家全年至少开展了6次大规模强化免疫活动。所有国家采取了监管完善的逐户接种方式，进一步提高了接种质量，尽可能在5岁以下儿童达到最高免疫接种率。经过综合努力，全球野生脊髓灰质炎病毒株感染病例数量从1988年在125个国家中的35 251例（估计实际约350 000例），下降到2011年的650例，再到2017年2个国家中的20例，病例数减少了99%以上。超过1 600万人口避免了瘫痪，80%人口居住区（按WHO分区）已经通过无脊髓灰质炎认证。野生脊髓灰质炎病毒仅在少数地区循环，如在尼日利亚、巴基斯坦和阿富汗仍有地区性流行；在Ⅲ型脊髓灰质炎野毒中仅有Ⅰ型被检测到。随着越来越多的儿童接受免疫，在不久的将来消灭脊髓灰质炎这个古老的传染病的目标将得以实现。

这些成就在很大程度上归功于大量OPV的使用，在感染地区或高风险地区，每年约有4亿儿童接受超过22亿剂次的免疫，OPV有黏膜免疫作用，因而该疫苗不仅保护儿童不受感染，而且可以阻止社区中的人际间传播，最终可阻断所有的人际间传播而达到消灭疾病的目标。但该减毒疫苗含有脊髓灰质炎病毒，可导致接种儿童发生疫苗相关的麻痹型脊髓灰质炎，进而发展为循环疫苗衍生脊髓灰质炎病毒。在野生脊髓灰质炎病毒被根除后，持续应用OPV就与消灭疾病的目标产生矛盾，因此须适时停用OPV。

在2015年9月宣布全球已根除Ⅱ型脊髓灰质炎病毒后，所有国家在2016年4月下旬停用三价OPV（含Ⅰ、Ⅱ、Ⅲ型脊髓灰质炎病毒），而改用二价疫苗（含Ⅰ和Ⅲ型病毒）。该举措有重要意义，因为在过去10年间约有40%的疫苗相关麻痹病例（每年200例）和90%的疫苗衍生病毒循环暴发都与三价疫苗中的Ⅱ型病毒有关。

3．消除麻疹 麻疹是传染性最强的疾病之一，也是一种传统的儿童传染病。无疫苗时代麻疹呈周期性流行，流行的强度和频率取决于人口规模、个体间的接触率，以及通过出生和迁移实现人群中的易感者增加等因素。麻疹疫苗应用于人群以来，麻疹流行规模减小，流行间隔延长，一些地区的麻疹控制取得了显著效果。但在2000年，麻疹仍是儿童因疫苗可预防疾病而死亡的首要病因，麻疹在5岁以下儿童死因中居第5位。

消灭麻疹比消灭天花难度要大，因为麻疹传染性强，感染年龄较小，并且麻疹疫苗的有效接种年龄较大。1989年世界卫生大会确定了全球控制和消除麻疹的目标。消除麻疹可分为三个阶段，不同阶段的策略不同，包括：①控制阶段。通过持续控制措施，将疾病发病或流行控制在一个较低水平。此阶段的策略主要是通过婴儿达到较高的1剂次麻疹疫苗（MCV1）常规接种率，以降低麻疹发病和死亡；在大城市及其他有大量未免疫儿童和死亡病例的地区，可针对9月龄至3～5岁儿童开展群体性预防接种。②预防暴发阶段。当麻疹发病持续减少时，应采取积极的接种策略来提前预防暴发的发生或完全阻断麻疹病毒传播。一些国家通过群体性预防接种的方式接种第2剂次，产生较高人群免疫力，阻断麻疹病毒传播。一些国家在完成初始补充免疫后，通过入学时接种完成复种剂次。③消除阶段。该阶段是指通过持续的控制措施，将疾病的发病率降低至0。

2010年世界卫生大会为控制麻疹而设定了须在2015年完成三个目标：①提高1岁儿童第1剂含麻疹成分疫苗（MCV1）的常规免疫接种率，要求国家水平≥90%及地区水平≥80%；②麻疹年发病率降低至<5/100万；③与2000年比，麻疹死亡率降低95%。2012年世界卫生大会采用了全球疫苗行动计划（GVAP）提出的工作目标，在2015年6个WHO区域中的4个区消除麻疹，2020年5个区消除麻疹。目前6个区的国家都已确立2020年消除麻疹的目标。

2000—2017年间，全球MCV1接种率从72%升高到85%，但2010年起保持于84%～85%，WHO各个区间的差别巨大。2013年起MCV1的接种率在非洲区（69%～70%）、美洲区（92%）、欧洲区（93%～95%）及西太区（96%～97%）都保持稳定。2013—2017年间，东地中海区的MCV1接种率从78%提高到81%，东南亚地区从84%提高到87%，西太区则自2006年起MCV1达到并保持在95%以上。2017年，全球的118个国家MCV1接种率≥90%，较2000年的85个国家有所增加，较2016年的120个国家微降。2000—2017年间，MCV1≥90%提升最大国家所占的百分比最高为非洲区（从9%增加到34%）及东南亚地区（从27%提高到64%）。2017年，78个国家在国家水平的MCV1接种率≥95%，45个国家在省级水平MCV1接种率≥80%。全球范围内，2017年共有2 080万婴儿未能通过常规获得接种MCV1。

MCV2接种率从2000年的15%提高到2017年的67%，这主要是因为提供2剂次免疫的国家数量从2000年的98个提高到2017年的167个。2000—2017年间，MCV2接种率增加最多为东南亚区（从3%到77%）和西太区（从2%到94%）。

2017年，约39个国家的2.05亿人通过53次麻疹疫苗补充免疫活动获得免疫。2010—2017年间，1 476 826 523人通过443次麻疹补充免疫活动获得免疫（年均55次），其中172次免疫补充活动中包括了健康干预。

2017年，已有189个国家开展基于麻疹病例的监测。2000—2017年，全球麻疹病例的数量减少80%，从2000年的853 479例降低到2017年的173 330例；麻疹发病率下降83%，从145/100万下降到25/100万。报告年麻疹发病率<5/100万的国家所占的比例从2000年的38%

（64/169），上升到2016年的69%（122/176），而又下降到2017年的65%（119/184）。根据模型估计，2007—2017年10年间麻疹死亡人数下降80%，从2000年的545 174例到2017年的109 638例。与无疫苗时代相比，2000—2017年间MCV免疫减少了全球2 110万人的死亡。

4．防范流感 和天花不同，流感是不可能被消灭的疾病，这是因为：①和天花只有人类一个宿主不同，禽类为甲型流感病毒的天然宿主，而某些动物物种（如猪）也能支持某些亚型甲型流感病毒亚型的流行；②流感病毒的变异频繁，需要经常更新疫苗。流感病毒每年导致全球10亿人感染、发病，每年因季节性流感感染而引起的呼吸道疾病导致65万人死亡，对人类健康造成巨大影响。另一方面，流感大流行仍然不断发生，1918年流感大流行随后的100年间又相继发生了三次流感大流行，分别是1957年H2N2、1968年H3N2以及2009年的H1N1流感大流行，给全球人类健康带来巨大威胁。

自1918年西班牙流感大流行以来，每次大流行后都会出现新的季节性流感病毒株取代或与之前季节性流感病毒株共同流行，现在季节性流感病毒由A型流感病毒（H1N1亚型和H3N2亚型流感病毒）和B型流感病毒（Yamagata系和Victoria系）组成。季节性流感已成为影响全球的重要疾病负担，对公共卫生和经济社会的发展构成重要威胁。

流感疫苗是应对季节性流感疫情的有效手段。虽然WHO推荐的疫苗株与各国当季实际流行的病毒株有时不匹配，不能有效预防流感而导致流行水平增高，但总体上流感疫苗在应对流感疫情和保护人类健康方面做出了不可磨灭的贡献。如在2009年全球流感大流行期间，我国率先研制成功甲流病毒裂解疫苗，开展的大规模、前瞻性、纵向队列研究显示，甲流疫苗的保护率可达到87.3%，在之后的流行季节中也保持了一定的保护效果。多年的人群应用表明流感疫苗具有较好的免疫效果和安全性，接种人体后可刺激机体产生相应的抗体，缺点是需要每年更换疫苗株即每年接种。因此研发不需要每年接种的疫苗是今后流感疫苗的发展方向，目标是不仅可以对所有亚型的流感产生保护，而且不需要更换疫苗株。最近的研究进展表明通用型流感疫苗在未来20年研制成功成为可能，如通用型保护性抗体的发现和T细胞免疫保护效果的研究等。通用型疫苗也提出了明确的定义，包括：保护率至少75%；对甲型流感各亚型均有保护（同时对B型流感具有保护是第二个目标）；保护作用至少持续1年，最好能够提供对多个流行季节的保护；对所有年龄人群都有效。

5．应对埃博拉疫情 埃博拉病毒（Ebola virus）因首次暴发的地点在非洲埃博拉河谷而得名，埃博拉病毒已对公共卫生构成潜在威胁，并且可能会成为生物恐怖的开发目标。埃博拉病毒被WHO评为生物安全等级4级病毒。2014年西非埃博拉暴发后，日渐增多的病例数及不断扩大的传播范围使其成为全球关注的热点，研究安全、广谱、高效的埃博拉疫苗被加快推进。目前约有12种埃博拉疫苗处于研发阶段，其中4种已进入Ⅱ期临床试验，1种已完成Ⅲ期临床试验。埃博拉疫苗在早期临床试验中显示出较好的免疫原性和安全性，如rVSV-ZEBOV疫苗在Ⅲ期保护效力试验中获得成功，使得埃博拉暴发疫情的防控见到曙光。全球疫苗及免疫联盟（GAVI）已订购30万剂rVSV-EBOV疫苗，虽然未经正式注册，但该疫苗可在埃博拉疫情暴发中使用。

二 中国疫苗针对传染病控制

天花、麻疹、脊灰、白喉、百日咳、流脑、乙脑7种传染病曾为影响中国居民特别是儿童健康的主要传染病，中国通过预防接种，尤其是计划免疫的实施和扩大免疫规划，相关疾病的发病和死亡均降到历史最低水平。根据疫苗使用时间及采取预防接种策略、政策要求和实施进展等，可将七种传染病防控从1950年至今分为五个阶段：①1950—1965年：又称突击接种前期阶段，代表性策略是发动秋季种痘运动，大力推行全民种痘。②1966—1977年：又称突击接种后期阶段。"赤脚医生"的诞生为农村预防接种服务网络的实现奠定了基础。③1978—1987年：又称计划免疫前期阶段，在各级政府支持下，与国际组织合作基本建成了计划免疫冷链系统。④1988—2007年：称计划免疫后期阶段，提出1988年、1990年、1995年分别以省、县、乡级为单位接种率达到85%的目标和中国实现无脊灰、消除麻疹的目标。⑤2008—2018年：又称扩大免疫规划阶段。在原有5种疫苗预防7种疾病基础上，国家免疫规划疫苗品种增加到15种疫苗预防15种疾病，其中儿童常规接种为12种疫苗预防12种疾病。免疫规划程序进一步优化，免疫服务规范水平得到广泛提高。

1．7种疾病不同阶段总体发病和死亡　7种疾病年平均发病数最高阶段为1966—1977年突击接种后期阶段，超过550万例；最高年份1959年超过1 170万例；最低阶段为2008—2018年扩大免疫规划阶段，年平均发病数为4.29万例，与1950—1965年相比下降99.12%；2018年7种疾病合计2.79万例；五个不同阶段（除突击接种后期阶段外）的年平均发病数总体呈明显下降趋势。7种疾病年平均发病率最高阶段为1950—1965年突击接种前期阶段，超过750/10万；最高年份1959年发病率为1 743.76/10万；最低阶段为2008—2018年扩大免疫规划阶段，年平均发病率为3.16/10万，与1950—1965年相比下降99.59%；2018年发病率为2.00/10万；五个不同阶段的年平均发病率总体呈明显下降趋势，年平均发病数和发病率在计划免疫后期和扩大免疫规划时期下降最显著。

6种疾病（不含天花）年平均死亡数最高阶段为1950—1965年突击接种前期阶段，超过9万例；最高年份1959年死亡数超过33.74万例；最低阶段为2008—2018年扩大免疫规划阶段，年平均死亡仅为123例，与1950—1965年相比下降99.86%；2018年死亡148例。五个不同阶段的年平均死亡数呈显著下降趋势，扩大免疫规划时期下降最显著，下降幅度接近100%。

2．天花　中国1950—1961年各年报告的天花病例数分别为67 091例、68 101例、11 350例、3 439例、455例、512例、594例、317例、500例、743例、44例、0例。1950年发病率最高为12.16/10万，1960年下降到0.01/10万，1961年后再无天花病例报告。

3．麻疹　麻疹年平均发病数最高阶段为1950—1965年突击接种前期阶段，接近400万例，最高年份1959年发病超过957万例；最低阶段为2008—2018年扩大免疫规划阶段，年平均发病数为3.59万例，与1950—1965年相比下降99.07%；2018年为历史麻疹发病最低年份，发病数仅为3 940例。麻疹年平均发病率最高阶段为1950—1965年突击接种前期阶段，为606.34/10万；最低阶段为2008—2018年扩大免疫规划阶段，为2.65/10万，与1950—1965年相比下降99.56%；五个阶段的年平均发病数和年平均发病率呈显著下降，尤其是计划免疫后期和扩大免疫规划时期下降幅度超过97%。

麻疹年平均死亡数最高阶段为1950—1965年突击接种前期阶段，为6.33万例；死亡数最高年份1959年超过26万例；最低阶段为2008—2018年扩大免疫规划阶段，年平均死亡数仅为27例，与1950—1965年相比下降99.96%；2018年麻疹死亡仅1例。五个阶段的年平均死亡数显著下降，在扩大免疫规划时期下降最显著，下降幅度接近100%。

4．脊髓灰质炎 脊髓灰质炎年平均发病数最高阶段为1966—1977年突击接种后期阶段，为1.18万例；最高年份1964年发病数为4.41万例；最低阶段为2008—2018年扩大免疫规划阶段，年平均发病数为2例（均为输入病例），与1950—1965年相比下降接近100%；1994年后无本土野病毒引起的脊髓灰质炎病例发生。脊髓灰质炎年平均发病率最高阶段为1950—1965年突击接种前期阶段，超过1.86/10万；前四个阶段的年平均发病数和年平均发病率呈显著下降。

脊髓灰质炎年平均死亡数最高阶段为1950—1965年突击接种前期阶段，超过350例；最高年份1962年死亡超过1 100例；1994年后仅在输入病例中出现1例死亡病例。

5．百日咳 百日咳年平均发病数和发病率最高阶段均为1966—1977年突击接种后期阶段，年平均发病数为14.70万例，年平均发病率为172.68/10万；1963年百日咳发病数最高为196万例；最低阶段均为2008—2018年扩大免疫规划阶段，年平均发病数为0.55万例，年平均发病率为0.41/10万，与1950—1965年相比年平均发病数、发病率均下降99%以上；2018年百日咳发病数为2.21万例。五个阶段（除突击接种后期阶段外）的年平均发病数和年平均发病率显著下降，尤其是计划免疫后期和扩大免疫规划时期下降幅度超过97%。

百日咳年平均死亡数最高阶段为1950—1965年突击接种前期阶段，为0.42万例，1959年死亡数最高为1.17万例；最低阶段为2008—2018年扩大免疫规划阶段，年平均死亡仅为1例，与1950—1965年相比下降99.97%；2018年死亡病例为2例。五个阶段的年平均死亡数均呈显著下降。

6．白喉 白喉年平均发病数、发病率最高阶段为1950—1965年突击接种前期阶段，分别为7.07万例、11.11/10万；2006年后中国再无白喉病例报告。前四个阶段的年平均发病数和年平均发病率呈显著下降，尤其是计划免疫后期和扩大免疫规划时期下降幅度接近或达到100%。

白喉年平均死亡数最高阶段为1950—1965年突击接种前期阶段，为0.72万例。1959年死亡数最高为1.78万例；2004年后中国再未发生白喉死亡病例。前四个阶段的年平均死亡数呈极其显著下降，在计划免疫后期和扩大免疫规划时期下降最显著，下降幅度接近100%。

7．流脑 流脑年平均发病数、发病率最高阶段为1966—1977年突击接种后期阶段，分别为54.82万例、64.39/10万，1967年为流脑报告最多年份，为304万例；最低阶段为2008—2018年扩大免疫规划阶段，年平均发病数为321例，与1950—1965年相比下降99.72%，2018年报告病例为104例。流脑年平均发病数和发病率在计划免疫后期和扩大免疫规划时期下降幅度显著。

流脑年平均死亡数最高阶段为1966—1977年突击接种后期阶段，为3.20万例。死亡数最高年份为1967年，为16.70万例。年平均死亡数最低阶段为2008—2018年扩大免疫规划阶段，年平均死亡仅为37例，与1950—1965年相比均下降99.50%以上；2018年死亡数为10例。年平均死亡数在计划免疫后期和扩大免疫规划时期下降最显著。

8．乙脑 乙脑年平均发病数、发病率最高阶段为1966—1977年突击接种后期阶段，分别为11.04万例、12.96/10万；1971年为乙脑报告最多年份，为17.5万例；最低阶段为

2008—2018年扩大免疫规划阶段，年平均发病数为1 175例，与1950—1965年相比下降95.43%，2018年报告病例为1 800例。流脑年平均发病数和发病率在扩大免疫规划时期下降幅度显著，下降幅度超过95%。

乙脑年平均死亡数最高阶段为1966—1977年突击接种后期阶段，接近1.3万例。年平均死亡数最低阶段为2008—2018年扩大免疫规划阶段，年平均死亡仅为57例，与1950—1965年相比均下降98.50%以上；2018年死亡数为135例。年平均死亡数在扩大免疫规划阶段下降最显著。

9. 乙肝控制 乙型肝炎病毒（hepatitis B virus，HBV）感染为全球性公共卫生问题，据WHO估计，全球有20亿以上人感染过HBV，其中2.57亿人为慢性HBV感染者，每年约78万人死于慢性HBV感染相关疾病。中国1992年全国病毒性肝炎血清流行病学调查结果显示，1～59岁人群乙肝病毒HBsAg携带率为9.75%，为HBV高流行国家。其中1～4岁儿童HBsAg携带率高达9.67%。

中国在1992年将乙肝疫苗纳入计划免疫管理，确定预防接种重点人群为新生儿。为确保所有的新生儿能及时接种乙肝疫苗，中国政府通过激励机制鼓励孕产妇住院分娩，加强常规产妇HBsAg筛查，既保证了孕产妇安全，又促进了乙肝母婴阻断工作，提高乙肝疫苗首针和全程接种率，减少因母婴传播导致的乙肝病毒感染。同时，中国的"谁接生，谁接种"策略成为一种成功的公共卫生实践被确定下来。全国乙肝疫苗首针及时接种率由1992年的22%提高至2002年的66.8%，2014年达到95%。2014年全国乙肝血清流行病学调查结果显示，中国30岁以下人群HBsAg携带率为4.4%，较1992年的10.1%下降56%；15岁以下儿童HBsAg携带率由1992年的10.8%降至0.8%，降幅93%。据推算中国1992—2016年儿童慢性HBV感染减少约3 000万例，因慢性HBV感染导致的死亡减少500万例，提示中国通过新生儿乙肝疫苗免疫阻断母婴传播为主的预防策略取得了巨大成功。

三 疫苗的经济学价值

疫苗接种是最具有成本效益的卫生干预措施，应成为各国政府投资的首要公共卫生项目。在发达国家每投资1美元可获得31～108美元回报，中、低收入国家儿童疫苗接种的成本效益比为1∶44。WHO对西欧11个国家的研究表明，治疗每例麻疹病例的费用估计为209～480欧元，而通过接种麻疹疫苗来预防麻疹的费用在0.17～0.97欧元之间。每花1美元在麻疹、腮腺炎和风疹三联疫苗（MMR）上可节省超过21美元的直接医疗费用。疫苗的卫生经济学评价，在本书的疫苗个论部分有详细介绍。

四 预防接种面临的挑战

近年来全球在控制疫苗针对疾病方面取得了长足进步，WHO认为如能继续提高接种率，全球在每年避免200万～300万人死亡的基础上，还可以再避免150万人死亡。但疫苗行动的挑战仍然很大，主要有：①持续的不稳定性和不确定性，包括城市化和人口流动、人口增长、地域政治的不确定性和冲突、自然灾害和环境恶化、传染病暴发对预防接种系统提出的挑战；②疫苗断货，如生产、采购、分发等原因导致的暂停接种；③疫苗犹豫。

疫苗犹豫涉及多个维度，包括对疫苗本身（安全性、有效性和质量）的担忧，医务工作者和接种人员的不当接种建议等。儿童监护人对疫苗质量或使用过程中的问题的担忧，以及互联网上令人困惑和矛盾信息的扩散，也助长了疫苗犹豫。在今天的数字时代，这类信息如电脑病毒一样快速广泛地传播。2017年，全球只有7个国家报告本国没有疫苗犹豫，WHO于2019年定义疫苗犹豫为全球健康的十大挑战之一。疫苗犹豫导致人群的疫苗覆盖水平下降，是疾病流行的重要决定因素。TheLancet所撤稿的造假论文（称儿童接种麻疹、腮腺炎、风疹三联MMR疫苗会引起自闭症）引发了公众对疫苗的不信任，直接导致英国的MMR疫苗覆盖率下降，英国各地陆续出现麻疹病例数量升高及暴发。如2018年截至10月，英国共报告913个麻疹确诊病例，这些病例多数为青少年及年轻的成年人，而这部分人正是因10年前父母对MMR疫苗安全性的担忧而拒绝对孩子接种疫苗所致。2018年截至10月17日，欧洲当年共报告52 958个麻疹病例，该数量为同期非洲报告麻疹病例数（23 757）的2倍多。而2016年一份全球的报告已指出，欧洲地区对疫苗的信心在全球最低，疫苗犹豫引起包括英国在内欧洲的麻疹病例高发。

思考题

① 减毒活疫苗、灭活疫苗和群体免疫的定义分别是什么？

② 以天花、脊髓灰质炎和埃博拉为例，简述疫苗在疾病控制中的作用。

（傅传喜）

第二章

疫苗免疫机制

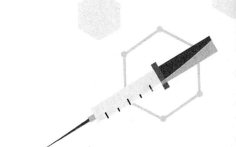

▌ 学习要点

1. 介导疫苗保护作用的主要免疫学效应机制；
2. 疫苗诱导产生特异性免疫应答一般过程；
3. 影响疫苗应答的主要因素。

为应对外界环境中病毒、细菌等病原体入侵威胁，包括人类在内的哺乳动物机体在漫长的进化过程中形成三道防御屏障：由皮肤、黏膜及黏液等机体表层要素构成的物理和化学防御屏障；由固有（先天）免疫系统构成的非特异性生物防御屏障；由适应（获得）性免疫系统组成的特异性生物防御屏障。

固有免疫与适应性免疫在组成要素和作用机制上各有不同，但两者的功能交互影响，共同构成机体复杂而精密的免疫防御网络。人体获得免疫保护的途径有两条：经历感染或者接种疫苗之后机体自主产生的免疫保护，称为主动免疫；被动接受抗体或致敏淋巴细胞所获得的免疫保护，称为被动免疫。

通过接种疫苗产生保护作用是个复杂过程。针对传统疫苗的研究表明，特异性抗体（B 细胞）应答是介导疫苗保护作用的主要免疫学因素。然而，几乎所有传统疫苗都是在经验的基础上开发的，这在很大程度上限制了科学家对疫苗相关保护性免疫因素的认识。近年来，随着基础免疫学和新型疫苗研究的深入，新的免疫研究方法不断涌现，固有免疫以及 T 细胞免疫在疫苗保护机制中的作用逐渐受到重视。与此同时，技术的进步也促进了对疫苗作用机制的深度解析。

疫苗效应的免疫学因素

一 免疫系统、免疫原和抗原

免疫系统是由多种器官、组织、细胞和功能分子共同构成的防御体系，对外能够抵御病毒、细菌、真菌等病原体入侵；对内能够清除发生突变的体细胞，遏制肿瘤发生。按照功能特点，免疫系统可以分为固有免疫（innate immunity）和适应性免疫（adaptive immunity）两部分。固有免疫不须预先接触抗原即可发挥效应，因此可以对病原体入侵产生迅速响应，但通常缺乏抗原特异性。参与固有免疫应答的细胞种类较多，主要包括：吞噬细胞（巨噬细胞、中性粒细胞）、树突状细胞、肥大细胞、嗜碱性粒细胞、嗜酸性粒细胞、自然杀伤细胞以及固有淋巴细胞等。适应性免疫（又称获得性免疫或特异性免疫）在接触抗原之后才能产生，一般而言初次应答所需时间较长，而再次应答比较迅速。参与适应性免疫应答的细胞主要包括抗原提呈细胞（antigen presenting cell, APC）、T淋巴细胞和B淋巴细胞。抗原提呈细胞分别通过MHC-Ⅰ、MHC-Ⅱ分子途径将抗原肽提呈给CD4$^+$T细胞与CD8$^+$T细胞，激活T细胞免疫；而活化的CD4$^+$T细胞又可以辅助抗原特异性B细胞应答，产生以抗体为主要效应分子的体液免疫应答（图2-1）。

能够诱导宿主产生特异性免疫应答的物质称为免疫原（immunogen），而能够被特异性抗体或T细胞识别并结合的物质称为抗原（antigen）。一般而言，免疫原同时也具备抗原性，但并非所有抗原都具有免疫原性。例如，某些小分子物质（如2，4-二硝基酚，DNP）能够与抗体结合，但其本身不能诱发特异性免疫反应，与其他大分子蛋白耦联后才具有免疫原性，这种小分子称为半抗原。根据诱导产生免疫应答的机制，可以将免疫原分为：胸腺依赖（thymus dependent）、胸腺非依赖（thymus independent）和超抗原（super antigen）。胸腺依赖性免疫原含有T细胞识别表位，需要T细胞辅助才能诱导产生特异性抗体应答。胸腺非依赖免疫原仅含有B细胞识别表位，可以直接激活B细胞，但由于缺乏T细胞辅助，因而往往只能诱导产生IgM，并且不能形成有效的免疫记忆。超抗原是指一些不受MHC分子限制，在极低浓度下即可大量激活淋巴细胞的物质，例如植物血凝素（PHA）、刀豆蛋白A（ConA）等。大多数疫苗免疫原属于胸腺依赖性，只有少数多糖类疫苗（如肺炎球菌多糖疫苗）属于胸腺非依赖免疫原。

二 介导疫苗保护作用的主要免疫学因素

疫苗的保护作用包含群体保护和个体保护两层含义。在群体层面控制或消除传染病需要在足够比例的个体中产生保护性免疫（群体免疫）。由于不同病原体的基本再生数不同，

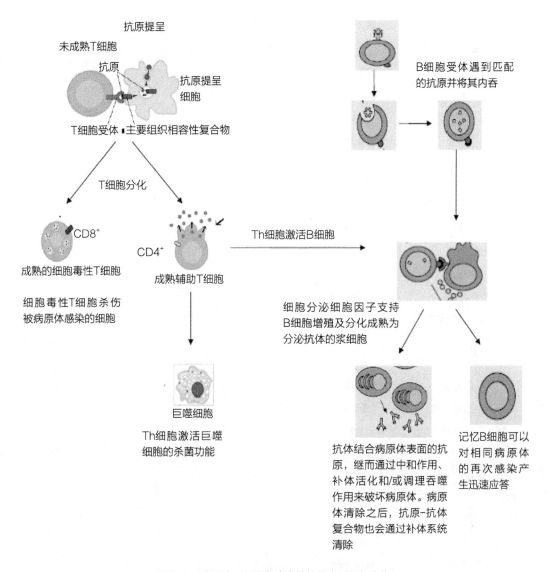

图2-1 T细胞与B细胞免疫应答的发生过程与功能

（根据Warrington, R., Watson, W., Kim, H.L. et al. An introduction to immunology and immunopathology. All Asth Clin Immun 7, S1(2011). https://doi.org/10.1186/1710-1492-7-S1-S1. 编写。）

实现群体保护所要求的群体免疫门槛也不同。在个体层面，疫苗可以通过激活机体的固有免疫和适应性免疫应答来抵御病原体入侵。由于固有免疫持续时间较短并且多数情况下不具备抗原特性，因而一般认为长期的、抗原特异性的免疫保护主要依赖于适应性免疫应答。主要效应细胞和效应分子包括：B细胞及其所分泌的特异性抗体，CD8+ T淋巴细胞和CD4+ T淋巴细胞。由于不同疫苗的免疫原特性不同，故其相应的主要效应机制也不尽相同（表2-1）。但是，大多数疫苗所诱发的保护性免疫应答需要B细胞和T细胞共同参与。例如，传统上认为细菌荚膜多糖以T细胞非依赖方式引起B细胞应答，而目前已经有越来越多的证据支持CD4+ T淋巴细胞在这一答应中发挥重要作用。与此相似，类毒素、蛋白亚单位、灭活或减毒活疫苗同样也是以T细胞依赖的方式诱导产生高亲和力的抗体应答和免疫记忆。

表2-1　部分疫苗的主要保护性因素总结

疫苗名称	疫苗类型	血清IgG	黏膜IgG	黏膜IgA	T细胞
霍乱	灭活疫苗	++	+		
霍乱	口服活苗	+	+		
白喉毒素	类毒素	++	(+)		
甲型肝炎	灭活疫苗	+++			
乙型肝炎	蛋白	++			
流感嗜血杆菌糖结合疫苗	荚膜多糖-蛋白	+++	++		
流感	灭活疫苗	++	(+)		
流感滴鼻疫苗	减毒疫苗	++	+	+	+（CD8$^+$）
乙型脑炎	灭活疫苗	++			
麻疹	减毒疫苗	+++			+（CD8$^+$）
脑膜炎球菌	荚膜多糖	++	(+)		
脑膜炎球菌结合疫苗	荚膜多糖-蛋白	+++	++		
B群脑膜炎球菌	蛋白				
腮腺炎	减毒疫苗	++			
人乳头瘤病毒	病毒样颗粒	+++	++		
百日咳全细胞疫苗	灭活疫苗	++			+（CD4$^+$）
百日咳无细胞疫苗	蛋白	++			
肺炎球菌	荚膜多糖	++	(+)		
肺炎球菌结合疫苗	荚膜多糖-蛋白	+++	++		
脊髓灰质炎（Sabin）疫苗	减毒疫苗	++	++	++	
脊髓灰质炎（Salk）疫苗	灭活疫苗	++	+		
狂犬疫苗	灭活疫苗	++			
轮状病毒	病毒样颗粒	(+)	(+)	++	
风疹	减毒疫苗	+++			
破伤风类毒素	类毒素	+++			
结核疫苗	分枝杆菌活苗				++（CD4$^+$）
水痘	减毒疫苗	++			
水痘带状疱疹	减毒疫苗				++（CD4$^+$）
黄热病病毒	减毒疫苗	+++			

注:（+），阳性但反应强度较低。

（根据Stanley Plotkin, Walter Orenstein, Paul Offit, Kathryn M. Edwards. Plotkin's Vaccines. 7th Edition. Elsevier，2017. 编写。）

　　哺乳动物体内的抗体分为五类：IgA、IgD、IgE、IgM和IgG，其中IgA与IgG是介导疫苗保护作用的主要抗体类别。IgA主要以分泌形式在机体的黏膜表面发挥抵御病原体入侵和减少内源病毒脱落的作用；而IgG则既可在黏膜部位，也可在循环系统和深部组织中发挥抗感染作用，是抵御病原体入侵的主要抗体类型。IgG抗体可以通过多种不同机制发挥保护作用：①通过中和细菌毒素预防疾病（如白喉和破伤风）；②通过中和作用阻断病原体感染靶细胞；③通过激活补体或者抗体依赖的细胞毒性作用清除或者抑制进入体内的病原体。抗原特异性抗体应答是现有多数疫苗的主要保护性因素，但绝大多数情况下保护性抗体应答的发生和发展离不开T细胞，特别是CD4⁺T细胞的辅助。部分抗原（如细菌多糖类抗原）虽然可以通过非T细胞依赖的方式激活B细胞，但其诱导产生的抗体以IgM为主且难于形成有效的免疫记忆，在疫苗保护中的作用不大。经典免疫学认为辅助B细胞活化的主要是Th2型CD4⁺T细胞，然而近年来随着免疫学研究的不断深入，除Th1、Th2之外，多个新的、具有独特功能的CD4⁺T细胞亚群被陆续鉴定出来。其中，滤泡辅助性CD4⁺T细胞（Tfh）可定位于淋巴结，被认为是辅助B细胞激活和分化的主要CD4⁺T细胞类型。另外两类主要的CD4⁺T细胞亚群是Th17与Treg，它们不直接参与B细胞的活化，但以往研究显示由这两群细胞形成的免疫平衡对疫苗所诱发的免疫反应强度具有重要影响。

　　除辅助抗体应答之外，部分疫苗诱导产生的抗原特异性CD4⁺T细胞应答本身也可以发挥免疫保护作用。例如，有直接研究证据显示：T细胞应答，特别是以分泌IFN-γ为主要特征的Th1型CD4⁺T细胞，是卡介苗（BCG）介导免疫保护的主要效应细胞。再如，大量的间接实验证据提示：CD4⁺T细胞也是介导百日咳和水痘带状疱疹疫苗免疫保护的重要因素。与抗体应答在疫苗保护中的重要作用形成鲜明对比的是，活化过程中同样接受CD4⁺T细胞辅助的CD8⁺T细胞在传统疫苗的保护机制中作用有限（表2-1）。按照现有的免疫学知识，T细胞免疫应答无法有效地预防感染并不出人意料，因其只有在病原体感染细胞之后才能发挥清除被感染细胞的作用。T细胞免疫的这一作用特点及其在抵御细胞内感染和抗肿瘤中的重要作用，使之成为当前治疗性疫苗研究的焦点。与传统的预防性疫苗不同，治疗性疫苗一般不以预防疾病为目标，而是通过清除被感染细胞或者病变细胞的方式来控制感染、促进疾病治愈，这恰恰是T细胞免疫的优势所在。因此，以活化T细胞免疫应答为主的治疗性疫苗也常被称作T细胞疫苗。

（万延民；审校：王宾）

病原体感染或疫苗接种后，首先激活的是固有免疫应答，活化之后的固有免疫系统一方面能够通过激活巨噬细胞、NK细胞（自然杀伤细胞）等固有免疫细胞来清除或控制病原体；另一方面，可以招募树突状细胞等抗原提呈细胞到感染或者疫苗接种局部、促进其分化成熟，使其在引流淋巴结中激活T、B细胞应答（图2-2）。不同病原体或免疫原对树突状细胞的活化作用不同，导致下游活化的T细胞亚群也不相同（图2-2），因而这个环节也是免疫原设计与佐剂开发研究的重要关注点。

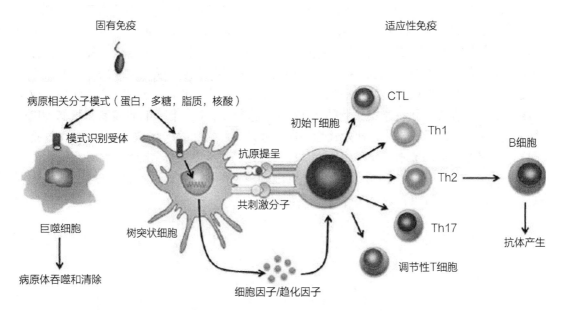

图2-2　天然免疫与适应性免疫应答活化过程简图

（根据Bruno Miguel Neves, Maria Celeste Lopes and Maria Teresa Cruz (June 5th 2012). Pathogen Strategies to Evade Innate Immune Response: A Signaling Point of View, Protein Kinases Gabriela Da Silva Xavier, IntechOpen, DOI: 10.5772/37771. Available from: https://www.intechopen.com/books/protein-kinases/pathogen-strategies-to-evade-innate-immune-response-a-signaling-point-of-view. 编写。）

一　模式识别受体与固有免疫细胞活化

固有免疫系统是由固有免疫细胞与补体、溶菌酶等可溶性生物活性分子共同构成的，其中，固有免疫细胞主要包括：自然杀伤细胞、粒细胞、巨噬细胞、树突状细胞等。一般而言，固有免疫细胞对病原体的识别缺乏特异性，主要依赖于一系列模式识别受体

（pattern recognition receptor, PRR）。模式识别受体在细胞表面与细胞内均有分布。识别外源的病原相关分子模式或者内源"危险信号"之后，模式识别受体可通过下游信号转导促进固有免疫细胞的分化成熟、细胞因子分泌和抗原提呈。

以通过肌肉途径接种的蛋白疫苗为例，接种后，疫苗及佐剂中所包含的病原相关分子模式可以激活肌肉组织中的树突状细胞、巨噬细胞等固有免疫细胞，诱导炎症因子与趋化因子分泌，继而招募更多的固有免疫细胞至疫苗接种部位，在局部形成炎性免疫微环境，促进树突状细胞和单核/巨噬细胞的分化成熟。分化成熟的树突状细胞和单核/巨噬细胞可以更高效地捕获并处理外来免疫原，并可在细胞表面归巢受体（homing receptor）的牵引下向引流淋巴结迁徙，激发后续的适应性免疫应答（图2-3）。固有免疫活化对后续适应性免疫应答的产生至关重要，缺乏"危险信号"时，DC细胞处于未成熟状态，非但不能促进初始T细胞（naive T cell）向效应T细胞分化，反而会诱导其成为调节性T细胞（regulatory T cell），引起免疫耐受。需要特别指出的是，由于机体不同组织部位所包含的天然免疫细胞类型与数量不同，可导致相同疫苗通过不同接种途径所引起的免疫效果不同。此外，不同形式的疫苗活化固有免疫应答的能力也不同：具有复制能力的减毒活疫苗能够模拟自然感染，因而通常具有更强的激活固有免疫应答的能力，并且可以同时在不同的组织部位诱发免疫应答，免疫原性强；而不具有复制能力的灭活疫苗和亚单位疫苗虽然也同样能够激活固有免疫反应，但一般而言强度较弱，诱发免疫应答的部位也主要局限于接种部位，免疫原性相对较弱。

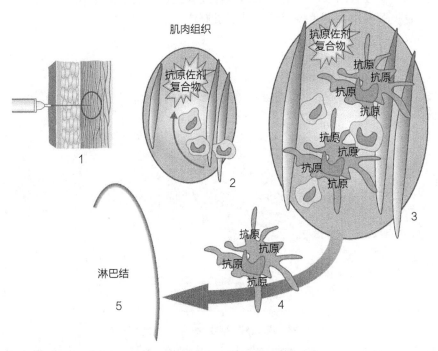

图2-3　疫苗起始免疫应答示意图

疫苗接种之后（1），疫苗及佐剂中包含的病原相关分子模式可以将树突状细胞、单核/巨噬细胞等固有免疫细胞吸引到接种部位（2）。模式识别受体将"危险信号"传递给固有免疫细胞，促进其活化（3）；激活后，树突状细胞和单核/巨噬细胞的表面受体发生变化（4），并可沿淋巴管向引流淋巴结迁徙（5）。

（根据Stanley Plotkin, Walter Orenstein, Paul Offit, Kathryn M. Edwards. Plotkin's Vaccines. 7th Edition. Elsevier, 2017. 编写。）

二 疫苗诱导产生的抗体免疫应答

依据抗原性质不同，抗体应答的产生可分为T细胞依赖性（T cell dependent response）和非T细胞依赖性（T cell independent response）两类。蛋白类免疫原被APC加工提呈后可激活滤泡辅助型T细胞（follicular T helper cell，Tfh），继而通过T细胞依赖的方式诱导产生特异性抗体应答；多糖类免疫原不能有效启动Tfh应答，故通常以非T细胞依赖的方式诱导抗体应答。

1. T细胞依赖性抗体应答的产生 初始B细胞来源于骨髓，随血液循环进入外周后可定居在淋巴结皮质区的淋巴滤泡之中。外来抗原通过输入淋巴管进入淋巴结皮质区后，可以被初始B细胞表面所携带的IgM受体识别并结合，启动B细胞活化。B细胞接下来的活化过程可根据组织定位再细分为滤泡外应答（extrafollicular reaction）和生发中心应答（germinal center reaction）两部分（图2-4）。滤泡外应答速度较快，初次接触抗原数天内即可产生抗原特异性抗体。在T细胞的辅助下，滤泡外应答的B细胞也可以完成由IgM向IgG、IgA或IgE的类别转换，但由于未经历生发中心的亲和力筛选，这部分抗体通常只具备胚系抗体的基础亲和力，相应的浆细胞寿命也比较短。生发中心应答相对滞后，在Tfh和滤泡树突状细胞（follicular dendritic cell，FDC）的辅助下，抗原特异性B细胞在生发中心经过Ig类别转换、克隆扩增与BCR亲和力成熟之后，分化成为能够分泌高亲和力抗体的浆细胞。生发中心应答结束后，部分浆细胞可迁移定居于骨髓之中长期存活并持续分泌特异性抗体，是疫苗提供长期免疫保护的重要机制之一。

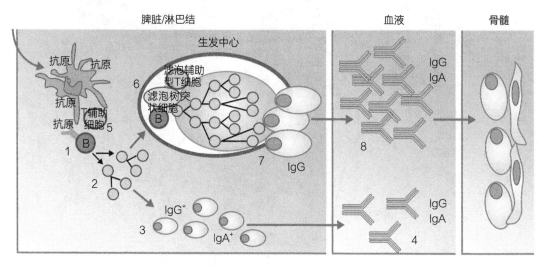

图2-4 淋巴滤泡外应答和生发中心应答过程示意图

位于淋巴结皮质区的初始B细胞受到抗原刺激后（1），一部分B细胞可以快速增殖分化为浆细胞（2，3），分泌低亲和力抗体（4）。另一部分B细胞接受免疫原刺激之后会上调趋化因子受体CCR7的表达水平，促使初始活化的B细胞向T -B交界区迁移，在Tfh与滤泡树突状细胞的辅助下，活化的B细胞可以启动生发中心应答（5，6）；生发中心B细胞经历亲和力成熟和克隆扩增后分化成为能够分泌高亲和力抗体的浆细胞（7）。生发中心应答结束后，部分浆细胞可迁徙至骨髓长期存活（8）。

（根据Stanley Plotkin, Walter Orenstein, Paul Offit, Kathryn M. Edwards. Plotkin's Vaccines. 7th Edition. Elsevier, 2017. 编写。）

　　滤泡外应答与生发中心应答在时相和反应特点上存在差异，这导致机体在初次和再次接触免疫原时的抗体应答特征显著不同。初次接触免疫原时，机体首先通过滤泡外反应迅速（<7天）产生低水平IgM和IgG应答，继而通过生发中心反应进一步提高特异性IgG水平，一般在初次免疫接种后4周左右IgG水平达到峰值，随后快速衰减至基线水平。再次接触免疫原时，预存的记忆型T、B细胞可以快速活化，在短时间内（<7天）显著提高外周血中特异性IgG水平，4周左右达到顶峰。峰值过后，迁居于骨髓中的长寿浆细胞能够持续分泌特异性抗体，使外周血中特异性抗体水平在较长时间内维持相对稳定（图2-5）。

　　生发中心应答是决定T细胞依赖性抗体应答水平与质量的关键环节。初次接触免疫原后，位于淋巴结初级淋巴滤泡之中的初始B细胞（IgM$^+$IgD$^+$ B cell）被激活并迁徙至位于淋巴滤泡之间的T-B细胞交界区，与抗原特异性T细胞形成稳定的相互作用；随后，抗原特异性T细胞逐渐分化成Tfh，而充分活化后的B细胞则迁移回到淋巴滤泡之中，并与捕获了免疫原的FDC相互作用，分化增殖形成生发中心（图2-6）。从初次接触免疫原至生发中心形成一般需要7天左右，此过程中B细胞和Tfh、FDC之间的相互作用是影响特异性抗体滴度与亲和力的决定性因素；生发中心形成之后，位于暗区的B细胞（图2-6）在活化诱导胞嘧啶核苷脱氨酶的作用下，经过数轮细胞增殖后，在抗体可变区引入体细胞超突变，使BCR的多样性增加。增殖后的B细胞迁移至生发中心的明区，与捕获了抗原的FDC相互作用，具有高亲和力BCR的B细胞克隆能够更高效地捕获抗原，继而更有效地获得Th

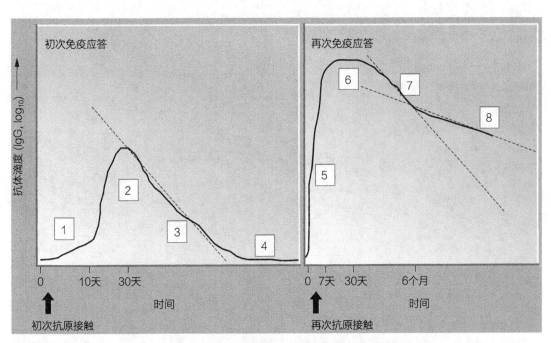

图2-5　初次免疫接种与再次免疫接种的抗体应答动态变化示意图

　　初次抗原接触可通过滤泡外应答快速产生低滴度的IgG（1）。伴随生发中心应答的产生，更多的B细胞分化为浆细胞，IgG滴度逐渐达到峰值（2）。峰值过后，随着浆细胞的凋亡，抗体水平逐渐下降至基线水平（3）。再次免疫应答时，免疫记忆应答被激活，可引起IgG滴度的快速（一般在7天之内）上升（5）。短寿浆细胞将峰值IgG维持数周（6），随后逐渐下降（7）。与此同时，长寿浆细胞移行至骨髓，可以在较长时间内持续产生特异性抗体（8）。

　　（根据Stanley Plotkin, Walter Orenstein, Paul Offit, Kathryn M. Edwards. Plotkin's Vaccines. 7th Edition. Elsevier, 2017. 编写。）

细胞的辅助，使其在与其他B细胞克隆的竞争中获得优势；相反的，BCR亲和力低的B细胞由于无法有效地捕获抗原，因而也无法获得Th细胞提供的生存信号，逐渐凋亡。上述过程反复进行，可使特异性抗体的亲和力逐步提高，称为抗体亲和力成熟过程。抗体亲和力成熟可持续数月，因此，疫苗的初次免疫与加强之间需要留有足够长的时间（4~6个月）间隔才能有效地诱导高亲和力抗体应答。这也是实际乙肝疫苗接种中"0-1-6个月"免疫程序的依据。

2. 非T细胞依赖性抗体应答的产生 细菌的脂多糖、荚膜多糖及聚合鞭毛素等抗原在刺激B细胞产生抗体时不需要T细胞辅助，因而被称为胸腺非依赖性抗原（thymus independent antigen，TI-Ag）。TI-Ag多包含重复的B细胞表位，接种之后，TI-Ag随淋巴引流到达淋巴结边缘区，通过重复排列的B细胞表位使BCR发生交联，进而激活B细胞。

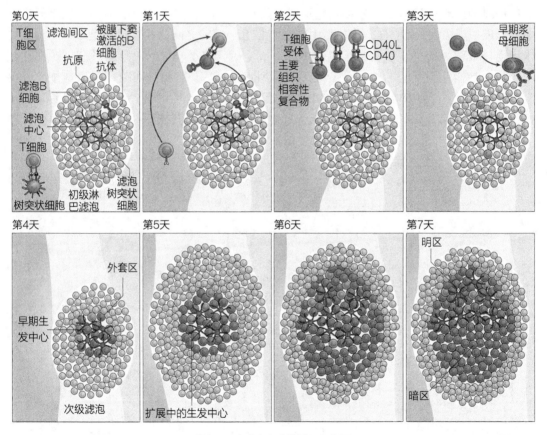

图2-6 生发中心应答过程示意图

根据现有的研究证据，从初次免疫原暴露到生发中心形成的过程可大致描述如下：第0天，位于淋巴结T细胞区中的辅助性T细胞以及位于初级淋巴滤泡中的B细胞受到抗原刺激后启动活化；第1天，激活后的T、B细胞向淋巴滤泡间区迁移，并开始相互作用；第2天，T、B细胞形成稳定相互作用，B细胞得到充分活化，T细胞分化成Tfh；第3天，Tfh细胞向淋巴滤泡迁移，部分B细胞分化为浆母细胞，并向邻近皮质窦的位置迁移；第4天，位于滤泡间区的B细胞向淋巴滤泡中心迁移，并在捕获了外来抗原FDC的辅助下进一步分化增殖，初步形成次级淋巴滤泡；第5~6天，B细胞持续增殖，生发中心继续增大；第7天，生发中心基本成熟，暗区与明区分界趋于清晰，暗区主要由B细胞构成，明区则主要由Tfh和FDC构成。

（根据De Silva NS, Klein U. Dynamics of B cells in germinal centres. Nat Rev Immunol. 2015 Mar; 15(3):137-48. 编写。）

TI-Ag主要通过滤泡外途径诱导抗体应答，一般而言以IgM为主，完成由IgM到IgG/IgA类别转换的比例较少，抗体亲和力低且难于形成免疫记忆，但这也并不是绝对的。临床观察发现，部分多糖类疫苗接种者体内能够检测到中等亲和力（提示这些抗体经历过亲和力成熟）的抗体，可能的解释有两种：①部分能够交叉识别多糖类免疫原的记忆型B细胞被激活；②部分多糖类抗原特异性的IgM$^+$IgD$^+$CD27$^+$记忆型B细胞被激活。非T细胞依赖性抗体应答持续时间较短，并且由于缺乏免疫记忆，导致机体再次接触TI-Ag时仍会呈现出初次免疫应答的特征。

3．记忆型B细胞应答的基本特征及影响因素　如前所述，能否有效诱导免疫记忆是T细胞依赖性与非T细胞依赖性抗体应答之间的重要区别。在生发中心应答过程中，初始B细胞被抗原激活后一部分细胞分化成能够分泌抗体的浆细胞，而另一部分细胞则分化成记忆型B细胞。与浆细胞不同，记忆型B细胞并不分泌抗体，迁出生发中心之后，主要定居于淋巴结和脾脏的滤泡外区。没有抗原刺激时，记忆型B细胞能够以静息态长期存活；再次接触抗原时，记忆型B细胞可迅速活化增殖并分化成为浆细胞并分泌高亲和力抗体。记忆型B细胞应答的主要特征是应答速度快，所产生的特异性抗体量大且亲和力显著高于初次应答。此外，与初始B细胞相比，记忆型B细胞的BCR亲和力更高，因此低剂量抗原刺激即可使其活化，且在缺少CD4$^+$ T细胞辅助的情况下仍可被激活。

已有的研究证据表明，记忆B细胞与浆细胞在分化方向上的差异出现于分化晚期，而决定分化方向的内因是一系列转录调控因子。由于记忆B细胞与浆细胞的早期分化途径相同，因而一些能够影响浆细胞生成的外部因素也往往能够影响记忆B细胞应答，在疫苗接种过程中有利于B细胞免疫记忆的因素主要包括：①低剂量初次免疫可能有利于记忆B细胞的形成；②初次免疫与加强免疫之间较长的时间间隔（4~6个月）有利于记忆B细胞的亲和力成熟；③高剂量加强免疫有利于促进记忆B细胞的形成；④抗原的持续存在有利于记忆B细胞长时间维持。

B细胞免疫记忆的产生和维持对再次免疫应答具有重要作用，然而，由于记忆型B细胞并不分泌抗体，再次遭遇抗原时需要首先活化、增殖并分化成浆细胞之后才能分泌特异性抗体，因此其是否能够发挥保护作用主要取决于记忆B细胞的激活速度与病原体入侵速度之间的竞争。如记忆型B细胞不能阻断新发HBV感染，然而却能够在病毒形成慢性感染之前完成活化增殖，预防由慢性乙肝病毒感染所导致的肝损伤。在疫苗接种过程中，加强免疫无法将记忆型免疫应答诱导成为具有保护作用的效应型免疫应答的情况被称为加强免疫失败（secondary vaccine failure）。

4．影响抗体应答持续时间的因素　特异性免疫应答持续时间是影响疫苗免疫效果的重要因素。免疫接种过程中，在淋巴结和脾脏中产生的浆细胞大多寿命较短，少部分浆细胞可以从生发中心迁移至骨髓并长期存活（数年至数十年不等），长寿浆细胞的数量和质量是影响特异性抗体应答持续时间主要内因。而影响抗体应答持续时间的外部因素主要包括：疫苗类型、接种时间间隔和受试者年龄（表2-2）。疫苗类型对抗体应答持续时间具有重要影响：减毒活疫苗诱导产生的特异性抗体应答可以持续数十年，而多糖类疫苗则几乎不能诱导产生长效免疫应答。疫苗接种时间间隔对免疫应答持续性同样具有重要影响：短时间间隔（1~2周）可以快速诱导产生特异性免疫应答，但诱导长效应答的效率比长时间（1~2个月）间隔低。受种者年龄也是影响免疫应答持续性的主要因素：免疫系统未成熟或者衰老均不利于长效免疫应答的产生。此外，其他因素如佐剂、受种者健康状况等也会对抗体应答的持续性产生影响。

表2-2 影响人体特异性抗体应答持续时间的因素及可能的机制

影响因素	机制
疫苗类型	
活疫苗和灭活疫苗	一般而言，活疫苗诱导产生的抗体应答更持久，可能的机制是活疫苗能够提供更持久的抗原刺激
多糖类疫苗	无法有效启动生发中心应答，故通常不能诱导产生免疫记忆，刺激产生长时间免疫应答的能力也比较弱
免疫程序	
初次免疫时间间隔	3周以上的初次免疫间隔有利于初次免疫应答依次产生，避免相互干扰
加强免疫时间间隔	初次免疫与加强间隔4个月以上能够使记忆型B细胞得到充分的亲和力成熟，有利于再次免疫应答的产生
受种者年龄	不成熟或者处于衰老状态的免疫系统均不利于长寿浆细胞的生成

（根据Stanley Plotkin, Walter Orenstein, Paul Offit, Kathryn M. Edwards. Plotkin's Vaccines. 7th Edition. Elsevier, 2017. 编写。）

疫苗诱导产生的T细胞应答

疫苗接种后T细胞与B细胞免疫应答的产生是同时进行的。树突状细胞被组织中的炎症因子激活后摄取免疫原，并迁移至引流淋巴结。在迁移过程中，树突状细胞逐渐分化成熟，摄取的免疫原也被加工成小片段并与MHC分子（人类为HLA）的肽结合槽结合，展示在细胞表面。一般规律是MHC-Ⅰ类分子展示细胞内源性抗原肽片段，MHC-Ⅱ类分子展示细胞吞噬的外部抗原；而由于交叉提呈（cross presentation）机制的存在，使得APC也可以通过MHC-Ⅰ类分子展示外部抗原。由于人类HLA基因的高度多态性，使得T细胞免疫应答在人群中复杂多样。T细胞表位是免疫原被宿主蛋白酶切割后形成的短肽，CD4$^+$T细胞识别MHC-Ⅱ分子提呈的表位肽，CD8$^+$T细胞识别MHC-Ⅰ提呈的表位肽。细胞表位肽既可以来自免疫原分子表面，也可以来自分子内部。这与B细胞表位有显著区别，BCR识别的是位于细胞外的、完整的免疫原，因而B细胞表位主要是位于免疫原表面的构象表位。

MHC/肽复合物被TCR识别并结合为T细胞活化提供了第一信号，然而仅有第一信号不足以激活T细胞，在缺少共刺激信号的情况下，T细胞会进入无活性或者免疫耐受状态。T细胞活化的第二信号来自APC表达的协同刺激分子与T细胞表面的相应受体或配体相互作用介导的信号，例如，APC细胞表面的B7分子通过与T细胞表面的CD28相互作用促进T细胞活化。活化后的CD4$^+$T细胞可进一步分化为Th1、Th2、Th17、Tfh等多个不同的亚细胞群，分别具有不同的功能特征（表2-3），例如：Th1细胞可以通过直接接触或者分泌细胞因子（IFN-γ）的方式促进CD8$^+$T细胞活化；而Th2则可通过接触或者分泌细胞因子（IL-4）来遏制CD8$^+$T细胞活化（图2-7）。由此可见，CD4$^+$T细胞的分化方向对疫苗所诱发的免疫应答特征具有重要影响。

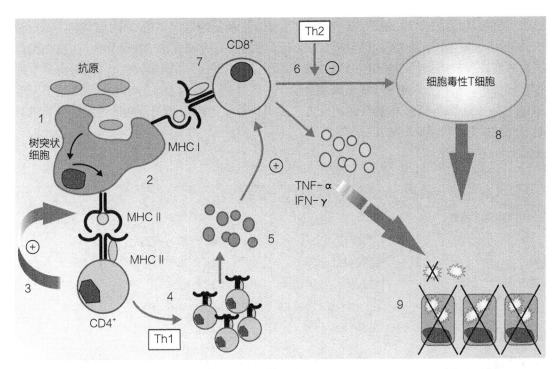

图2-7 T细胞免疫应答的产生过程

　　抗原被DC内吞之后（1），加工成为短肽、与MHC-Ⅰ/Ⅱ类分子结合后提呈于细胞表面（2）。CD4⁺T细胞通过识别MHC-Ⅱ/肽复合物与DC发生相互作用，CD4⁺T细胞被激活的同时也向DC传递活化信号，辅助其分化成熟（3）。分化成熟的Th1细胞（4）分泌IFN-γ等Th1型细胞因子（5）辅助CD8⁺T细胞活化；相反的，分化成熟的Th2型细胞则能够抑制CD8⁺T细胞的分化（6）。CD8⁺T细胞识别MHCⅠ/肽复合物后被激活（7），并在Th1细胞的辅助下分化成为细胞毒性效应细胞（8），具备杀伤被感染细胞的能力（9）。

　　（根据Stanley Plotkin, Walter Orenstein, Paul Offit, Kathryn M. Edwards. Plotkin's Vaccines. 7th Edition. Elsevier, 2017. 编写。）

　　众多因素可以影响CD4⁺T细胞的分化方向，例如抗原剂量、接种途径，DC的活化程度与被激活DC的类型等。在这些因素中，DC的活化程度与被激活DC的类型是决定CD4⁺T细胞分化方向的主要因素。初始T细胞与携带免疫原的未成熟DC接触时，由于缺乏第二信号，使这些T细胞无法分化为效应细胞，而是转变为抗原特异性Treg细胞。Treg能够抑制特异性免疫应答，对传染病疫苗研发是不利的，但对预防或治疗过敏性疾病却是有益的。

　　与B细胞可以形成长寿浆细胞不同，效应型T细胞的寿命一般比较短，90%以上只能存活数天，而记忆T细胞则可在缺乏抗原刺激的情况下，通过稳态增殖在体内长期存在。因而，T细胞疫苗难以通过维持效应T细胞来实现长期保护，形成有效的免疫记忆对T细胞疫苗而言至关重要。决定记忆T细胞有效性的因素主要包括以下四个方面：抗原特异性记忆T细胞的频率、表型、存续时间和组织定位。记忆T细胞的频率反映了初始T细胞扩增的幅度及其随后缩减的幅度。扩增期主要的决定因素是初次免疫刺激时的抗原剂量。这一点是非复制型疫苗的主要局限，因其不能通过复制产生足够量的免疫原，故而需要佐剂或加强免疫。记忆T细胞并不是一个均质群体，根据表型和功能可以将记忆T细胞分为两大类（表2-3）：效应记忆T细胞（effector memory T cell, Tem）在非淋巴器官巡游，监视组织中是否存在被病原体感染的细胞，识别抗原后可以立刻发挥效应；中心记忆T细胞（central memory T cell, Tcm）主要存在于淋巴组织中，遭遇抗原后须首先增殖分化为效应T细胞，然后才能发挥抗感染作用。效应记忆T细胞因为主要存在于非淋巴组织，且具有即时发挥作用的特点，被认为是影响T细胞疫苗长期保护效果的主要因素。据此而言，复制型疫苗载体比非复制型载体在T细胞疫苗研发方面更具优势，原因是复制型载体可以长时间维持抗原存在，有利于效应记忆T细胞的形成。

表2-3 T细胞亚群与功能

类型	机制	功能
CD4⁺辅助性T细胞		
Th1	产生IFN-γ	辅助滤泡外B细胞
Th1	细胞接触，IFN-γ	激活CD8⁺T细胞
Th1/Th2	细胞接触，CD40L	DC激活
Th2	IL-4, IL-5, IL-13	辅助滤泡外B细胞
Th2	细胞接触，IL-4	抑制CD8⁺T细胞
Th17	IL-17, IL-21, IL-22	黏膜炎症应答
CD4⁺滤泡辅助T细胞		
Tfh1	IFN-γ	辅助生发中心B细胞
Tfh2	IL-4, IL-5, IL-13	辅助生发中心B细胞
CD4⁺调节T细胞		
CD4⁺CD25⁺Treg	细胞接触，IL-2	抑制CD4⁺/CD8⁺IFN-γ应答
I型Treg	IL-10, TGF-β	抑制CD4⁺Th1/Th2应答
CD8⁺T细胞	IFN-γ，TNF-α	杀死受感染的细胞
效应记忆T细胞Th1/Th2	细胞因子，穿孔素，颗粒酶	在外周快速产生次级效应细胞应答
中枢记忆T细胞	IL-2, IL-10, CD40L	在淋巴结中延迟激活和增殖
组织定居记忆T细胞Th1/Th2	细胞因子，穿孔素，颗粒酶	定植于外周组织，使其能够及早针对外来抗原产生再次应答

（根据Stanley Plotkin, Walter Orenstein, Paul Offit, Kathryn M. Edwards. Plotkin's Vaccines. 7th Edition. Elsevier，2017. 编写。）

（万延民；审校：王宾）

一 疫苗诱导免疫应答的特异性与广谱性

理想情况下，疫苗诱导的免疫应答应当既足够广谱（能够抵御病原体不同型别或变异株的攻击），又足够特异（不引起与变应原或自身抗原的交叉反应）。自然界中的病原体多种多样，并且处在不停地进化变异过程中，因而以往的疫苗研究更多关注的是如何提高保护性免疫反应的广谱性，这一点在艾滋病和流感疫苗研究中表现尤为突出。疫苗免疫应答的特异性受到关注是因为近年来不断有研究报道在免疫接种过程中观察到正面或负面的非特异性免疫效果，例如，流行病学研究发现BCG、麻疹疫苗等减毒活疫苗能够降低呼吸道病毒感染导致的死亡率，而百白破灭活疫苗则没有这种作用，甚至会增加呼吸道病毒感染导致的病死率；其中负面的非特异性反应由于涉及疫苗安全性而格外受重视。但这些研究都没有经过随机化设计，结论的可靠性因而受到质疑。经过系统性回顾，WHO免疫接种策略咨询委员会根据已有的研究结果认定BCG能够降低全病因死亡率，麻疹疫苗"可能"具有降低全病因死亡率的作用；而百白破疫苗的负面非特异性效果由于缺乏足够证据尚无法得出确切结论。免疫学家对BCG的正面非特异性效果进行了深入研究，发现BCG活化的NK细胞能够识别分枝杆菌以外的其他病原体，并且发现BCG接种者体内的T细胞免疫应答以Th1、Th17为主，这与灭活疫苗以诱导Th2应答为主显著不同。

交叉免疫反应的分子基础是不同抗原之间具有相似的一级序列或者空间构象。同种属病原体之间的抗原相似性较高，这为设计能够识别病原体不同型别或变异株的广谱疫苗提供了可能。但是，诱导交叉反应抗体应答是比较困难的，主要原因是大量的BCR表位是构象表位，交叉抗体应答要求不同抗原之间既有相似的一级序列，又有相似的空间构象。T细胞识别的是线性表位，只要抗原的一级序列相似即可产生交叉免疫反应，并且记忆T细胞可对自稳态细胞因子作出快速应答，所以当发生感染或免疫接种时，不同抗原特异性的旁观者记忆T细胞也可能被暂时激活并扩增，表现出非特异性免疫活化的现象。T细胞交叉免疫应答相对容易诱导的特性使其成为广谱疫苗研究的热点：在小鼠模型中已多次重复观察到交叉保护性T细胞免疫应答；在人体中也发现一些异源保护性免疫的证据，例如，新生儿接种BCG可以抵御麻风病，牛痘苗可以抵御猴痘。

疫苗诱导的非特异性免疫应答有时会让人担忧其是否会引起免疫系统"超负荷"，进而增加机体对后续病原体感染的易感性。最近的研究显示，除T、B细胞之外，NK细胞等天然免疫细胞在经历感染之后可以进入一种准记忆状态（trained immunity phenotype），这些发现在一定程度上加重了人们对疫苗脱靶效应的担忧。这些假设和担忧到目前为止还没有证据支持，但应当引起足够的关注与重视。

二　年龄和性别对疫苗免疫应答的影响

人口学因素可对疫苗的接种效果造成影响，其中年龄和性别因素因为与免疫系统功能变化密切相关而显得尤为重要。

1. 年龄对疫苗免疫应答的影响　生命之初与衰老状态下的免疫系统与成年人存在显著区别。新生儿体内的淋巴细胞数量显著高于成年人，但整体功能低下，例如，新生儿中性粒细胞吞噬能力微弱，抗原提呈细胞激活T细胞的能力与分泌细胞因子的能力也很弱。因而，在生命早期（6～9月龄以下），机体免疫力主要来自于母传抗体；6～9月龄之后，免疫系统对外来免疫原的识别和应答能力逐渐增强，但在2岁以前，婴幼儿的免疫系统仍主要针对蛋白类免疫原产生应答，对多糖类免疫原的应答效率很低。免疫系统成熟度对疫苗诱导特异性免疫应答的影响是多方面的（表2-4），但并不是影响婴幼儿疫苗免疫应答的唯一因素。以往研究已经表明，母传抗体一方面能够为处于免疫空白期的婴儿提供免疫保护，另一方面也会以表位特异性和滴度特异性依赖的方式抑制婴幼儿自身抗体应答的形成，但对T细胞应答无影响。目前对生命早期免疫应答机制的认识主要来源于小鼠实验，通过模拟新生儿的免疫接种，这些研究表明生命早期的抗体应答受限的主要原因是抗原特异性B细胞增殖和分化所需的生发中心反应受限和延迟。需要特别指出的是，新生儿免疫不成熟虽然限制了抗体应答的强度，但却依然可以支持抗体的类别转换、亲和力成熟和免疫记忆的形成，并且抗体应答强度也可以通过调整免疫时间间隔来加以改善。一般而言，间隔1个月（2-3-4月或3-4-5月）的婴儿3剂次快速免疫程序产生的免疫应答强度，要低于间隔时间更长的免疫程序（2-4-6月或3-5-12月）。

与新生儿免疫系统发育不成熟相对的另外一个极端是免疫衰老（immunosenescence）。在这个生理阶段，免疫系统因年龄增长而发生一系列改变：造血干细胞的自我更新能力下降，巨噬、NK、DC细胞的数量和功能开始下降，T细胞功能下降。由于天然免疫与适应性免疫功能的全面下降，老年人罹患感染的频率和严重性都显著增加，而疫苗的免疫效果则明显减弱。免疫衰老对抗体应答的影响与婴幼儿不同，婴幼儿抗体应答在数量上有限，但质量与成人相似；而免疫衰老期的抗体应答在抗体特异性、型别及亲和力等质量指标上也有明显改变（表2-4）。衰老相关的T细胞应答改变表现在初始T细胞数量显著减少，而在以前感染中产生的CD8[+]T细胞克隆则大量累积，例如巨细胞病毒（cytomegalovirus, CMV）感染产生的大量T细胞克隆。这些大量存在的、处于衰老状态的T细胞克隆在维持自稳态的过程中也会对初始T细胞和效应记忆T细胞造成负面影响。例如，老年人接种流感疫苗后，起始的CD4[+]T细胞应答与年轻人相似，但这种反应并不能保持或继续扩大，3个月后，效应记忆T细胞应答显著低于年轻人。目前对免疫衰老驱动机制的认识仍然不清晰，主流观点认为炎性衰老（inflamm-aging）可能是驱动免疫衰老的重要因素。该观点认为：衰老的免疫系统试图通过低水平炎症来代偿性弥补其功能不足，然而实际效果却是非但不能成功地阻止感染和肿瘤的发生，反而对正常组织造成持续性的低水平损伤。

表2-4 生命极端年龄疫苗的应答局限和可能的机制

生命阶段	机制
生命早期	
对多糖疫苗抗体应答强度有限	脾边缘区未成熟，B细胞上CD21低表达，补体可用性有限
对蛋白疫苗抗体应答强度有限	生发中心反应有限；母传抗体抑制
对蛋白疫苗抗体应答持续时间短	骨髓浆细胞库建立有限
免疫记忆短期	生发中心反应有限
IFN-γ应答有限	APC-T细胞相互作用非最优（IL-12、IFN-α分泌下降）
母传抗体影响	抑制B细胞应答，不影响T细胞应答
老年	
对多糖疫苗抗体应答强度有限	IgM^+记忆B细胞库存低，分化为浆细胞能力弱
对蛋白疫苗抗体应答强度有限	生发中心反应有限：非最优的$CD4^+$辅助性应答，非最优的B细胞激活，FDC网育有限。B/T细胞库的改变
抗体质量（亲和力、型别）有限	生发中心反应有限；B/T细胞库的改变
对蛋白疫苗抗体应答持续时间短	浆细胞生存有限
产生$CD4^+$/$CD8^+$T细胞应答有限	幼稚T细胞库存下降（效应记忆细胞和$CD8^+$T细胞克隆的积累下降）
$CD4^+$T细胞应答持久性有限	产生新效应记忆T细胞有限（IL-2，IL-7水平低）

（根据Stanley Plotkin, Walter Orenstein, Paul Offit, Kathryn M. Edwards. Plotkin's Vaccines. 7th Edition. Elsevier，2017. 编写。）

2．性别对疫苗免疫应答的影响 成年男（雄）性与成年女（雌）性之间的生理差异是显而易见的，而两者之间在免疫系统功能方面的差异也同样不能被忽视：在遗传学水平上，X染色体包含多个与免疫相关的基因，如toll样受体、细胞因子受体以及多个参与T/B细胞活化的基因，而Y染色体则包含一些男性独有的炎症信号通路基因。在生理水平，女性的$CD4^+$ T细胞数量、免疫球蛋白水平都高于男性。此外，由于受体分布广泛（可见于T、B、NK、DC、中性粒和巨噬细胞等多种细胞表面），雌激素可同时调节天然免疫和适应性免疫；雄激素受体主要分布于T、B细胞表面，因而主要影响适应性免疫应答，对天然免疫的调节作用有限。免疫系统的显著差异导致男性与女性对传染性疾病的易感程度和严重程度都可出现差别：男性对多数传染病的易感度和死亡率都高于女性，只有少数性相关疾病除外；在部分发病率接近的传染病中，女性患病的严重程度高于男性（如麻疹、登革热）。同理，男性和女性接种疫苗后的免疫应答特点也存在明显区别：女性对多种蛋白类疫苗（如流感、乙肝疫苗）的抗体应答高于男性；而男性则可以更好地针对包括肺炎球菌疫苗在内的少数疫苗产生抗体应答。女性的疫苗不良反应率通常高于男性。

免疫学机制是指引疫苗开发与免疫策略设计的理论基础。免疫学研究的不断深入推动人们对疫苗保护性免疫机制的认识，也促使疫苗研究由传统的经验性开发向理性设计逐步转变：在疾病种类方面，疫苗开发所瞄准的疾病不再限于传染病，肿瘤、自身免疫病、阿尔兹海默症（老年痴呆）等慢性疾病也已经成为疫苗开发的热点；在疫苗类型方面，除传统的预防性疫苗（以预防疾病为目标），针对慢性持续性感染和其他慢性病的治疗性疫苗（以治疗和控制疾病为主要目标）日益受到重视。这些新兴的疫苗研究代表了未来疫苗的开发与应用方向。

思考题

1 胸腺依赖性免疫应答与胸腺非依赖性免疫应答有何区别？

2 简述胸腺依赖性免疫应答的一般过程；

3 预防接种初免-加强免疫时间间隔设计的主要依据是什么？

（万延民；审校：王宾）

第三章

疫苗研制和生产

学习要点

1. 了解疫苗研制与生产的关键步骤；
2. 了解疫苗生产过程中的添加物、残留物的主要种类及其特点。

在人类与感染性疾病抗争的漫长历史中，疫苗发挥了至关重要的作用。通过大力推广预防接种，已经有效控制甚至消灭了多种传染病的传播。随着各种新技术、新学科的出现与发展，疫苗的研制和生产水平也得以不断提高。

第一节　疫苗研制

近年来，随着对于病毒、细菌等病原体研究的深入，以及生物化学、分子生物学、免疫学等相关学科的发展，疫苗的研制技术得到极大的发展。许多感染性疾病已经可通过接种疫苗得以预防；除感染性疾病外，疫苗的应用范畴已外延至非感染性疾病（自身免疫性疾病、癌症、过敏等）；疫苗的作用已不再局限于预防疾病（预防性疫苗），还可用于某些疾病的治疗（治疗性疫苗）。然而，随着社会经济水平和公众健康意识的逐渐提高，对于疫苗也提出更加严格的要求，消费者更高的要求推动着疫苗行业不断进步。

一种新疫苗的研制需要完善的管理和控制系统，耗费巨大的人力和物力。疫苗的研制涵盖工艺开发、临床试验和检定方法研究等多个方面。

（一）疫苗研制策略的选择

在制定疫苗研制策略时，须综合考虑目标疾病的感染/发病机制、流行病学和免疫学特征，以及疫苗工艺的可行性。通过流行病学调查，可以确定疫苗接种的目标人群，针对其年龄和健康状态调整设计，使疫苗更加有利于诱导保护性免疫应答。对免疫学特征的了解有助于确定疫苗诱导的免疫应答类型，以保证其有效性。如能够建立与人体感染/发病机制相似的实验动物/细胞模型，可极大促进免疫学特征研究、候选疫苗的比较和优化、保护效果验证等。

（二）宿主细胞的选择

目前疫苗常用的表达系统包括细菌、酵母、昆虫细胞及哺乳动物传代细胞系等。对于翻译后不需要修饰的一些小分子蛋白，可使用原核微生物表达系统表达，在简化生产工艺的同时可节省成本；相反，对于必须经过适当折叠或者翻译后修饰才能具有好的免疫原性和活性的抗原，则需要使用哺乳动物宿主细胞表达系统。对于某些病原体（尤其是经口传播者）的抗原，也可使用动物或植物个体作为宿主，用于重组蛋白的表达。

（三）配方的选择

疫苗的配方指的是其中含有的不同成分的构成情况。通过配方的优化，可以提高疫苗的免疫原性和免疫效果。疫苗剂型中除免疫原等有效成分外，还包括佐剂和/或投递系统。随着疫苗可预防疾病种类的增多，人一生中需要接种的疫苗种类也逐渐增多，不论是从经济还是时间方面，人们都倾向于尽可能以最少的针次完成所有疫苗的接种，这就促进了联合疫苗的研制，包括多疾病联合疫苗、多价联合疫苗等。

（四）疫苗工艺的开发

疫苗工艺的开发可以概括为：选择一种合适的新免疫原，将其开发为疫苗成品，并使其通过临床前和临床研究，确定其安全性和效力的过程。

疫苗工艺可大致分为批生产和后处理。批生产包括菌种发酵/细胞培养、疫苗成分的纯化等步骤；后处理包括佐剂/防腐剂的加入，成品容器的灌装、贴签、包装和储存等。工艺开发对于整个疫苗研制过程至关重要。合格的工艺开发方可制备出符合监管要求的疫苗。

（五）临床试验

疫苗上市前，为评估其在人群中真实的安全性、免疫原性和有效性，必须进行临床试验。临床试验通常分为四个阶段：I期临床试验，通常是小范围研究（20～30人），重点是确保临床耐受性和安全性；II期临床试验目的是为证明疫苗在目标人群中的免疫原性和安全性，最低样本量为300例，在此阶段评价与宿主免疫应答有关的多种可变因素，如年龄、性别、母体或已存在的抗体，疫苗剂量、不同剂量的顺序或者间隔、疫苗免疫次数、接种途径，有条件时也应考虑基因型；III期临床试验是为提供疫苗效力和安全性数据而设计的大规模临床试验，最低试验例数应不低于500例，应尽可能采取随机对照双盲和多中心设计，对于疫苗的效力、安全性等进行较大规模的评价；IV期临床试验指疫苗上市后使用时，对其有效性、安全性和质量的监测，目的是监测疫苗在大量目标人群常规使用状态下的各种情况，发现不良反应并监控有效性/效力。详见相关章节。

（六）检定方法研究

疫苗的检定方法研究贯穿其生产所需的原料、原液、半成品、成品等各个阶段，需要从理化性质、安全性、有效性等多方面进行检测。在疫苗工艺开发阶段，即需要开始考虑建立疫苗产品的质量标准、对应的检定方法，以及稳定性的验证方案等。

（何鹏）

一　疫苗生产

和其他药物不同，疫苗的受众绝大部分是健康的个体，这就对其生产提出更高的要求。疫苗生产过程的设计、监督是所有药品中最为严格的。只有将科学的生产工艺，严格、高效的管理，完善的质量控制与产品检测，全面的监管结合起来，才能够确保生产出安全、有效的疫苗。

疫苗的生产由以下基本步骤组成，可大致分为抗原的获得、抗原的分离和纯化、疫苗的配制。

（一）抗原的获得

对于减毒活疫苗和灭活疫苗而言，这一步实际上是病原体自身的扩增，以得到足够的原料用于后续的灭活或亚单位分离工艺。例如，病毒需要在细胞中培养，细菌病原体则需要用培养基在生物反应器中培养。对于重组蛋白疫苗来说，这一步则是含有目的基因序列的宿主细胞的扩增，以便为下一步分离纯化重组蛋白做准备。重组蛋白可以用细菌、酵母、昆虫或哺乳动物细胞来生产，也可以使用腺病毒、痘病毒等作为载体，将编码重组蛋白的目的基因插入至病毒基因组中进行表达。

（二）抗原的分离和纯化

本步骤是从培养、扩增后的基质中释放抗原，并且将抗原分离、纯化出来。具体的方案根据疫苗类型的不同而有所差异。对于灭活病毒疫苗来说，可能仅须将分离出来的病毒灭活即可；对于基因重组疫苗来说，则需要进行一系列复杂的柱层析、沉淀、超滤等操作。

（三）疫苗的配制

在设计疫苗制剂的配方时，既要保证其经过合适的接种方式进入人体后能够有效分布，又需要疫苗具有足够的稳定性。疫苗配方中可包括增强免疫应答的佐剂、延长保质期的稳定剂和/或防腐剂。通常的配制过程如下：根据验证的最佳配方，将疫苗的主成分——免疫原和佐剂、稳定剂等成分混合均匀，然后将配制好的半成品疫苗灌装至经彻底清洗的无菌、无热原的单剂量或者多剂量容器中，并使用适宜的技术方法密封容器。

二　添加剂和生产工艺残留物

在疫苗生产过程中，除免疫原外，还可能加入一些添加剂，如佐剂、防腐剂、稳定剂，以及用于调节疫苗pH、渗透压等理化性质的成分。除添加剂外，正常疫苗生产工艺中使用的一些化学物质在形成最终成品时可能会存在一定残留。各国监管部门对添加剂和残留物的含量均要求进行控制。

（一）佐剂

早期的疫苗由灭活的全菌体、减毒或灭活的病毒或细菌类毒素组成，纯度较低。然而，正是由于其纯度低，经常会含有"内佐剂"（如微量的、有活性的外毒素或内毒素），它们可以增强疫苗的免疫原性。随着疫苗生产工艺的进步，疫苗的纯度得到不断提升；然而，疫苗的高度纯化在增加安全性的同时，往往也会导致内佐剂作用的消除，其结果就是高纯度抗原的免疫原性反而会降低。使用佐剂增强高纯度疫苗的免疫原性，是增强其保护性免疫应答的最经济有效的策略。

佐剂对于机体而言属于一种外来物质，可能会引起人体的不良反应。在疫苗临床试验前的安全性评价中，需要分别评估佐剂和疫苗成分的毒性。

（二）防腐剂

防腐剂具备杀菌或抑菌的能力，疫苗中常用的防腐剂包括硫柳汞、苯酚、苯乙胺、甲醛以及2-苯氧乙醇等。在早期疫苗生产时，由于传统的生产工艺、生产设备的局限性，很难生产出无菌产品，必须使用防腐剂来保障疫苗的安全性。随着疫苗生产工艺、设备的改进，疫苗生产商已从多数疫苗中去除防腐剂。主要手段为通过严格的无菌保障，在整个生产过程中避免产品受外界环境的污染，如使用高效空气过滤器清洁传递至生产区域的空气，对车间和各种设施、设备定期消毒，操作人员身着洁净服等。

从理论上来说，疫苗中已经可以不添加防腐剂，但部分疫苗却仍然保留这一成分，其难点就在于成本问题。例如，为提高经济落后地区的疫苗接种率，需要生产多剂量疫苗（即每个最小包装中疫苗的含量可供多人使用）以降低成本，在接种时需要从容器中多次抽取疫苗，容器开口后在空气中暴露时间较长，存在微生物污染的风险。在20世纪，曾发生过多剂量无防腐剂疫苗被污染导致接种者死亡的严重事件，因此对于多剂量疫苗，必须加入防腐剂来预防污染。如单纯地为了去除防腐剂，将疫苗从多剂量包装改为单剂量包装，则单支疫苗的成本会增加，且需要更多的贮藏和运输空间，这些增加的成本最终仍会转嫁至消费者身上。对消费者而言，完全去除防腐剂的获益可能很难衡量，但增加的花费却是显而易见的。

（三）抗生素

在病毒性疫苗的生产中，为避免细菌、支原体等其他微生物的污染，须添加抗生素。已批准使用的抗生素包括链霉素、多黏菌素B、新霉素和庆大霉素等。对于人体而言，残留的抗生素是潜在的过敏原。同时，使用含抗生素疫苗带来的耐药性也是人们所关注的一个重要问题。在有些国家，仅要求在包装标签上注明抗生素残留量（根据添加量和稀释倍数计算得到）；但在另外一些国家中，在企业放行和监管机构放行时，则要求对其实际含量进行测定。

（四）稳定剂

为保护疫苗中的免疫原，通常须添加稳定剂。稳定剂可保护疫苗抵御高温、低温等不良环境。此外，对于冻干疫苗来说，疫苗中的免疫原通常仅有数十微克或更低，冻干后会达到肉眼无法观察的程度，且会黏附在瓶壁上，给复溶和注射带来一定的不确定性，因此需要添加一些基质（如糖类、氨基酸、蛋白质、明胶等），以便在冻干时容纳疫苗有效成分。人们对疫苗稳定剂的担心主要在于动物源性或人源性蛋白可能含有其他外源性物质，且可能导致过敏反应。因此，各国疫苗监管机构对稳定剂均制定了严格的管理规定。例如，在现行版《中国药典》中，在药用辅料的风险分级方面，将糖类等稳定剂列为中等风险的辅料，严格加以控制。

（五）灭活残留物

在制备灭活疫苗时，通常使用化学处理的方式灭活细菌和病毒，或去除毒素的活性，仅保留其抗原性。甲醛是制备细菌和病毒疫苗时，应用最为广泛的灭活剂，由于其毒性及潜在的致癌性，人们对疫苗中的甲醛一直存在担忧。目前为止，多数对于甲醛致癌性的研究仅针对呼吸道接触途径，因为这是工业和日常生活中人体接触甲醛的主要途径，而关于消化道或非肠道接触甲醛的研究则极少，需要进一步的研究加以评估。除甲醛之外，还有多种灭活制剂在已上市的疫苗中被使用，如戊二醛、β-丙内酯、过氧化氢等。针对不同种类的灭活制剂，各国监管部门对其最高限值均有相关规定。

（六）残留细胞培养物

在疫苗生产，尤其是病毒培养中可能会使用动物源性材料。疫苗中的动物源性蛋白可能会导致少数人过敏。例如，在鸡胚或鸡胚成纤维细胞中制备的病毒性疫苗中可能有鸡源蛋白残留，使用酵母制备的重组疫苗中可能残留酵母蛋白。对于鸡蛋、酵母等成分过敏者在接种疫苗时需要加以注意。根据疫苗监管的要求，对于动物源性过敏原、去污剂、溶剂和螯合剂等，即使没有证据表明这些物质可能与安全性相关，生产商也要对其残留情况进行说明。对于以上残留物质，各国监管部门均有相关规定，要求疫苗生产商证实其纯化工艺能将疫苗中的残留物质减少至安全阈值以下。

（七）外源性因子

疫苗生产工艺中经常会使用多种动物源性材料，如明胶、牛血清或原代动物源性细胞，这些成分可能会受到外源性物质污染。根据疫苗监管部门要求，疫苗的主细胞库应进行外源性因子检测，生产工艺中使用的生产用培养物尤其是动物源性原材料须进行微生物因子检测，以保证无外来微生物和细胞系污染。

尽管现在对于疫苗添加剂或残留物仍然存在一些争议和顾虑，但由于现有的疫苗生产工艺或使用条件的限制，佐剂或防腐剂在某些疫苗中仍然是必不可少的，而部分残留物质尚无法完全去除。因此，各国监管当局对于疫苗添加剂的种类和含量、生产过程残留物均制定了相应的管理规范，要求生产厂家严格遵循。疫苗生产需要进行过程检测和签发检测，以保证疫苗中的添加剂和特定残留物的含量在允许范围内。

三 质量控制与检定

由于组成、性质以及生产工艺的不同，疫苗和其他药品相比有其独特的性质，例如：①疫苗的生产过程多为生物学过程，具有很大的不确定性；②疫苗的主要成分多为蛋白质、多肽或多糖类物质，对温度敏感，因此其生产、贮存、运输、使用须保持在冷链系统中；③疫苗制品通常采用生物学方法检定，其结果有较大的可变性；④疫苗中经常会添加佐剂或稳定剂，部分检定项目无法在成品阶段进行，因此生产的过程中控制尤为重要；⑤疫苗为无菌产品，须确保生产全过程的无菌状态；⑥疫苗的使用对象绝大多数是健康人群。基于以上特性，必须对疫苗生产的全过程进行质量控制，方可保证其安全、有效。

（一）疫苗的质量控制

疫苗的质量受到生产人员、生产设施/设备、物料、生产工艺过程以及生产环境等多个方面的影响，因此应对疫苗生产的全过程进行风险分析，全面考虑影响疫苗质量的各种潜在风险并加以有效控制。

1. 生产人员 生产人员是造成产品可能出现微生物污染的最大风险之一。人体本身会持续产生大量的微粒，而微粒是洁净室内微生物附着和扩散的主要载体，生产人员在车间内的活动又会加速微粒的运动。因此，生产人员的着装、生产操作以及日常行为的控制尤为重要。

2. 生产设施/设备 生产设施/设备是疫苗生产的必需硬件，其合理设计、正确选型、规范使用是疫苗质量得以实现的基本保障，其验证、确认、维护、维修和标识管理等是影响疫苗质量的关键风险点，应确保能够支持各项生产工艺在规定参数范围内的稳定运行。

3. 物料 疫苗生产的起始材料均为生物活性物质，如生产用菌/毒种和细胞株等。疫苗生产用菌/毒种及细胞库的管理，对于保持其生物学特征、保证疫苗的质量及生物安全至关重要。疫苗种子批和细胞库的制备、检定、登记、保存、领用及销毁等均须严格管理。除生物活性原材料之外，各类生产用原材料、辅料，内、外包材，以及佐剂、防腐剂、抗生素等对疫苗的质量也具有不容忽视的重要影响。

4. 生产工艺过程 由于疫苗的生产过程是生物学过程，为保持其生物学活性，不能采用过度杀灭的方法进行处理。为保证其安全性，需要全过程关注无菌保障的管理和控制。生产企业对有毒/无毒生产区的隔离、人流/物流设计、更衣设施/程序、物料/物品的进出传送、生产环境的控制和监测、制剂和灌装等重要工艺过程的控制都是疫苗生产工艺中的关键环节。

5. 生产环境 对于疫苗而言，污染的风险既可能来源于生产环境中的微粒和微生物，也可能来源于进出生产环境的物品、人员、设备等。对生产环境进行控制的目的就是为疫苗的生产和质量控制提供适宜的环境，包括房间的压差、洁净空气、气流流向和温/湿度等。

（二）疫苗的检定

根据《中华人民共和国疫苗管理法》规定，疫苗应当按照经核准的生产工艺和质量控制标准进行生产和检验。

1. 疫苗检定项目的分类 疫苗检定项目按照其生产工艺的前后顺序，通常可以分为以下几类：①菌/毒种检定：鉴别试验、无菌检查、外源因子检查，菌/毒种关键基因稳定性、免疫原性、安全性等；②培养物检定：无菌检查、支原体检查等；③原液检定：无菌检查、支原体检查、残余宿主细胞蛋白质/DNA含量测定，抗原含量、蛋白质含量测定；④半成品检定：无菌检查、抗原含量测定等；⑤成品检定：鉴别、外观、装量、pH、渗透压、无菌检查、异常毒性检查、细菌内毒素检查、效价测定、抗生素残留量检测等。

2. 不同疫苗检定的特点 尽管疫苗检定的主要项目大体一致，但根据疫苗种类的不同，灭活疫苗、减毒活疫苗、基因工程疫苗在具体检定过程中各自分别有一些需要重点关注的项目。

（1）灭活疫苗：灭活疫苗使用的培养基通常为人工合成，可能含有动物源性或人源性物质，对于外源物质成分的检测为关键控制点之一；对于培养物需要进行无菌检查。由于疫苗须进行灭活，根据不同疫苗的工艺，纯化前或纯化后灭活效果的监测也是一个关键控制点；对于原液还需要进行无菌检查，以及蛋白质含量、抗原含量、残留宿主细胞蛋白质/DNA含量、残留牛血清白蛋白含量等项目的检测。此外，针对灭活疫苗的特性，抗生素残留量、佐剂含量、防腐剂含量等项目亦须关注。

（2）减毒活疫苗：减毒活疫苗使用的培养基通常也需要人工合成，对于菌/毒种安全性、稳定性及外源因子的检测为关键控制点。减毒活疫苗的多数检测项目与灭活疫苗基本相似，此外还须重点关注菌/毒株的安全性，尤其是疫苗株是否存在回复突变的可能。

（3）基因工程疫苗：由于疫苗表达系统来源的成分对于人体来说基本都属于外源物质，因此对于目的表达产物的纯度、外源物质成分的检测均为关键控制点。基因工程疫苗的主要检测项目包括目的抗原的纯度、鉴别试验、活性检测，宿主细胞蛋白质/DNA残留量、工艺相关杂质、外观、装量、pH、动物体内效力/体外相对效力、无菌检查、异常毒性检查、细菌内毒素检查等。

（何鹏）

中国对于疫苗有严格的监管体系，主要包括上市前审批、药品生产质量管理规范（good manufacture practice of medical products, GMP）认证和检查、国家批签发、上市后监测和市场监督抽验等多个环节。以上职能并不是相互独立的，而是由不同监管部门、不同监管领域之间有机结合，协同进行。

一　疫苗上市前审批

鉴于其受众群体的特殊性，疫苗产业需要受到更加严格的监管。根据《中华人民共和国疫苗管理法》规定，在中国境内上市的疫苗应当经国务院药品监督管理部门批准，取得药品注册证书，而且每批产品上市前还必须经过监管机构的签发。通常情况下，一种新疫苗如欲获批上市，须通过一系列的监管程序，其实验室数据、非临床资料及临床资料均须经过严格审核，以确保产品的安全性、有效性等。国务院药品监督管理部门在批准疫苗注册申请时，对疫苗的生产工艺、质量控制标准和说明书、标签予以核准。

二　GMP认证

在中国，药品生产质量管理规范（GMP）是包括疫苗在内的所有药品生产所需要遵循的基本原则。GMP的实施状况和水平，直接体现了一个国家药品监管的状况和水平。GMP将"安全、有效、质量可控"等原则系统地融入至其条款中，同时还强调药品注册、药品生产与上市后监管之间的联系；药品GMP实施的核心是人员和质量管理体系的建设；新版GMP还提出质量风险管理的概念，要求药品生产企业结合自身产品特点，开展质量风险的评估和管理，以有效降低药品生产环节的质量风险。自20世纪90年代后期，中国疫苗全行业开始实施GMP管理，二十多年来，中国疫苗在生产硬件、软件和人员方面有了长足的进步，有效地保证了产品的质量。

三　批签发

《中华人民共和国药品管理法》规定，疫苗在销售前或进口时，应由指定的药品检验机构予以检验；自2006年1月1日起，所有预防用疫苗类制品均实施批签发。根据《中华人民共和国疫苗管理法》规定，国家实行疫苗批签发制度。每批疫苗销售前或者进口时，应当经国务院药品监督管理部门指定的批签发机构按照相关技术要求进行审核、检验。符合要求的，发给批签发证明；不符合要求的，发给不予批签发通知书。生物制品批签发（以下简称批签发），是指国家对疫苗类制品、血液制品、用于血源筛查的体外生物诊断试剂以及国家药品监督管理局规定的其他生物制品，每批制品出厂上市或者进口时进行强制性检验、审核的制度。检验不合格或者审核不被批准者，不得上市或者进口。根据《疫苗批签发管理办法》规定，国家药品监督管理局主管全国疫苗批签发工作，并负责指定承担疫苗批签发检验或审核工作的药品检验机构；各省、自治区、直辖市的药品监督管理局负责辖区内疫苗生产企业的监督管理；疫苗生产企业是疫苗质量的第一责任人，应严格执行GMP，积极配合做好疫苗批签发工作。疫苗的具体批签发工作由中国食品药品检定研究院负责，由其负责签发疫苗类制品的批签发合格证和不合格通知书，由承担批签发工作的各药品检验所负责管理辖区内疫苗的现场抽样和部分检验工作。

（四）监督检查

根据《中华人民共和国疫苗管理法》规定，疫苗上市许可持有人应当建立健全疫苗全生命周期质量管理体系，制定并实施疫苗上市后风险管理计划，开展疫苗上市后研究，对疫苗的安全性、有效性和质量可控性进行进一步确认。疫苗的监督检查可分为常规监督检查、GMP跟踪检查、GMP飞行检查、专项检查、境外检查等；此外，中国对于上市疫苗定期进行国家评价性抽验或专项监督抽验，通过对检验结果的分析，制定针对性的监管策略，以确保疫苗质量。

1．常规监督检查 可分为许可检查（包括核发、变更"许可证"，GMP认证检查以及其他行政许可事项的相关检查）、日常检查（按计划对疫苗生产企业实施的监督检查，可根据具体情况施行全面检查或简化检查）、有因检查（对疫苗生产企业实施的有侧重、有原因的监督检查），通常由省（自治区、直辖市）药品监督管理部门负责。

2．GMP跟踪检查 是指依据药品管理法规定，由国家及省级药品监督管理部门依据GMP对认证合格的疫苗生产企业进行认证后的定期检查，其目的是了解企业获得生产许可后日常管理的保持、巩固、提高情况。

3．飞行检查 是指监督管理部门针对疫苗研制、生产、经营、使用等环节开展的不预先告知的监督检查，具有突击性、独立性、高效性等特点。

4．专项检查 指在特殊时期或特殊情况下组织的、针对性很强的、不同形式的监督检查。

5．境外检查 是国家药品监督管理局组织的对注册审评、审批期间，或已获得上市许可的进口疫苗生产企业的现场检查。

6．国家评价性抽检 是对上市疫苗进行质量监管和再评价的重要技术手段之一，能够及时反映上市后疫苗在生产、经营、使用过程中的质量状况。

（五）疫苗监管的国际交流与合作

2011年，中国疫苗监管体系通过WHO评估，证明中国疫苗监管体系已达到国际标准，国内企业生产的疫苗可以向WHO申请预认证，并面对其他国家销售。甲肝灭活疫苗、乙脑减毒活疫苗、流感裂解疫苗和二价脊髓灰质炎减毒活疫苗4个品种通过WHO预认证，进入国际采购名单。自2013年起，中国药品检定的主要机构——中国食品药品检定研究院的多个下属部门陆续成为WHO标准化和评价合作中心，证明中国在疫苗领域的检验和质量保证能力已与国际接轨，极大地提高了中国在国际疫苗领域的话语权，为中国疫苗走出国门、参与国际竞争提供强力支撑；同时，通过对其他发展中国家的疫苗从业人员提供培训和开展国际交流，也可把中国药品质控的经验、技术广泛推广，扩大中国的影响，有利于中国药品产业向国际化发展。

思考题

① 一种新疫苗的研制需要重点考虑哪些方面？

② 在疫苗的生产过程中，如何保证其安全性？

（何鹏）

第四章

疫苗免疫效果评价

▍学习要点

1. 掌握疫苗免疫效果评价的常用指标及其含义；
2. 了解不同分期疫苗临床试验的要求；
3. 掌握疫苗流行病学评价研究分类及其特点。

　　疫苗从最初的基础研究、人体试验到进入实际应用，并最终证实是否有效，需要经过相当复杂的过程。要评价疫苗的免疫效果，不仅要在疫苗上市前开展严格的临床试验，上市后还需要充分利用流行病学特别是常规监测等真实世界研究数据开展疫苗上市后保护效果评价。

第一节　免疫效果常用评价指标

一　血清学评价指标

疫苗刺激机体产生特异性免疫反应的性质，称为免疫原性。疫苗接种后，通过刺激机体产生体液免疫和细胞免疫以发挥作用。体液免疫最重要的产物为中和抗体。接种疫苗后机体产生的中和抗体在对抗病原微生物中发挥重要作用。大部分病原微生物通过血液系统以细胞外方式到达靶器官，在达到靶器官前被血液中的抗体中和；另外一些病原微生物在黏膜表面进行复制，或在进靶器官前在细胞外停留一段时间，从而被抗体中和。有些疫苗的细胞免疫效果同样非常重要。对细胞内感染，细胞免疫尤为重要。由于细胞免疫的指标复杂且难以测量，目前疫苗的血清学评价主要通过检测疫苗接种后的体液免疫情况，即血清抗体来评价。

免疫原性评价的常用指标为抗体阳性率、抗体阳转率，抗体浓度的峰值和几何平均滴度（geometric mean titer, GMT）等。抗体阳性率是指调查人群中具有某种疾病抗体阳性水平的人数占调查总人数的百分比；抗体阳转率，也称血清抗体免疫成功率，指接种某种疫苗后出现血清抗体阳转或抗体滴度≥4倍升高的人数占接种该种疫苗总人数的百分比。

二　流行病学评价指标

（一）疫苗效力和疫苗保护效果

疫苗免疫效果流行病学评价最常用的指标是疫苗效力（vaccine efficacy）和疫苗保护效果（vaccine effectiveness）。两者都是用于评价某种疫苗预防其针对传染病的能力，但却有所不同。

1．研究方法不同　疫苗效力研究最常用的方法是随机双盲安慰剂对照临床试验，该指标在严格控制的条件下获得；疫苗保护效果数据一般来源于真实世界研究，最常用的研究方法是病例对照研究，可能受到疫苗接种方法（接种时间、免疫起始月龄、接种途径、剂次、间隔、剂量等）、疫苗贮存条件、传染病的流行强度、受种对象的生理状态等因素的影响，但如果经过严格的科学设计和实施，疫苗保护效果可以更为客观地反映出直接或间接的疫苗效果。

2．优缺点不同　疫苗效力优点包括：由于随机化可以较好地控制偏倚，以及疾病发生的主动监测和免疫史的准确追踪。主要缺点包括：研究过程复杂，费用高昂，特别是发生率低的传染病，要获得所需的统计效力需要的样本量比较大；外推性差，当外推到其他人群时，可能因为不同人群间的差别而导致效力降低。疫苗保护效果的优点包括：设计简单、费用低廉；以及在评价新的公共卫生策略时可以提供更可靠的数据。缺点是有很多偏倚可能影响疫苗效果，比如病例确诊方法、医疗卫生条件、失访情况等可能不同，其中一些偏倚是难以测量的。

3．用途不同 疫苗效力用于衡量疫苗本身的作用，食品和药品监管部门审批新疫苗时一般要求提供该数据；而疫苗保护效果除受疫苗自身的影响，还受实际应用时其他相关条件影响，其评价结果更常用于免疫策略的制定、调整以及卫生政策和措施的评价。

（二）群体免疫

群体免疫可用作表示由于免疫人群的存在而使非免疫人群受到的间接保护（indirect protection）。很多研究都是围绕后者展开的。可用以下公式粗略地估计群体免疫阈值：$H=1-1/R_0$，其中R_0为基本再生数。

（张丽）

疫苗临床试验

新疫苗是指国内外或国内未上市的疫苗，以及改变已上市疫苗抗原组分、使用新佐剂等《药物注册管理办法》中规定的按新药管理的其他疫苗。新疫苗的免疫效果评价一般通过临床试验研究完成。1995年，WHO发布《临床试验管理规范指南》；2004年，中国食品药品监督管理局（Food and Drug Administration, FDA）发布《疫苗临床试验技术指导原则》，2013年，中国FDA又发布《疫苗临床试验质量管理指导原则（试行）》；上述法规规范的颁布实施，对中国疫苗临床试验的规范开展起到重要作用。

一　疫苗临床试验基本原则

疫苗临床试验应遵守以下4个基本原则：

1. 符合赫尔辛基宣言伦理学准则，受试者的权益、安全和意志高于研究的需要。对特殊受试者群体（如儿童），尤其是需要采用安慰剂对照时，其伦理学方面须予以充分的考虑。

2. 为受试者保密，尊重个人隐私，防止受试者因接种疫苗而受到歧视。

3. 临床前安全性、药效学研究结果支持进行临床试验。

4. 疫苗接种目标人群为健康人群，多为婴幼儿，因此，疫苗各期临床试验的设计、实施等均应符合国家药品临床试验管理规范（good clinical practice, GCP）基本要求。

二　各期疫苗临床试验特点

疫苗临床试验分为4期，其中Ⅰ期、Ⅱ期和Ⅲ期临床试验为疫苗上市前研究，Ⅳ期临床试验为疫苗上市后监测。不同国家的临床试验研究均有法规性的文件，技术要求可能略有差异。根据2004年中国FDA发布的《疫苗临床试验技术指导原则》，各期临床试验应具有以下技术特点。

（一）Ⅰ期临床研究

1. 重点观察安全性。

2. 为小范围研究（20～30人），观察对象应健康，一般为成人，重点确保临床耐受性和安全性。

3. 应避免同时使用其他疫苗或治疗药物。

4. 所需疫苗剂量、疫苗接种时间、接种途径或针对疾病发生的危险等可能存在某些方面的差异，必要时可采取高、中、低三种剂量，每组8～10人，观察临床耐受性。

5. 应提供减毒活疫苗（病毒或细菌）排毒、返祖、接触传播和遗传稳定性的研究结果。减毒活疫苗（病毒或细菌）可能在接种者和接触过程中造成严重感染，评价应主要考虑排毒、接触传播、遗传稳定性和返祖（毒力回升），因此须对研究现场进行严密监控与调查；候选减毒疫苗早期研究应对疫苗初步剂量范围、免疫应答、感染临床表现和过敏原性（速发、早期和后期）做出评价。

（二）Ⅱ期临床试验

1. 目的是观察或者评价疫苗在目标人群中是否能获得预期效果（通常指免疫原性）和一般安全性信息。

2. 最低样本量为300例。

3. 应通过严格设计、严格实施和科学分析，以得出支持大范围Ⅲ期效力试验将采用的适宜剂量。

4. 应评价与宿主免疫应答有关的多种可变因素，如年龄、性别、母体或已存在的抗体，疫苗剂量、不同剂量的顺序或者间隔、疫苗免疫次数、接种途径；有条件时也应考虑基因型。

5. 减毒活疫苗接种后，还应动态监测至第2、3周或者更长。

6. 免疫应答

（1）应仔细评价疫苗抗原的免疫应答，特别是与保护作用有关的特定免疫原诱导的免疫应答，如抗体水平、型别、亚型、特异抗体功能以及抗体滴度出现和持续时间。也应记录其他相关信息，如中和抗体、交叉反应抗体、细胞免疫和可能影响免疫应答的其他因素（如已存在的抗体，同期使用的疫苗和药物）。如果疫苗保护作用的基本机制是细胞免疫，则在剂量探索试验中应建立合适的检测方法，以评价疫苗的保护作用。符合免疫学指标（通常是血清阳转）判定标准的受试者，为有应答者（血清阳转）。

（2）应确定有应答者的百分比，并根据确定的判定标准（抗体和/或细胞免疫）进行描述。

（3）对尚不清楚免疫学指标和保护作用是否相关的疫苗，应仔细研究免疫学反应的模式。应在整个研究阶段根据预先规定的间隔定期收集所有受试者的血清。对某些疫苗（如鼻腔接种疫苗）应考虑是否需要另外收集其他体液样品。Ⅱ期试验的免疫学数据应记录包括滴度的几何均值、中位数、标准差和免疫前后血清抗体范围的数据。

（4）若疫苗判定终点是诱导抗体产生，应对免疫前、后抗体滴度或浓度达到规定（或已知保护性的）抗体水平的情况进行说明；必须使用已验证的检测方法。

（5）在剂量反应关系基础上，根据每个剂量的抗原量来推荐初始免疫的剂量、次数、持续时间及加强免疫的必要性。

（三）Ⅲ期临床试验

1. 是为提供疫苗效力和安全性数据而设计的大规模临床试验。

2. 最低试验例数应不低于500例。

3. 血清学数据至少来自根据预定的时间间隔采集血清样本，应尽可能采取随机对照双盲和多中心设计。

4．若含相同抗原成分的疫苗已广泛应用，或疫苗相关疾病的发病率很低，可考虑用与临床保护相关的免疫学指标作为疫苗效力评价的替代终点，也可以用其他与保护作用相关的参数来评价。

5．应考虑因各种原因退出试验人数对样本量的影响，并应对退出的原因进行分析。

（四）Ⅳ期临床试验

1．主要针对疫苗的最佳应用（与其他疫苗同时使用的年龄、疫苗株的改变等），某些高危人群中的有效性（老人、免疫耐受患者、患某些疾病的患者），长期效果和安全性监控。

2．可能是唯一能发现临床试验中不常发生的长期或急性不良反应事件的途径，可发现Ⅱ/Ⅲ期未能发现的极少数或非预期事件。

3．多数情况下采取病例对照或者观察性队列研究。

4．样本量应参照中国FDA对药物的一般规定，预防用疫苗应至少几千例，甚至几万例。

三 临床试验中方法学考虑

（一）受试人群

1．受试人群选择　Ⅰ期临床试验通常在健康、免疫功能正常的成人中进行。Ⅱ、Ⅲ期则应选择能代表将来预防接种的目标人群。若疫苗接种对象为儿童或其他特殊人群，通常应在健康成人进行Ⅰ期临床试验之后，再在小规模目标人群中接种；用于婴幼儿的疫苗，在进行人体安全性评价时，应按先成人、后儿童、最后婴幼儿的顺序（各20~30人）分步进行。

2．受试者应知情同意　根据医学伦理学的原则，对参加试验的受试者，都要在详细解释试验方案及内容后取得其本人同意，并在知情同意书上签字（征求儿童父母或监护人的同意），疫苗接种史等应记录在案。

3．在任何阶段均应有受试对象具体的入选和排除标准

（1）受试者应符合年龄要求，居住地固定。

（2）排除对象为不符合医学或其他标准者，如具有心、肾衰竭指征，患可疑进行性神经性疾患、癫痫/婴幼儿痉挛，或在1~2周内接种过其他疫苗及长期使用抗生素者。

（3）入选和排除标准应考虑免疫状态（如过敏体质、免疫缺陷、免疫抑制和/或免疫机制不成熟）和影响免疫应答的因素（如年龄、烟酒史等）；在试验期间可能离开试验地址的、有社交或语言障碍的或有其他情况影响交流的人也应在排除之列。

（4）如需要多剂次接种疫苗，必要时应建立后续针次疫苗接种的禁忌标准。例如，在第1针后出现严重的反应（如神经系统反应）、48小时内高热超过40℃、发生过敏反应等，应禁忌接种后续剂次疫苗。

（5）为保证试验结果的代表性和适用性，应注意入选的标准不宜过严，排除标准也不宜过多。

（二）结果判定

判断标准应尽量使用国际或国内的统一标准。

1. 安全性　安全性是临床试验的主要判定终点之一。在试验设计中应重点考虑不良事件。临床试验疫苗的安全性评价结果在将来实际应用中应具有代表性和预见性。

2. 免疫原性　免疫原性数据一般在Ⅱ、Ⅲ期临床试验中获得。免疫原性数据包括免疫前后血清中抗体浓度的峰值、几何均值、可信区间等。

3. 疫苗效力　疫苗效力（Ⅱ、Ⅲ期）是指临床试验中对受试者的临床保护力和/或用免疫学检测指标作为替代终点的结果。在临床试验方案中应对临床病例的定义做具体描述，不能用微生物学方法证实的也应在方案中做适当的界定。无论是临床保护还是替代终点均应提交数据。使用临床保护终点判定效力的试验应在那些可以实施主动预防接种并可获得预期效果的地区进行，且设对照试验。应确定并验证疫苗效力计算方法。

4. 疫苗群体保护效果（人群效应）　疫苗群体保护效果依赖于疫苗接种覆盖的范围，同时也有赖于其预防疾病和控制感染的效果，即疫苗自身的效力；疫苗群体保护效果还依赖于个体、人群对疫苗的易感性、暴露于传染源的概率和免疫后获得的保护力，同时还受人群特征的影响（如年龄分布）。应在方案中对预期的疫苗群体保护效果给予描述和限定。

5. 影响结果的因素　对于特定的临床试验，其结果受科学性、逻辑、经济、伦理等因素的限制。随机对照试验是确定疫苗有效性的关键研究；当用于临床保护判定终点的随机对照试验不可行时，应在方案中考虑替代方法。原则上非对照的开放试验只能提供有关血清学反应（免疫原性）及疫苗耐受性的资料。试验方案应具可行性与有效性。评价血清学试验与保护力的关系应注意替代终点与临床保护终点的关系，两者可能不呈线性或正相关。

（三）诊断方法的验证

申请者应在试验方案中提供诊断方法的验证资料。诊断的真实性影响疫苗安全性和有效性评价；诊断感染的可靠性在评价新疫苗方面十分重要；诊断应有明确的临床指征及实验室检测结果支持。

（四）病例的检测和确定

1. 效力试验开始前应确定病例的定义并在试验方案中阐明诊断标准，并确定检测方法和试剂的灵敏度及特异性可能对病例诊断的影响。

2. 应用血清学和/或微生物学等方法确诊，以评价病例在人群中的分布以及对疫苗株与流行株的血清型或基因型进行比较。

3. 对接种和未接种疫苗人群中病例的检测和确证方法应完全一致，且应在整个研究期间和所有研究地点保证所用的检测、确定病例方法和标准的一致性。

4. 若试验人群暴露于病原机会高，那么小量人群和短时间内就可以准确估计疫苗效力。若暴露于病原机会低，那么受试人数（样本大小）和/或持续时间须增加，以便有机会检测出足够的病例，从而准确估计效力。

5. 如何以及何时进行受试者的免疫效果评价和感染微生物分型，应事先在方案设计中注明。

（五）不良事件监测和报告

不良事件是指临床试验中受试者产生的非预期不良医学事件，与疫苗/接种疫苗不一定有因果联系。对其进行监测和及时报告至关重要。

1. 应对不良反应调查员进行适当的培训。

2. 报告和评价局部和全身性不良反应应采用标准方法，记录应完整。

3. 试验方案中应从以下方面对不良事件报告进行说明：谁报告（试验者、受试者、父母/监护人）；如何报告（调查表、日记卡等）；随访持续时间；报告间隔时间。

4. 应详细记录接种疫苗的不良反应，包括局部（如疼痛、硬结、红斑等）和全身反应（如发热、恶心、不适、头痛、过敏反应等）。

5. 对严重非预期的医学事件，由主要研究者决定是否破盲，通知伦理委员会或医学委员会及药品管理当局，必要时中止试验。

四 疫苗临床试验设计类型

（一）优效性试验、等效性试验和非劣效试验

根据比较目的，临床试验可分为优效性试验（superiority trial）、等效性试验（equivalence trial）和非劣效试验（non-inferiority trial）。优效性试验的目的是显示试验疫苗的效果优于对照疫苗，或剂量间效应的比较；等效性试验的目的是确证两种或多种疫苗的效果差别大小在临床上并无实际意义，即试验疫苗与阳性对照疫苗在效果上相当；而非劣效试验的目的是确证试验疫苗的效果如低于阳性对照疫苗，但其差异在可接受范围内。

（二）桥接试验

是指在支持某种疫苗从一种组分、人群、接种程序等改变为其他类型的，针对其免疫原性、安全性及有效性的研究。

五 临床试验伦理学的考虑

1. 临床试验必须得到伦理许可。临床试验是在人体实施，因此应遵循医学伦理的原则，保证受试者的权利、安全和健康。任何研究均应由独立的伦理安全委员会审查获得许可，并与国家GCP标准一致。

2. 没有知情同意，受试者不能参加临床试验。对于儿童，应获得其父母或者监护人的同意并有书面的同意证明书。受试者是健康婴幼儿、孕妇和老年人时，应特别注意伦理考虑。

3. 疫苗临床试验的受试者不应处于严重疾病和伤害的危险中，应采取适当措施确保受试者从科学创新中受益。

4. 不应与现行国家免疫规划冲突。经济落后地区人群感染疾病的危险性较大，不应将他们置于对其不利的研究中。

（张丽）

免疫效果流行病学研究设计

无论是常规上市后应用的疫苗还是新研制的疫苗，只有在人群中广泛应用后，才能对其免疫效果做出最终评价。

 设计类型和原则

（一）疫苗流行病学研究设计的类型

疫苗免疫效果的流行病学研究可分为试验性研究和调查性研究两种。

1. 试验性研究　即现场流行病学试验。研究者不是客观地了解各种个体的免疫状况，而是根据研究目的，按照预先确定的随机方案，把受试者分配在免疫组（试验组）和对照组中去，然后调查免疫与发病的关系，计算各组人群的发病率。该方法处理因素（疫苗）是人为有目的给予的，属试验流行病学（experimental epidemiology）方法，是前瞻性的。

2. 调查性研究　即现场流行病学调查。该方法中处理因素（疫苗）不是按试验要求给予的，而是既成事实的调查分析研究，经常结合实际工作进行；是对既成事实进行调查分析研究。

近年来，国内外对真实世界研究（real world study, RWS）的关注度日益增加。RWS与其他证据的本质区别不在于研究方法和试验设计，而在于获取数据的环境，即研究数据来源于医疗机构、家庭和社区，而非存在诸多严格限制的科研场所。疫苗流行病学研究，无论是试验性研究还是调查性研究，只要是在真实世界中开展均应视为RWS。RWS和临床随机对照试验的主要区别见下表4-1。

表4-1　随机对照临床试验与真实世界研究区别对照表

特点	随机对照临床试验	真实世界研究
研究目的	以效力研究为主	目的多样，包括保护效果研究
研究人群	理想世界人群，严格的入排标准	真实世界人群，较为宽泛的入排标准
样本量	根据统计学公式推算获得，样本量较小	根据真实数据环境或统计学公式推算获得，样本量可大可小
研究时间	较短（多以评估结局指标为终点）	短期或者长期（以获取所有治疗以及长期临床结局为终点）
研究结果	内部有效性高	外部可推性强
研究设计	随机对照；前瞻性研究	随机或非随机抽样，也可观察；可前瞻，也可回顾

续表

特点	随机对照临床试验	真实世界研究
研究实施场景	理想世界；高度标准化的环境	真实世界；医疗机构、社区、家庭
数据	标准化，收集过程较严格规范	来源多样，异质性高

（根据吴阶平医学基金会，中国胸部肿瘤研究写作组. 真实世界研究指南（2018年版）. 第八届中国肿瘤学临床试验发展论坛，广州：2018-08-03. 编写。）

（二）疫苗流行病学设计的基本原则

疫苗流行病学设计，一般要遵循以下原则：

1. 对照原则 对照的意义在于它可以使处理因素和非处理因素的差异有一个科学的对比。对照组与试验组的非处理因素相同，其影响得到抵消，就可使治疗的效应得以显露。对照的形式有多种，可根据研究的目的和内容加以选择。常用的对照包括空白对照（no-treatment control）、安慰剂对照（placebo control）和历史对照（historical control）。

2. 随机原则 在试验研究中，受试对象的分组及施于受试对象的试验顺序等一般应随机化，这是保证试验中非试验因素均衡一致的又一重要手段，同时也是资料处理时进行统计推断的前提。常用的随机化方法有抽签、随机数字表和随机排列表。

3. 盲法 为排除来自研究者、观察者和受试者的主观因素影响，特别是在进行疫苗接种的不良反应观察中一般宜采用盲法设计。盲法有3种，一是单盲，即仅受试者不知自己接种的是疫苗还是安慰剂；二是双盲，受试对象和观察者均不知道受试者使用的是疫苗还是安慰剂；三是三盲，除受试者、观察者外，研究者本人亦不知道分组情况，只有在资料全部收集、统计后，随机分配方案才能揭晓。

此外，还应注意试验组和对照组观察的同步性、研究观察指标和判断标准的一致性以及试验期限的一致性等。

⬡ 常用方法

评价疫苗效果最常用的方法是随机双盲试验，随机双盲试验具体方法可参阅其他相关专业书籍。以下仅就疫苗效果评价的方法介绍如下。

（一）疾病监测法

在某地区通过疾病监测系统收集的信息可以对疫苗保护效果进行初步估计。在很多情况下，接种疫苗和未接种疫苗人群的发病率是未知的，但可知发病者中曾接种疫苗者的比例，又可知该地区某种疫苗特定人群的接种率，这样就可用下列公式来计算疫苗保护效果。

$$VE=(PPV-PCV)/[PPV\times(1-PCV)]$$

VE：疫苗保护效果；

PPV：人群疫苗接种率；

PCV：已发病者中的疫苗接种率。

使用本方法计算疫苗保护效果时，未完成全程接种者既未纳入接种组，也未纳入未接种组。这样处理是因为，如果将未全程接种的病例视为"接种"则PCV、PPV和VE的计算值均偏高；如果视为"未接种"，则整个计算值偏低。

已知PPV和PCV时，可通过"疫苗保护效果曲线图"获得（图4-1）。该方法具有局限性，只能对疫苗流行病学效果做粗略的估计，且适用于那些传染病基础传播速率高的传染病如麻疹、风疹、百日咳等。

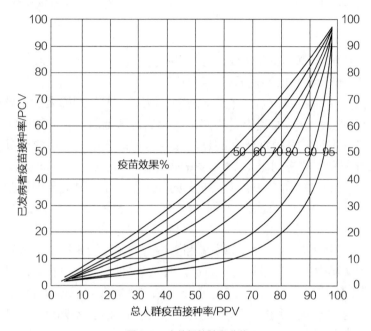

图4-1 疫苗保护效果曲线

（根据迮文远，刁连东，徐爱强. 计划免疫学. 2版. 上海：上海科学技术文献出版社，2001. 编写。）

（二）暴发调查

暴发调查（outbreak investigation）为当某地某种疫苗可预防疾病发生暴发后，通过调查患者和非患者的接种史，可对疫苗保护效果做出初步评估。

1. 具备的条件 并非所有的暴发都可以用于疫苗保护效果评价，应具备以下几个条件：①暴发流行的区域比较局限，如1个或几个村、1个集体单位等；②调查区域过去很少发生相应的病例；③拟调查区域内应有足够被调查人数，年龄组发病专率达5%以上；④调查对象中既有接种人群也有未接种人群；⑤有可靠的接种和临床病案记录。

2. 调查应考虑的问题

（1）病例定义：在调查前应制定明确的病例诊断和排除标准；应尽量使用中国或者国际通用的诊断标准；调查对象的诊断和排除最好有实验室依据。

（2）病例搜索：因为部分病例生病后可能不就医，所以不仅要去医疗机构、村卫生室、个体诊所等调查出入院登记和门诊日志等就诊记录，还要在社区逐户开展主动搜索，在集体单位中查验缺勤和晨、午检记录，并将其中符合病例定义者纳入研究病例。对于死亡病例，应收集其流行病学和疫苗免疫史信息，根据病例定义归于病例组、非病例组或者非研究对象。

（3）疫苗免疫史的获得：调查中疫苗免疫史应尽量明确，应以有明确记录的免疫史和接种日期为准，可通过预防接种证或者免疫规划信息系统查询获得。如调查对象没有明确的接种记录，仅依靠其个人或监护人回忆者则原则上不作为研究对象。接种者应满足以下几个条件：一是接种年龄应该在免疫推荐年龄之后；如接种年龄在推荐年龄之前，则应单独列出，根据疾病和疫苗特点综合判断其最终分类。二是如果病例接种减毒活疫苗且接种日期在其潜伏期内，应具体判断病例是疫苗接种引起还是自然感染；如果判断为疫苗引起，则不纳入研究对象；如判断为自然感染，则纳入病例组，此次疫苗接种不计入。三是疾病暴发期间接种疫苗（应急免疫）者，应根据暴发前的疫苗接种史进行分类，然后根据应急免疫情况分层分析。

（4）既往史：过去发病较多或隐性感染较多的疾病和地区不适用本方法。在选定适当的年龄组作为研究对象后，具有既往病史的调查对象不列入研究对象，即不计入计算患病率的分子和分母。

3．资料分析方法 调查时应对所有适龄人群进行调查，可将调查结果列成表4-2。

表4-2 暴发调查评价疫苗保护效果

发病情况	接种情况	
	接种	未接种
发病	a	b
未发病	c	d

$VE=(ARU-ARV)/ARU=1-RR$，其中$ARU=b/(b+d)$，$ARV=a/(a+c)$

VE为疫苗效果，RR（relative risk）为相对危险度，ARU为未接种人群发病率，ARV为接种人群发病率。

利用如下公式计算RR的95%可信区间（confidence interval, CI）：

$$RR_{U}=RR\times e^{\left(+1.96\sqrt{\frac{1-\frac{a}{a+c}}{a}+\frac{1-\frac{b}{b+d}}{b}}\right)}$$，其中RR_{U}是指RR的上限。

$$RR_{L}=RR\times e^{\left(-1.96\sqrt{\frac{1-\frac{a}{a+c}}{a}+\frac{1-\frac{b}{b+d}}{b}}\right)}$$，其中RR_{L}是指RR的下限。

（三）抽样调查法

当暴发涉及大量人群，确定所有人群的接种情况难以实现，或者无疾病暴发，病例呈地方性流行时（罹患率较高），可采用抽样调查法；后种情况常需要收集较长时间的病例。抽样方法常采用整群抽样法；按要求随机选择30个抽样单位（组），每一个抽样单位调查不少于14名对象，其中接种者和未接种者各7名。在开展抽样调查评价疫苗保护效果时，关于病例诊断标准、病例搜索、疫苗免疫史和既往患病史的定义和信息收集方法与暴发调查相同。调查资料的整理和分析方法亦同暴发调查。

（四）家庭二代病例调查

由于暴发和散发期间，所调查的接种和未接种者对疾病的暴露程度可能不同，疫苗保护效果评价结果会产生偏倚；暴发调查法和抽样调查均存在这一潜在问题。鉴于家庭内成员对疾病的暴露机会通常是相同的，为减少偏倚，可采用家庭二代病例调查。通常将某病在家庭中出现的第一病例称为"家庭原发病例"。自家庭原发病例出现后，在该病最短潜伏期至最长潜伏期之间的病例称为"家庭二代病例"。此方法考核疫苗保护效果建立在一个完好的疾病监测系统之上，否则有多个病例的家庭较只有一个病例的家庭更易被发现。与暴发调查一样，家庭二代病例研究中的二代易感者应有详细的疫苗接种史。采用此方法调查疫苗接种率的优点为，同一家庭中的易感接种者与首例病例的接触暴露机会一般较均衡，且易于测量。如果在不同的家庭中的病例采用相同的诊断标准，则研究效果较易合并。数据整理表见表4-3。

表4-3 家庭二代病例调查发病和疫苗接种情况

发病情况	接种情况	
	接种	未接种
二代病例	a	b
非病例	c	d

计算方法同暴发调查法。

（五）病例对照研究方法

病例对照研究（case-control study）方法是疫苗保护效果评价最常用的方法。在无法确切获得人群的接种率，但可从住院或门诊记录中得到病例并能查到接种史的地区，病例对照研究可能是一种最有用的方法。此方法只要求有限病例和若干非病例作为对照，接种史的调查在病例和对照中进行，从而代替对整个暴露人群的研究。病例对照研究有两种不同的设计，一种是非匹配病例对照研究，另一种是匹配病例对照研究。利用病例对照研究方法开展疫苗保护效果评价时，其样本量的估计、病例和对照的选择及调查时要遵循的基本原则等与传统流行病学研究类似。需要指出的是，在利用病例对照研究开展疫苗保护效果评价时，病例和对照必须能准确地确定接种情况，要尽量以接种记录为依据，尽可能查清研究对象出生日期和接种日期；如接种日期不明，则应估计接种时的年龄。调查中对对照和病例的接种情况调查应同样重视。

在病例对照研究方法中，一般用比值比（odd ratio, OR）来计算疫苗保护效果。下面分别介绍疫苗保护效果评价时，配对资料和非配对资料的分析方法。

1. 非匹配病例对照研究 可将结果列成表4-4。

表4-4 非匹配病例对照研究调查结果

接种情况	病例	对照
接种	a	b
未接种	c	d

$VE = (1-OR) \times 100\% = (1-ad/bc) \times 100\%$。其中$VE$表示疫苗保护效果，$OR$表示比值比。

2．配对病例对照研究 该方法分为成组匹配（或称频数匹配）和个体匹配，成组匹配的数据整理和分析方法同非匹配病例对照研究。个体匹配病例对照研究是每个病例选择1个或多个非病例作为对照，并匹配成对子；对子一经匹配成，就不能拆开；供分析的不是单一个体，而是已匹配的对子。当选择与病例处于不同暴露水平的对照时，还可以评估不同暴露程度下的疫苗保护效果。将1∶1匹配研究（配对研究）结果列成表4-5。

表4-5　配对病例对照研究调查结果

病例	对照	
	接种	未接种
接种	j	k
未接种	p	q

表中，j为病例和对照都接种过疫苗的对子数；p为病例未接种过疫苗、对照接种过疫苗的对子数；k为病例接种过疫苗、对照未接种过疫苗对子数；q为病例和对照都未接种过疫苗的对子数。

$VE=(1-OR)\times100\%=(1-k/p)\times100\%$。其中，$VE$为疫苗保护效果，$OR$为比值比。

总之，要全面地评价疫苗的免疫效果，不仅需要上市前的临床试验，也需要在大型人群特别是在真实世界中广泛接种后，利用流行病学方法加以证实。

思考题

① 简述疫苗评价常用流行病学评价指标及其概念；
② 简述IV期临床试验的特点；
③ 简述疫苗保护效果评价的常用方法。

（张丽）

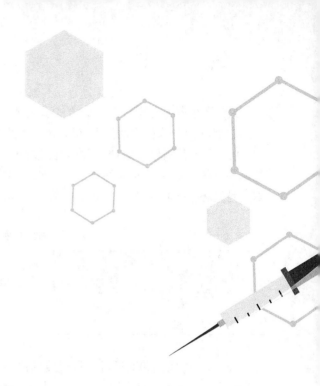

第五章

预防接种

学习要点

1. 熟悉预防接种发展史;
2. 掌握预防接种一般原则。

"免疫(immune)"是近代才出现的医学专用名词,是人与动物维持机体生理平衡的一种功能。早在远古时代,人类就开始认识到免疫现象。在中国、埃及和印度的古代文献里,都有关于患过某种传染病的人,在该病再次流行时一般不再患病的记载。正是对免疫现象的认识启蒙了人类对预防接种这一防病手段不断探索研究,并取得辉煌的成就,特别在过去的一个世纪里,通过预防接种,人类大幅度降低了针对性疾病的发病和流行,成功消灭天花,接近消除脊髓灰质炎。如今预防接种已成为人类最重要、也是最常用的疾病预防控制措施之一。

一 预防接种

预防接种是指使用含有抗原成分的疫苗接种于机体,以激发机体产生相应免疫保护能力,如接种乙肝疫苗、麻疹疫苗、口服脊髓灰质炎疫苗来分别预防乙型病毒性肝炎、麻疹和脊髓灰质炎的发生等;也可以应用含有已知抗体成分的免疫球蛋白或抗毒素接种于机体,使机体被动获得免疫力,以预防针对性疾病发生,如接种高效价乙肝免疫球蛋白预防乙肝病毒感染、接种破伤风抗毒素预防破伤风的发生等。因此预防接种既可以是人工主动免疫,也可以是人工被动免疫,还可以联合应用人工主动与被动免疫手段,如针对乙肝表面抗原阳性特别是e抗原阳性的母亲分娩的新生儿,在接种乙肝疫苗的同时接种高效价乙肝免疫球蛋白,以提高母婴阻断效果。

预防接种的方法和途径,最常见的是皮下注射、肌内注射、皮内注射和口服法。其他还有比较少见的静脉注射,如精制抗蛇毒血清、肉毒抗毒素等可用静脉注射或静脉滴注,以配合急救要求,争取短时间产生疗效;早期卡介苗等还采用过皮上划痕法。

据WHO报告,20世纪全球公共卫生的十大成就主要体现在疫苗、安全工作场所、安全和健康的饮食、机动车安全、传染病控制、降低心脑血管病死亡率、计划生育、控烟、母婴保健、饮水加氟十个领域。代表着预防接种的疫苗被列为首位,充分反映预防接种在公共卫生,乃至人类健康和社会发展中的重要意义。

全球预防接种的发展

大量疫苗的研制成功，为预防接种的发展奠定了坚实的基础。在全球消灭天花工作成就的激励，以及经济发达国家运用疫苗有效控制儿童传染病的经验启示下，1974年第27届世界卫生大会（WHA）要求各成员国"发展和坚持免疫方法与流行病监督计划，防制天花、白喉、脊髓灰质炎、百日咳、破伤风、结核病等传染病"，开始正式提出"扩大免疫规划"（EPI）。

1976年，第29届WHA重申这一计划的基本发展方向；1977年，第30届WHA提出"2000年人人享有卫生保健"的总目标，同时批准EPI的总政策，包括到1990年为全球所有儿童提供预防接种的规划目标。1978年，第31届WHA决议和同年通过的《阿拉木图宣言》，强调EPI作为初级卫生保健的一个重要组成部分，并决定成立全球EPI顾问小组；1979年，联合国大会通过决议，1990年在全球实现普及儿童免疫目标；1982年，WHO总干事向第35届WHA提出80年代EPI活动的5点行动计划；1983年，UNICEF把实现普及儿童免疫作为"儿童健康革命"的4项内容之一；1985年5月，联合国秘书长佩雷斯·德奎利亚尔致函各国领导人，希望EPI活动得到最高领导人的支持，并在联合国大会通过决议；1986年，第39届WHA再次指明，为实现EPI规划目标必须不断加速国家规划的实施步伐，并呼吁各成员国积极开展由总干事提议的加强EPI活动的3项一般性措施和4项特殊性措施；1988年，第41届WHA通过2000年在全球消灭脊灰决议；1994年，WHO将"2000年目标——无脊灰世界"作为当年世界卫生日的主题。

自20世纪70年代中期开始实施EPI以来，在WHO、UNICEF等国际组织的支持和各国政府的共同努力下，EPI活动在全球取得很大的成绩，并成为20世纪80年代公共卫生的一项重大胜利。

 中国预防接种的发展

中华人民共和国成立后，中国政府十分关心儿童健康成长，重视预防保健事业的发展，预防接种也进入一个新阶段。

（一）中华人民共和国成立初期（1949—1952年）

1949年10月，军委卫生部召开全国卫生行政会议，确定"预防为主"的卫生工作方针，为开展免疫预防工作指明方向，同时国家加强生物制品生产机构和防疫机构的建设。先后成立6个生物制品研究所及卫生部药品生物制品检定所，中国生物制品的生产开始走向正规，为预防接种工作的顺利开展奠定了基础。

1950年2月，中央人民政府卫生部和军委卫生部在《关于开展军民春季防疫工作给各级人民政府及部队的指示》中，要求成立防疫领导机构，在全国范围内开展大规模的牛痘苗、鼠疫疫苗、霍乱疫苗的群众性接种运动，并积极推行卡介苗接种工作。

1950年10月，中央政务院发出《关于发动秋季种痘运动的指示》，要求在全国施行免费种痘。1952年，卫生部要求全民普种牛痘，在全国范围内开展了群众性种痘运动。天花得到很好的控制，发病人数大幅度下降。

同时期，卫生部成立卡介苗接种推广委员会，逐步把卡介苗接种工作推行到全国。一些重点地区还开展霍乱疫苗、鼠疫疫苗、斑疹伤寒疫苗、伤寒三联疫苗和百日咳疫苗的预防接种工作，对人民健康危害最大的天花、鼠疫、霍乱等急性传染病得到有效控制。

（二）国民经济发展时期（1953—1965年）

随着国民经济的好转，国家开始大规模经济建设，生物制品事业得到进一步发展，各级各类预防保健机构逐步建立健全，预防接种工作也得到进一步加强。1953年10月，卫生部印发《关于开展白喉类毒素注射注意事项的通知》，要求对6月龄～8岁儿童进行接种，以控制城市白喉的流行。1954年3月，卫生部印发《关于加强1954年流行性乙型脑炎防治工作的通知》，要求对工矿工人及严重流行大城市的6月龄～10岁儿童接种流行性乙型脑炎疫苗。

1955年3月，卫生部召开第二届全国卫生防疫工作会议，确定了继续大力开展爱国卫生运动，加强各级卫生防疫力量，积极开展卫生监督，进一步做好急性传染病的防治工作。同年7月，卫生部报请国务院批准，发布《传染病管理办法》。

1959年，卫生部印发《关于加强预防接种工作的通知》，规定了接种白喉破伤风二联疫苗、百日咳疫苗、伤寒疫苗、副伤寒疫苗、霍乱疫苗、鼠疫疫苗的具体要求。1963年，卫生部发布《预防接种工作实施办法》。1965年8月，卫生部要求预防接种工作必须面向农村。全国各地按照卫生部的要求，由各级卫生防疫机构每年制订接种计划，在城市由街道卫生所或医院划片包干；在农村由几个生产大队或公社组成接种组，每年于固定时间接种。一些大、中城市开始建立预防接种卡片，农村地区也建立了接种登记，实施有计划的接种。

（三）"文化大革命"期间（1966—1976年）

在"文化大革命"期间，卫生防疫机构遭到严重摧残，卫生技术人员被下放或改行，预防接种工作无人负责，一度处于瘫痪状态，致使一些曾被控制的疫苗可预防传染病又重新流行。

20世纪70年代中期，国务院批转卫生部关于大力加强传染病防治工作的报告，预防接种工作引起各地的重视。同时，初级卫生保健组织进一步加强，全国70%以上的大队建立合作医疗，建立拥有130万名赤脚医生（乡村医生）、360万名卫生员和接生员的农村基层卫生队伍，这为推行预防接种工作提供了条件。各级卫生防疫机构确定专人负责预防接种工作，基层单位的预防接种工作迅速发展。不少地区建立预防接种户口或接种卡片，装备了简易的疫苗冷藏、运输设备，开始实行计划免疫。

（四）计划免疫工作的发展时期（1977—2000年）

1977年，全国卫生厅（局）长会议提出，1985年要基本消灭脊髓灰质炎。到1978年全国已有1 000多个县（市、区）推行计划免疫，克服了以往盲目接种的局面，随着计划免疫工作迅速发展，疫苗可预防传染病的发病大幅度下降。

1978年，卫生部印发《关于加强计划免疫工作的通知》，要求全国在3年内普遍实行计划免疫。同年，卫生部颁布《中华人民共和国急性传染病管理条例》，明确各级卫生防疫站负责制订免疫计划，并组织实施。

进入20世纪80年代后，中国政府积极响应WHO倡导的扩大免疫规划（EPI）。1980年，卫生部印发《关于认真落实计划免疫工作的通知》，要求到1981年底全国全面实行计划免疫，并颁发《预防接种工作实施办法》和《预防接种后异常反应和事故处理试行办法》。

1981年12月，卫生部印发《关于中国与联合国儿童基金会（UNICEF）进行"冷链"合作项目的通知》，首先在气候炎热的湖北、广西、福建、云南、四川5省（自治区）进行冷链建设试点，解决疫苗冷藏和运输问题。

1982年卫生部颁发《全国计划免疫工作条例》《1982—1990年全国计划免疫工作规划》和《计划免疫工作考核办法》。1984年，卫生部、教育部和全国妇联联合印发《关于试行预防接种证制度的通知》。

20世纪80年代中期，中国计划免疫工作进入一个新的发展阶段。国家领导人对1990年在中国实现普及儿童免疫的目标做出承诺，并决定在中国分两步争取实现普及儿童免疫目标，即到1988年以省为单位儿童预防接种率达到85%，到1990年以县为单位儿童预防接种率达到85%。

1986年成立由卫生部、国家教委、全国妇联等多部门负责人参加的全国儿童计划免疫工作协调小组，并确定每年4月25日为"全国儿童预防接种宣传日"。

1989年，《中华人民共和国传染病防治法》公布实施，规定"国家实行有计划的预防接种制度""国家对儿童实行预防接种证制度"，在法律上保证了计划免疫工作的开展。

1990年，卫生部印发《全国消灭脊髓灰质炎实施方案》。1991年，卫生部制定《全国1995年消灭脊髓灰质炎行动计划》，建立急性弛缓性麻痹（AFP）病例监测系统和实验室网络。1993—1996年连续3次在全国对4岁以下儿童开展消灭脊髓灰质炎强化免疫日（NIDs）活动。

20世纪90年代，中国的计划免疫工作在继续提高和维持接种率的基础上，转向针对疾病的控制和消灭。1992年2月，国务院颁发《九十年代中国儿童发展规划纲要》，明确提出中国90年代的计划免疫工作奋斗目标：到1995年以乡为单位儿童预防接种率达到85%；消灭脊髓灰质炎；消除新生儿破伤风；与实施计划免疫前相比，麻疹的死亡率降低95%，发病率降低90%。"九五"计划期间又明确提出，以乡为单位儿童预防接种率达到90%；新生儿乙肝疫苗预防接种率城镇达到90%，农村达到60%。

（五）免疫规划时期（2001年至今）

2000年7月10日，时任卫生部部长张文康在中国消灭脊髓灰质炎证实文件上签字；10月，经WHO确认中国已达到无脊髓灰质炎区要求。

2002年，进一步扩大免疫规划内容，乙肝疫苗纳入儿童免疫规划。

2005年6月1日，国务院颁布的《疫苗流通和预防接种管理条例》开始施行，中国对疫苗进行分类管理，标志着中国进入免疫规划时期。9月，卫生部印发《预防接种工作规范》；10月，卫生部、教育部联合印发《关于做好入托、入学儿童预防接种证查验工作的通知》。

2006年3月8日，卫生部和国家食品药品监督管理局印发《疫苗储存和运输管理规范》；11月10日，卫生部印发《2006—2012年全国消除麻疹行动计划》。

2007年经国务院批准，扩大国家免疫规划范围，将甲肝、流脑等15种可以通过接种疫苗有效预防的传染病纳入国家免疫规划，中国预防接种工作进入一个新的发展时期。3月26日，卫生部印发《儿童预防接种信息报告管理工作规范（试行）》；12月29日，卫生部印发《扩大国家免疫规划实施方案》。

2008年9月18日，卫生部颁发《预防接种异常反应鉴定办法》，于2008年12月1日起施行。

2009年，卫生部办公厅印发《全国麻疹监测方案》。

2010年6月，卫生部办公厅和国家食品药品监督管理局办公室联合印发《全国疑似预防接种异常反应监测方案》。

2012年1月17日，卫生部办公厅印发关于加强脊髓灰质炎和麻疹防控工作的通知。

2014年4月30日，为妥善做好预防接种异常反应处置工作，促进预防接种工作顺利开展，维护社会和谐稳定，国家卫生计生委、教育部、民政部、财政部、人力资源社会保障部、食品药品监管总局、中国残联、中国红十字会总会联合印发《关于进一步做好预防接种异常反应处置工作的指导意见》。

2015年4月30日，国家卫生计生委印发《关于规范预防接种工作的通知》。

2016年12月14日，国家卫生计生委修订印发新版《预防接种工作规范》和《国家免疫规划儿童免疫程序及说明》。

2017年1月15日，国务院办公厅印发《关于进一步加强疫苗流通和预防接种管理工作的意见》，提出全面加强疫苗流通和预防接种管理工作的具体要求。

2017年12月28日，国家卫生计生委、食品药品监管总局修订、印发《疫苗储存和运输管理规范（2017年版）》。

2019年6月29日，十三届全国人大常委会第十一次会议表决通过《中华人民共和国疫苗管理法》，于2019年12月1日开始施行。

（四）预防接种的一般原则

疫苗免疫应答效果受多种因素影响，包括疫苗类型、接种者年龄和接种者的免疫状态等。

疫苗接种起始年龄主要受该年龄疾病发病风险、疾病并发症发生风险、母体胎传抗体水平以及接种者机体免疫系统发育情况等影响。

疫苗需要接种剂次主要受疫苗类型影响。灭活疫苗一次接种通常不能产生足够的免疫保护，保护性免疫应答需要第二、第三剂次接种后才会产生。灭活疫苗激发机体产生的抗体会随时间衰退到保护水平以下，这些疫苗必须定期"加强"接种以促使抗体恢复到保护水平，但不是所有的灭活疫苗都需要在整个一生都要加强，如b型流感嗜血杆菌感染在5岁以上儿童中非常罕见，因此完成该疫苗基础免疫程序后不需要加强。

在推荐年龄接种单剂次的某些活疫苗，如麻疹、风疹和黄热病疫苗等，接种者90%～95%在14天内产生保护性抗体。80%～85%的接种者在接种水痘和腮腺炎疫苗后受到保护。然而，由于仍有一定比例（5%～20%）的麻疹、腮腺炎和风疹（MMR）或水痘疫苗接种者未能对一剂次疫苗产生有效的免疫反应，建议接种第二剂次疫苗以提高获得免疫力的机会。在那些对MMR疫苗的麻疹成分的第一剂次没有应答的人中，97%～99%对第二剂次有免疫应答。

（一）疫苗接种的时间间隔

在预防接种实践工作中，常会遇到受种者同时期注射或准备注射含有抗体的生物制品，不同疫苗同时或不同时接种，以及受种者因各种原因导致未能按照规定程序接种疫苗，引起的同一种疫苗前后两次接种的时间间隔安排问题。

1．抗体-疫苗之间的间隔　受种者机体中针对某种疫苗抗原的抗体对疫苗免疫应答效果影响程度取决于所接种疫苗的种类和循环抗体水平。一般规律是灭活疫苗通常不受循环抗体的影响，而减毒活疫苗受循环抗体的影响。

接种灭活疫苗受循环抗体的影响不明显，因此，灭活疫苗可在受种者注射含有抗体的生物制品（免疫球蛋白）之前、之后或同时接种。实践工作中因防治疾病需要，可采取同时注射含抗体的生物制品和疫苗以激发机体获得及时和长期的免疫保护，如乙肝表面抗原阳性母亲分娩的胎儿，在出生后24小时内同时接种乙肝疫苗和高效价乙肝免疫球蛋白，疑似狂犬病病毒暴露者（如犬咬伤，特别是多处咬伤、深大伤口、距头面部近的）注射接种狂犬病疫苗的同时注射抗狂犬病病毒免疫球蛋白（包括伤口部位浸润注射）。

减毒活疫苗接种后必须在人体内复制，才能产生有效的免疫反应。接种（注射）减毒活疫苗后短时间内如果遇到针对性抗体，会对疫苗免疫应答产生干扰，因此两者必须间隔足够的时间，以免抗体干扰病毒复制。如果已经先接种减毒活疫苗，那么在使用含抗体的生物制品之前须等待至少2周（即一个潜伏期）。如果时间间隔少于2周，应该为疫苗受种者做免疫检测以验证机体免疫反应水平，或者重复接种一剂疫苗。

一般认为口服或鼻内接种的减毒活疫苗受循环抗体影响较小，它们可以在含抗体生物制品使用前后的任意时间接种。

2．疫苗同时和不同时接种的处理　一般来说，任何疫苗都可以同时接种。

广泛应用的减毒活疫苗和灭活疫苗同时接种不降低疫苗免疫应答效果，也不增加不良反应发生率。疫苗同时接种指的是同时间在受种者机体不同部位或不同途径（口服、注射）接种疫苗，不允许将不同的疫苗混合在同一个注射器内注射。

减毒活疫苗不能同时接种时，为减少或消除先接种的疫苗对后接种疫苗的干扰，则至少应间隔4周接种；如果接种时间间隔少于4周，则需要在接种第二种疫苗至少4周后重复接种一针，或者对受种者进行血清学检测以确保免疫有效。

一般认为口服活疫苗不同时接种，相互间不会干扰，这些疫苗可以在接种其中一种之前或之后的任何时间接种。

一般认为注射活疫苗和鼻内接种活疫苗不会对口服活疫苗产生影响。口服活疫苗和注射活疫苗及鼻内接种活疫苗可互相在另一类疫苗接种前后任何时候接种。

所有其他由两种灭活疫苗或一种活疫苗和一种灭活疫苗组成的联合疫苗都可相互在接种前后的任意时间接种。

3．同一疫苗不同剂次的接种间隔　接种两剂次及以上疫苗，两剂次之间必须有一定时间间隔，间隔时间长短会对免疫应答效果产生影响。一般来说，两剂次之间时间间隔长比时间间隔短产生的免疫应答效果好，间隔长于规定时间的并不降低免疫应答效果，特别是含有吸附剂的疫苗。

实践工作中，可能会遇到无法提供可信既往免疫史儿童，一般应将这些人视为易感人群，并从适合年龄重新安排疫苗接种计划。

（二）禁忌和慎用征

预防接种禁忌是指个体在某种状态下接种疫苗后会明显增加严重不良反应的发生概率。它是以受种者的身体状态决定的，而不是疫苗本身引起的。大多数疫苗都有使用禁忌，相应的产品使用说明书会给予详细说明。

常见的疫苗接种禁忌有：

中度和重度急性疾病：目前虽没有急性疾病减低疫苗效果或增加疫苗不良反应的证据，但因为疫苗接种不良反应（尤其是常见的发热）会增加患者治疗难度，而且一些疾病症状也会混淆疫苗不良反应的诊断，所以一般将中度和重度急性疾病，特别是伴有高热症状的疾病作为疫苗接种禁忌。如果一个人有中重度急性疾病，疫苗的预防接种都应当延迟至患者好转后进行。

对疫苗成分过敏：如果已知受种者对疫苗抗原本身或其中的某项成分，如动物蛋白、抗菌素、防腐剂、稳定剂过敏，则应作为该疫苗接种禁忌。

既往接种后有严重不良反应者：具有接种后过敏反应、虚脱或休克、脑炎/脑病或非热性惊厥史的儿童不应再接种同种疫苗。

受种者机体存在免疫抑制状态：对有免疫抑制的人来说，疫苗病毒复制不能被控制，接种减毒活疫苗有可能引起严重甚至致死的反应。因此，有严重免疫抑制的人应禁止接种减毒活疫苗。灭活疫苗不在体内复制，免疫抑制者可以接种，但引起的免疫反应水平可能较低。疾病和药物都可引起明显的免疫抑制，如先天性免疫缺陷、白血病、淋巴瘤、非特异性恶性肿瘤的患者；接受烷基化药物或抗代谢药物治疗或放射治疗的癌症患者；接受大剂量皮质激素治疗的人等。

艾滋病病毒（HIV）的感染：艾滋病病毒的感染者可以没有症状，也可以有很严重的免疫抑制症状。一般来说，对于其他免疫抑制者的建议也适用艾滋病病毒感染者，即禁用减毒活疫苗，必要时可使用灭活疫苗。

怀孕：主要担心孕妇预防接种理论上存在引起胎儿感染的可能性，一般建议不应给孕妇接种减毒活疫苗；灭活疫苗不在体内复制，因而不会引起胎儿感染。一般来说，灭活疫苗可用于有预防接种指征的孕妇。

预防接种慎用征的意思和禁忌相近，是指个体在某种状态下接种疫苗后会增加发生严重不良反应的机会，或者疫苗可能失去免疫效果（如给通过输血获得麻疹被动免疫的人接种麻疹疫苗）。慎用征虽然可能产生机体损害，但发生风险比禁忌小。一般情况下，如果存在慎用征，则应建议推迟接种。

预防接种实践中应科学、合理界定预防接种的禁忌或慎用征，以防止错误地将接种对象定性为预防接种禁忌，而导致需要接种者错过接种疫苗的时机。

思考题

① 简述常见的疫苗接种禁忌；

② 简述影响疫苗接种起始年龄的主要因素；

③ 简述同一疫苗不同剂次接种间隔的安排原则。

（倪进东）

学习要点

1. 掌握免疫规划疫苗和非免疫规划疫苗的概念;
2. 了解制订免疫程序的依据;
3. 熟悉国家免疫规划疫苗的种类和免疫程序。

预防接种是控制传染病最经济、最有效的干预措施。为有效阻断某种传染病在人群中的传播和流行,必须通过保持高水平的疫苗接种率,建立牢固的人群免疫屏障。中国实行有计划的预防接种制度,实施扩大国家免疫规划,一方面不断提高疫苗接种率,同时逐步将更多疫苗纳入国家免疫规划。

一、疫苗分类管理和使用原则

根据2019年颁布的《中华人民共和国疫苗管理法》,我国疫苗分为免疫规划疫苗和非免疫规划疫苗。免疫规划疫苗是指居民应当按照政府的规定接种的疫苗,包括国家免疫规划确定的疫苗,省、自治区、直辖市人民政府在执行国家免疫规划时增加的疫苗,以及县级以上人民政府或者其卫生健康主管部门组织的应急接种或者群体性预防接种所使用的疫苗。非免疫规划疫苗,是指由居民自愿接种的其他疫苗。

国务院卫生健康主管部门制订国家免疫规划,建立国家免疫规划专家咨询委员会,并会同国务院财政部门建立国家免疫规划疫苗种类动态调整机制。国家免疫规划疫苗种类由国务院卫生健康主管部门会同国务院财政部门拟订,报国务院批准后公布。省、自治区、直辖市人民政府在执行国家免疫规划时,可以根据本行政区域疾病预防、控制需要,增加免疫规划疫苗种类。

国家免疫规划疫苗包括儿童常规接种疫苗和重点人群接种疫苗。儿童常规接种的疫苗包括乙型肝炎疫苗(乙肝疫苗,HepB)、卡介苗(BCG)、脊髓灰质炎(脊灰)灭活疫苗(脊灰灭活疫苗,IPV)、口服脊灰减毒活疫苗(脊灰减毒活疫苗,OPV)、无细胞百日咳白喉破伤风联合疫苗(百白破疫苗,DTaP)、白喉破伤风联合疫苗(白破疫苗,DT)、麻疹腮腺炎风疹联合减毒活疫苗(麻腮风疫苗,MMR)、甲型肝炎减毒活疫苗(甲肝减毒活疫苗,HepA-L)、甲型肝炎灭活疫苗(甲肝灭活疫苗,HepA-I)、乙型脑炎减毒活疫苗(乙脑减毒活疫苗,JE-L)、乙脑灭活疫苗(乙脑灭活疫苗,JE-I)、A群脑膜炎球菌多糖疫苗（A群流脑多糖疫苗，MPV-A）、A群C群脑膜炎球菌多糖疫苗（A群C群流脑多糖疫苗，MPV-AC）。重点人群接种疫苗包括在重点地区对重点人群预防接种的双价肾综合征出血热灭活疫苗（出血热疫苗，EHF）；发生炭疽和钩端螺旋体病疫情时，对重点人群应急接种的皮上划痕人用炭疽活疫苗（炭疽疫苗，Anth）和钩端螺旋体疫苗（钩体疫苗，Lep）。

免疫规划疫苗的接种须按照国务院卫生健康主管部门公布的免疫程序执行。非免疫规划疫苗根据国家制定的非免疫规划疫苗使用指导原则、省级制定的接种方案执行，受种者或其监护人在知情同意的情况下自费选择接种。免疫规划疫苗和非免疫规划疫苗在接种时间上有冲突的，原则上应优先接种免疫规划疫苗。但在特殊情况下，用于预防紧急疾病风险的非免疫规划疫苗，如狂犬病疫苗、黄热病疫苗或其他须应急接种的疫苗，可优先接种。

二、制订免疫程序的依据

免疫程序是指对接种疫苗的种类、接种的先后次序及某种疫苗的接种剂次、接种剂量、接种间隔、起始月龄、接种部位、接种途径和加强免疫时间等所做的具体规定。只有按照科学、合理的免疫程序进行接种，才能充分发挥疫苗的免疫预防作用，有效地预防和控制针对传染病的发生与流行，同时避免人力、物力、财力的浪费。

免疫程序的制订需要对多种因素进行综合考虑，并根据各种因素的变化进行动态调整。

（一）传染病的疾病负担

制订免疫程序时须考虑当地传染病流行的种类、各类传染病流行的强度、分布特征、年龄别发病风险及危害等。国务院卫生健康主管部门制订国家免疫规划疫苗免疫程序时要考虑全国范围内的各类传染病流行情况，省、自治区、直辖市须考虑本行政区域传染病流行情况，增加疫苗种类。

（二）疫苗的安全性和免疫效果

疫苗的接种剂次、间隔时间及接种后的免疫原性、安全性和免疫持久性也是需要充分考虑的因素，同时还要考虑机体免疫系统的成熟程度及来自母体的抗体对疫苗的影响等。

（三）实施的条件

包括疫苗的生产供应能力及稳定性、群众的接受程度、基层医疗机构预防接种单位的服务能力、冷链容积的承载能力、服务人员的数量等。

三、中国免疫规划疫苗免疫程序

我国国家免疫规划疫苗免疫程序详见表5-1。

表5-1　国家免疫规划疫苗儿童免疫程序表（2020年版）

可预防疾病	疫苗	英文缩写	出生时	1月	2月	3月	4月	5月	6月	8月	9月	18月	2岁	3岁	4岁	5岁	6岁
乙型病毒性肝炎	乙肝疫苗	HepB	1	2					3								
结核病[1]	卡介苗	BCG	1														
脊髓灰质炎	脊灰灭活疫苗	IPV			1	2											
	脊灰减毒活疫苗	bOPV					3								4		
百日咳/白喉/破伤风	百白破疫苗	DTaP				1	2	3				4					
	白破疫苗	DT															5
麻疹/风疹/流行性腮腺炎[2]	麻腮风疫苗	MMR								1		2					
流行性乙型脑炎[3]	乙脑减毒活疫苗	JE-L								1			2				
	乙脑灭活疫苗	JE-I								1、2			3		4		
流行性脑脊髓膜炎	A群流脑多糖疫苗	MPSV-A							1		2						
	A群C群流脑多糖疫苗	MPSV-AC												3			4
甲型病毒性肝炎[4]	甲肝减毒活疫苗	HepA-L										1					
	甲肝灭活疫苗	HepA-I										1	2				

注：1. 主要指结核性脑膜炎、粟粒性肺结核等。

2. 两剂次麻腮风疫苗免疫程序从2020年6月开始在全国范围实施。

3. 选择乙脑减毒活疫苗接种时，采用两剂次接种程序；选择乙脑灭活疫苗接种时，采用四剂次接种程序；乙脑灭活疫苗第1、2剂间隔7～10天。

4. 选择甲肝减毒活疫苗接种时，采用一剂次接种程序；选择甲肝灭活疫苗接种时，采用两剂次接种程序。

（一）起始免疫年（月）龄

免疫程序表所列各疫苗剂次的接种时间，是指可以接种该剂次疫苗的最小接种年（月）龄。

（二）儿童年（月）龄达到相应疫苗的起始接种年（月）龄时，应尽早接种，建议在下述推荐的年龄之前完成国家免疫规划疫苗相应剂次的接种

1. 乙肝疫苗：第1剂出生后24小时内完成。

2. 卡介苗：<3月龄完成。

3. 乙肝疫苗第3剂、脊灰疫苗第3剂、百白破疫苗第3剂、含麻疹成分疫苗第1剂、乙脑减毒活疫苗第1剂或乙脑灭活疫苗第2剂：<12月龄完成。

4. A群流脑多糖疫苗第2剂：<18月龄完成。

5. 含麻疹成分疫苗第2剂、甲肝减毒活疫苗或甲肝灭活疫苗第1剂、百白破疫苗第4剂：<24月龄完成。

6. 乙脑减毒活疫苗第2剂或乙脑灭活疫苗第3剂、甲肝灭活疫苗第2剂：<3周岁完成。

7. A群C群流脑多糖疫苗第1剂：<4周岁完成。

8. 脊灰疫苗第4剂：<5周岁完成。

9. 白破疫苗、A群C群流脑多糖疫苗第2剂、乙脑灭活疫苗第4剂：<7周岁完成。

思考题　　① 什么是免疫规划疫苗？

② 现有的国家免疫规划疫苗有哪些？

（张国民　王富珍）

第三节　预防接种实施

学习要点

1. 熟悉冷链系统的概念；
2. 了解常见的预防接种服务形式；
3. 熟悉预防接种实施过程中各阶段的主要事项；
4. 了解安全接种的意义和具体注意事项。

　　预防接种的实施是通过建立合格的接种单位，由合格的接种人员按照一定的疫苗免疫程序为适宜的接种对象接种疫苗的过程。在这一过程中，要严格疫苗的温度管理，最大限度地保证疫苗的生物活性，同时要掌握正确的接种技术，遵循安全注射原则，以保证疫苗接种的安全和有效。

一　预防接种组织及管理

（一）组织管理机构及职责

　　国务院卫生健康主管部门应当制订、公布《预防接种工作规范》，强化预防接种规范化管理。各级疾病预防控制机构设立负责预防接种工作的业务部门（中心、所、科、室），负责开展与预防接种相关的宣传、培训、技术指导、监测、评价、流行病学调查、应急处置等工作。

（二）接种单位的设置及条件

　　县级以上地方人民政府卫生健康主管部门指定符合条件的医疗机构承担责任区域内免疫规划疫苗接种工作。符合条件的医疗机构可以承担非免疫规划疫苗接种工作，并应当报颁发其医疗机构执业许可证的卫生健康主管部门备案。

　　接种单位应当具备下列条件：①取得医疗机构执业许可证；②具有经过县级人民政府卫生健康主管部门组织的预防接种专业培训并考核合格的医师、护士或者乡村医生；③具有符合疫苗储存、运输管理规范的冷藏设施、设备和冷藏保管制度。

　　县级以上地方人民政府卫生健康主管部门在指定接种单位时，要明确其责任区域或任务。接种单位开展预防接种工作应当遵守预防接种工作规范、免疫程序、疫苗使用指导原则和接种方案，并接受所在地县级疾病预防控制机构的技术指导。

冷链系统管理

疫苗的生物完整性和活性很大程度上依赖于温度。各种疫苗对温度有不同的要求。一般活疫苗对温度的要求较高，须进行冷藏。有的疫苗如脊髓灰质炎减毒活疫苗应-20℃冷冻保存。有些疫苗如百白破疫苗冷冻后，在融化过程中会出现凝块或絮状沉淀，使疫苗效价降低。有的疫苗有很好的热稳定性，如乙肝疫苗在37℃1个月效力及相关指标仍可保持稳定。大多数疫苗在2～8℃的贮存温度下稳定性保持时间最长。

（一）冷链及冷链系统

冷链是指为保障疫苗质量，疫苗从生产企业到接种单位，均在规定的温度条件下储存、运输和使用的全过程。冷链设施设备包括冷藏车、疫苗运输车、冷库、冰箱、冷藏箱、冷藏包、冰排、冷链温度监测设备和安置设备的房屋等。冷链系统是在冷链设施设备的基础上加入管理因素（即人员、管理措施和保障）的工作体系。

（二）冷链设备配备及管理

省级疾控机构须配备冷藏车、冷库（普通冷库、低温冷库）及其温度监测设备，市、县级疾控机构须配备冷库（普通冷库、低温冷库）或冰箱（包括冷藏和冷冻）、冷藏车或疫苗运输车和温度监测设备，乡（镇）卫生院、社区卫生服务中心和接种单位须配备冰箱（包括冷藏和冷冻）、冷藏箱或冷藏包、冰排和温度监测设备。各级疾控机构、乡（镇）卫生院、社区卫生服务中心和接种单位应有专人对冷链设备进行管理与维护，做到定期检查、维护和更新。疾控机构定期查阅冷链使用记录、维护保养记录，对辖区储存、运输和使用环节的冷链设备的性能和运行状况进行监控和评价。

（三）冷链温度监测

疾控机构和接种单位应当遵守《疫苗储存和运输管理规范》和《预防接种工作规范》，在疫苗储存、运输的全过程中按要求定时监测、记录温度。普通冷库、低温冷库和冰箱每天上午和下午各测温1次，间隔不少于6小时，并做好温度监测记录。冷链设备温度超出疫苗储存要求时，应及时将可以使用的疫苗转移到其他设备中，不能使用的疫苗按照有关规定进行处置。当冷链设备状况异常时，应及时报告、维修、更换，并做好设备维修记录。

 预防接种服务形式

预防接种工作可根据需要采取不同的组织形式。

（一）常规接种

常规接种是指接种单位按照国家免疫规划疫苗免疫程序、疫苗使用指导原则、疫苗使用说明书等，在相对固定的接种服务周期时间内，为接种对象提供的预防接种服务。

1. 定点预防接种　县级以上地方人民政府卫生健康主管部门根据人口密度、服务半径、地理条件和医疗卫生资源配置等情况，合理规划，在社区卫生服务中心（城镇地区）和乡镇卫生院（农村地区）设置预防接种门诊。预防接种门诊要有登记预检、预防接种、观察等功能分室或分区，要有容量满足疫苗储存需求的冷藏设备，并配备急救药品和预诊体检用器材，制定疑似预防接种异常反应应对预案。预防接种人员数量配置与辖区内服务人口数量、服务周期相适应，熟悉业务知识，有应急处置能力，相对稳定。除预防接种门诊外，还可根据需要设置其他定点接种单位。如农村地区根据人口、交通情况及服务半径等因素，可设置覆盖1个或几个行政村的定点接种单位；具有助产资格的医疗卫生机构要设产科接种单位，按照"谁接生，谁接种"的原则，承担新生儿出生时首针乙肝疫苗及卡介苗的预防接种服务。此外还有成人接种门诊、狂犬疫苗接种门诊等其他接种单位。

2．入户预防接种 交通不便的边远山区、牧区、海岛等地区或福利院、养老院等特殊机构，可采取入户方式进行预防接种。

（二）临时接种

在出现自然灾害、控制疫苗可预防传染病流行等情况时，可根据需要设立临时接种点，开展应急接种或群体性预防接种，对目标人群开展预防接种服务。

1．应急接种 应急接种是指在传染病疫情开始或有流行趋势时，为控制传染病疫情蔓延，对目标人群开展的预防接种活动。

应急接种应由县级以上地方人民政府或者其卫生健康主管部门组织实施，并依照法律、行政法规的规定执行。

2．群体性预防接种 群体性预防接种是指在特定范围和时间内，针对可能受某种传染病威胁的特定人群，有组织地集中实施的预防接种活动。

群体性预防接种是由县级以上地方人民政府卫生健康主管部门根据传染病监测和预警信息，为预防、控制传染病暴发、流行，在本行政区域内组织实施。需要在全国范围或者跨省、自治区、直辖市范围内进行群体性预防接种的，应当由国务院卫生健康主管部门决定。

四 预防接种实施

（一）预防接种证、卡（簿）管理

国家对儿童实行预防接种证制度。接种单位应按规定为适龄儿童建立预防接种证、卡（簿），作为儿童预防接种的凭证。

1．预防接种证、卡（簿）的建立 预防接种证、卡（簿）按照受种者的居住地实行属地化管理。儿童出生后1个月内，其监护人应当到儿童居住地的接种单位或者出生医院为其办理预防接种证。户籍在外地的适龄儿童暂住在当地时间≥3个月，由暂住地接种单位及时建立预防接种卡（簿）；无预防接种证者须同时建立、补办预防接种证。

2．预防接种证、卡（簿）的使用管理 接种单位对适龄儿童实施预防接种时，应当查验预防接种证，并按规定做好接种记录。预防接种证由儿童监护人或受种者长期保管。预防接种卡（簿）在城市由社区卫生服务中心、接种单位保管，在农村由乡（镇）卫生院、接种单位保管。

3．入托、入学接种证查验 儿童入托、入学时，托幼机构、学校应当查验预防接种证，发现未按照规定接种免疫规划疫苗的，应当向儿童居住地或者托幼机构、学校所在地承担预防接种工作的接种单位报告，并配合接种单位督促其监护人按照规定补种。疾病预防控制机构应当为托幼机构、学校查验预防接种证等提供技术指导。

（二）接种工作流程

1．准备工作 开展预防接种前，要根据国家免疫规划疫苗的免疫程序、群体性预防接种、应急接种方案等，确定受种对象，并采取口头预约、书面预约、电话联系、手机短信（微信）告知、邮件通知、广播通知、公示告知等方式，通知儿童监护人或受种者，告知接种疫苗的种类、时间、地点和相关要求。接种单位根据各种疫苗受种人数计算领取或购进疫苗数量，准备相应规格的注射器材，并准备好75%乙醇、镊子、棉球杯、无菌干棉球或棉签、治疗盘、体温表、听诊器、压舌板、血压计、1∶1 000肾上腺素、注射器毁型装置或安全盒、污物桶等。

2．接种前的核验 医疗卫生人员在实施接种前，应当按照《预防接种工作规范》的要求，检查受种者健康状况、核查接种禁忌，查对预防接种证，检查疫苗、注射器的外观、批号、有效期，核对受种者的姓名、年龄和疫苗的品名、规格、剂量、接种部位、接种途径，做到受种者、预防接种证和疫苗信息相一致，确认无误后方可实施接种。

3．接种后的观察及信息记录 医疗卫生人员应当按照国务院卫生健康主管部门的规定，真实、准确、完整记录疫苗的品种、上市许可持有人、最小包装单位的识别信息、有效期、接种时间、实施接种的医疗卫生人员、受种者等接种信息，确保接种信息可追溯、可查询。接种记录应当保存至疫苗有效期满后不少于五年备查。受种者在预防接种后留在预防接种现场观察30分钟。如出现不良反应，及时采取救治措施并报告。

接种工作完成后，要清理器材、冷链设备，使用后的自毁型注射器、一次性注射器及其他医疗废物严格按照《医疗废物管理条例》的规定处理，镊子、治疗盘等器械按要求灭菌或消毒后备用。废弃已开启疫苗瓶的疫苗。冷藏设备内未开启的疫苗做好标记，放冰箱内保存，于有效期内在下次预防接种时首先使用。清理核对预防接种卡（簿）或儿童预防接种个案信息，确定须补种的人数和名单，下次预防接种前补发通知。

（三）接种技术

疫苗接种途径通常为口服、皮内注射、皮下注射和肌内注射，注射部位通常为上臂外侧三角肌处和大腿前外侧中部。当多种疫苗同时接种时，可在左右上臂、左右大腿分别注射。

1．口服法 适用于口服脊髓灰质炎减毒活疫苗等。液体剂型疫苗直接将规定剂量的疫苗滴入儿童口中。糖丸剂型疫苗用消毒药匙送入儿童口中，用凉开水送服。对于小月龄儿童，喂服糖丸剂型时可将糖丸放在消毒的小药袋中，用手碾碎后放入药匙内，加少许凉开水溶解成糊状服用，或将糖丸溶于约5ml凉开水中，使其完全溶化后口服（图5-1）。

2．皮内注射法 适用于卡介苗接种，接种部位为上臂外侧三角肌中部略下处。接种时由儿童监护人固定儿童，露出接种部位。用注射器吸取1人份疫苗，排尽注射器内空气，皮肤常规消毒，待乙醇干后，左手绷紧注射部位皮肤，右手以平执式持注射器，示指固定针管，针头斜面向上，与皮肤呈10°~15°角刺入皮内。再用左手拇指固定针栓，然后注入疫苗，使注射部位形成一个圆形隆起的皮丘，皮肤变白，毛孔变大，注射完毕，针管顺时针方向旋转180°角后，迅速拔出针头（图5-2）。

3．皮下注射法 适用于麻疹疫苗、麻风疫苗、麻腮风疫苗、乙脑疫苗、A群流脑多糖疫苗、A群C群流脑多糖疫苗、甲肝减毒活疫苗、钩体疫苗等。接种部位为上臂外侧三角肌下缘附着处。接种时由监护人固定儿童，露出儿童接种部位。预防接种人员用相应规格注射器吸取1人份疫苗后，排尽注射器内空气，皮肤常规消毒，左手绷紧皮肤，右手持注射器，针头斜面向上，与皮肤成30°~40°角，快速刺入皮下，进针深度1/2~2/3，松左手，固定针管，缓慢推注疫苗，注射完毕后用消毒干棉球或干棉签轻压针刺处，快速拔出针头（图5-3）。

4．肌内注射法 适用于百白破疫苗、白破疫苗、乙肝疫苗、脊髓灰质炎灭活疫苗、甲肝灭活疫苗、出血热疫苗等。接种部位为上臂外侧三角肌或大腿前外侧中部肌肉。接种时由监护人固定儿童，露出儿童接种部位。用相应规格注射器吸取1人份疫苗，排尽注射器内空气，皮肤常规消毒，左手将注射肌肉部位绷紧，右手持注射器，与皮肤呈90°角，将针头快速垂直刺入肌肉，进针深度约为针头的2/3，松左手，固定针管，缓慢推注疫苗，注射完毕后用消毒干棉球或干棉签轻压针刺处，快速拔出针头，观察有无渗血或药液渗出，若有渗出，应将消毒干棉球或干棉签按压片刻（图5-4）。

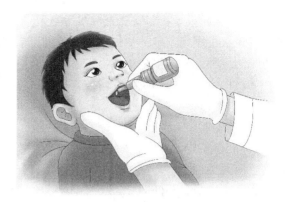

图5-1 口服法

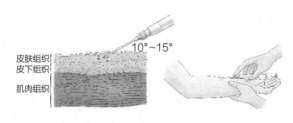

（1）皮内注射针头进针角度 （2）绷紧皮肤注射

图5-2 皮内注射法

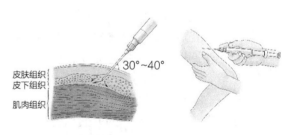

（1）皮下注射针头进针角度 （2）绷紧皮肤注射

图5-3 皮下注射法

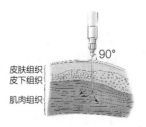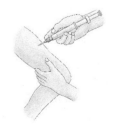

（1）肌内注射针头进针角度 （2）绷紧皮肤注射

图5-4 肌内注射法

（四）安全注射

安全注射（safe injection）是指对接受注射者无害、对实施注射操作的医护人员无暴露危险、注射的废弃物不对环境和他人造成危害的注射相关行为规范。

为保证注射安全，预防接种前方可打开或取出注射器材。首先须将注射剂型疫苗的疫苗瓶上部疫苗弹至底部，用75%乙醇棉球消毒开启部位，在乙醇挥发后将注射器针头斜面向下插入疫苗瓶的液面下吸取疫苗。吸取疫苗后，将注射器的针头向上，排空注射器内的气泡，直至针头上有一小滴疫苗出现为止。使用含有吸附剂的疫苗前，应当充分摇匀。使用冻干疫苗时，用一次性注射器抽取稀释液，沿疫苗瓶内壁缓慢注入，轻轻摇荡，使疫苗充分溶解，避免出现泡沫。

注射接种前，须进行接种部位皮肤消毒，并避开瘢痕、炎症、硬结和皮肤病变处。用灭菌镊子夹取75%乙醇棉球或用无菌棉签蘸75%乙醇，由内向外螺旋式对接种部位皮肤进行消毒，涂擦直径≥5cm，待晾干后立即接种。

在注射过程中防止被针头误伤。如被污染的注射针头刺伤，应按照有关要求处置。使用后的注射器不得双手回套针帽，或用手分离注射器针头，注射完毕后应将注射器具直接或毁型后投入安全盒或防刺穿的容器内，按照《医疗废物管理条例》统一回收销毁。

思考题

① 简述冷链及冷链系统的概念及意义；
② 简述我国常见的预防接种服务形式；
③ 什么是安全接种？

（张国民　王富珍）

预防接种不良反应监测

学习要点

1. 熟悉疑似预防接种异常反应报告范围；
2. 掌握疑似预防接种异常反应按发生原因进行分类。

疑似预防接种异常反应（adverse event following immunization, AEFI）是指在预防接种后发生的怀疑与预防接种有关的反应或事件。AEFI监测工作是疫苗上市后监测活动及WHO对国家疫苗监管体系职能评估的重要内容之一，对于评价、改进疫苗质量和预防接种工作质量，保障预防接种活动的正常实施具有重要意义。

中国AEFI监测实行网络直报制度，责任报告单位和报告人通过中国免疫规划信息管理系统进行网络报告。属于突发公共卫生事件的死亡或群体性AEFI，同时应当按照《突发公共卫生事件应急条例》的有关规定进行报告。各级疾控机构应当通过中国免疫规划信息管理系统实时监测AEFI报告信息。

一 报告范围

按照国家卫生健康委和国家食品药品监督管理局印发的《全国疑似预防接种异常反应监测方案》的要求，AEFI报告范围按照发生时限分为以下情形：

1. 24小时内 如过敏性休克、不伴休克的过敏反应（荨麻疹、斑丘疹、喉头水肿等）、中毒性休克综合征、晕厥、癔症等。

2. 5天内 如发热（腋温≥38.6℃）、血管性水肿、全身化脓性感染（毒血症、败血症、脓毒血症）、接种部位发生的红肿（直径>2.5cm）、硬结（直径>2.5cm）、局部化脓性感染（局部脓肿、淋巴管炎和淋巴结炎、蜂窝织炎）等。

3. 15天内 如麻疹样或猩红热样皮疹、过敏性紫癜、局部过敏坏死反应（Arthus反应）、热性惊厥、癫痫、多发性神经炎、脑病、脑炎和脑膜炎等。

4. 6周内 如血小板减少性紫癜、格林巴利综合征、疫苗相关麻痹型脊髓灰质炎等。

5. 3个月内 如臂丛神经炎、接种部位发生的无菌性脓肿等。

6. 接种卡介苗后1~12个月 如淋巴结炎或淋巴管炎、骨髓炎、全身播散性卡介苗感染等。

7. 其他 怀疑与预防接种有关的其他严重疑似预防接种异常反应。

㊁ 责任报告单位和报告人

医疗机构、接种单位、疾病预防控制机构、药品不良反应监测机构、疫苗生产企业及其执行职务的人员为AEFI的责任报告单位和报告人。

㊂ 报告程序

AEFI报告实行属地化管理。责任报告单位和报告人发现AEFI（包括接到受种者或其监护人的报告）后应当及时向受种者所在地的县级卫生行政部门、药品监督管理部门报告。发现怀疑与预防接种有关的死亡、严重残疾、群体性AEFI、对社会有重大影响的AEFI时，责任报告单位和报告人应当在发现后2小时内向所在地县级卫生行政部门、药品监督管理部门报告；县级卫生行政部门和药品监督管理部门在2小时内逐级向上一级卫生行政部门、药品监督管理部门报告。

县级疾病预防控制机构接到上述报告后，将属于本辖区预防接种后发生的AEFI立即通过中国免疫规划信息管理系统进行网络直报。各级疾病预防控制机构和药品不良反应监测机构应当通过中国免疫规划信息管理系统实时监测AEFI报告信息。

对于死亡或群体性AEFI，同时还应当按照《突发公共卫生事件应急条例》的有关规定进行报告。

㊃ 调查诊断

（一）核实报告

县级疾病预防控制机构接到AEFI报告后，应核实AEFI的基本情况、发生时间和人数、主要临床表现、初步临床诊断、疫苗预防接种等，完善相关资料，做好深入调查的准备工作。

（二）组织调查

除一般反应（如单纯发热、接种部位红肿、硬结等）外的AEFI均须调查。县级疾病预防控制机构对需要调查的AEFI，应当在接到报告后48小时内组织开展调查，收集相关资料，并通过中国免疫规划信息管理系统进行网络直报。怀疑与预防接种有关的死亡、严重残疾、群体性AEFI、对社会有重大影响的AEFI，市级或省级疾病预防控制机构组织预防接种异常反应调查诊断专家组进行调查。

（三）病例诊断

各级疾病预防控制机构成立预防接种异常反应调查诊断专家组，调查诊断专家组由流行病学、临床医学、药学等专家组成，负责对AEFI调查诊断。县级卫生行政部门接到AEFI报告后，对需要进行调查诊断的，交由受种者预防接种所在地的县级疾病预防控制机构组织预防接种异常反应调查诊断专家组进行调查诊断。发生死亡、严重残疾、群体性AEFI，或对社会有重大影响的AEFI，市级或省级疾病预防控制机构组织预防接种异常反应调查诊断专家组进行调查诊断。

（四）分类

疑似预防接种异常反应经过调查诊断分析，按发生原因分成以下五种类型：

1. 不良反应 合格的疫苗在实施规范接种后，发生的与预防接种目的无关或意外的有害反应，包括一般反应和异常反应。

（1）一般反应：在预防接种后发生的，由疫苗本身所固有的特性引起的，对机体只会造成一过性生理功能障碍的反应，主要有发热和局部红肿，同时可能伴有全身不适、倦怠、食欲减退、乏力等综合症状。

（2）异常反应：合格的疫苗在实施规范接种过程中或者实施规范接种后造成受种者机体组织器官、功能损害，相关各方均无过错的药品不良反应。

2. 疫苗质量事故 由于疫苗质量不合格，接种后造成受种者机体组织器官、功能损害。

3. 接种事故 由于在预防接种实施过程中违反预防接种工作规范、免疫程序、疫苗使用指导原则、接种方案，造成受种者机体组织器官、功能损害。

4. 偶合症 受种者在接种时正处于某种疾病的潜伏期或者前驱期，接种后巧合发病。

5. 心因性反应 在预防接种实施过程中或接种后因受种者心理因素发生的个体或者群体的反应。

五 分析与评价

（一）监测指标及要求

常用AEFI监测指标及要求如下：AEFI在发现后48小时内报告率≥90%；需要调查的AEFI在报告后48小时内调查率≥90%；死亡、严重残疾、群体性AEFI、对社会有重大影响的AEFI在调查后7日内完成初步调查报告率≥90%；AEFI个案调查表在调查后3日内报告率≥90%；AEFI个案调查表关键项目填写完整率达到100%；AEFI反应分类率≥90%；AEFI报告县覆盖率达到100%。

（二）数据的审核与分析利用

预防接种信息管理系统的数据由各级疾病预防控制机构维护管理，各级药品不良反应监测机构应当共享AEFI监测信息。县级疾病预防控制机构应当根据AEFI调查诊断进展和结果，随时对AEFI个案报告信息和调查报告内容进行订正和补充。

各级疾病预防控制机构和药品不良反应监测机构对AEFI报告信息实行日审核、定期分析报告制度。国家、省级疾病预防控制机构和药品不良反应监测机构至少每月进行一次分析报告，市、县级疾病预防控制机构和药品不良反应监测机构至少每季度进行一次分析报告。

疾病预防控制机构着重于分析评价AEFI发生情况及监测系统运转情况，并将分析评价情况上报同级卫生行政部门和上级疾病预防控制机构，同时向下级疾病预防控制机构和接种单位反馈；药品不良反应监测机构着重于分析评价疫苗安全性问题，并将分析评价情况报告同级药品监督管理部门和上级药品不良反应监测机构，同时向下级药品不良反应监测机构反馈。疾病预防控制机构和药品不良反应监测机构应当实时跟踪AEFI监测信息，如发现重大不良事件、疫苗安全性相关问题等情况，应当及时分析评价并按上述要求处理。

　　国家、省级疾病预防控制机构和药品不良反应监测机构实行会商制度，针对AEFI监测、重大不良事件或疫苗安全性相关问题等情况随时进行协商。

思考题

1　简述疑似预防接种异常反应按发生原因进行的分类；
2　简述疑似预防接种异常反应监测的流程。

（宁桂军）

学习要点

了解免疫规划工作中的主要监测工作内容。

一　接种率监测

接种率是指在疫苗的预防接种工作中，实际接种人数占应接种人数的比例。接种率评价是了解免疫规划疫苗接种工作质量的一种有效方法。通过评价，可确定疫苗接种的真实性、可靠性，为制订或调整免疫规划政策提供参考数据。

（一）报告接种率

接种率报告是以动态监测接种率变化趋势为目的，由接种单位和报告单位按照规定的报告程序和报表格式，按照国家相关要求连续、系统地汇总预防接种实施情况。通过全国常规预防接种率报告系统，由预防接种点或接种门诊自下而上形成或报告的某疫苗（某剂次）相关信息而统计的某疫苗（剂次）的接种率称为报告接种率。

1. 报告接种率计算　《预防接种工作规范》中规定，报告接种率统计时报告对象为预防接种单位在报告月管理的所有0～6岁适龄儿童，常用计算方法有实种算法和应种算法。实种指报告月常规接种中，某疫苗（某剂次）应种人数中实际受种人数。应种指到本次预防接种时，在接种单位辖区范围内，达到免疫程序规定应接受某疫苗（剂次）预防接种的适龄儿童人数，加上次预防接种时该疫苗（剂次）应种儿童中漏种者。

接种率计算：某疫苗（某剂次）接种率=某疫苗（某剂次）实际受种人数/该疫苗（该剂次）应种人数×100%。

累计接种率计算：某疫苗（某剂次）累计接种率=某疫苗某剂（次）累计实受种人数/该疫苗（该剂次）累计应种人数×100%。其中，累计应种人数指本年度某疫苗（某剂次）上次累计实种人数与本年度最后1次该疫苗（该剂次）的应种人数之和；累计实种人数指某疫苗（某剂次）的各次实种人数之和。

2. 报告接种率评价　评价报告接种率的常用指标包括及时性、完整性、正确性、可靠性等。

（1）常规免疫报告接种率的一般性评价：及时率是指在规定时限内报告单位数占应报告单位数的比例。完整率是指在规定时限内实际报告以及无漏项报告单位数占应报告单位数的比例。正确率是指常规接种率报表中无逻辑性、技术性错误的单位数占应报告单位数的比例。

（2）常规免疫报告接种率的可靠性评价：差值评价法是比较报告接种率与估计接种率之间的差值。估计接种率=报告接种人数/估计应种人数×100%。估计应种人数一般使用统计部门公布的出生人数或出生率。差值比较D=估计接种率－报告接种率。当$D<0.05$时，报告接种率定为"可信"；当$0.05 \leqslant D<0.15$时，报告接种率定为"可疑"；当$D \geqslant 0.15$时，报告接种率定为"不可信"。

比值评价法是通过比较各种疫苗的应种人数，以判断报告接种率有无逻辑错误。在具体统计时，脊髓灰质炎疫苗（OPV/IPV）和百白破（DPT）疫苗均为卡介苗（BCG）和麻疹疫苗（MV）的3倍。R值的计算方法如下：$R \approx 3MV（BCG）/OPV（DPT）$。当$0.95 \leqslant R \leqslant 1.05$时，报告接种率定为"可信"；当$0.90 \leqslant R<0.95$或$1.05<R \leqslant 1.15$时，报告接种率定为"可疑"；当$R<0.90$或$R>1.15$时，报告接种率定为"不可信"。

比较法是将常规免疫报告接种率与调查接种率、疫苗使用量等进行比较，分析是否一致和不一致的原因。比如，用疫苗使用量进行评价，根据每次接种时的实际接种人数、每人次使用的剂量和疫苗损耗系数，计算预期疫苗使用量，再与疫苗实际使用量进行比较。用接种比进行评价，在开展消灭脊髓灰质炎强化免疫日活动中，各地均积累了以村为单位0～3岁年龄组服苗人数，可用于评价常规报告接种率。

（二）调查接种率

定期或根据实际工作需要，对辖区内儿童采用抽样调查方式获得的疫苗接种率称之为调查接种率。调查接种率是常规监测报告接种率的补充，更有利于正确评价预防接种实施进展情况，发现免疫空白，探索针对传染病的发病原因。

调查内容主要包括适龄儿童预防接种证、预防接种卡建立情况，是否纳入信息系统管理，预防接种证、预防接种卡、信息系统个案中基本信息和接种信息登记是否与实际情况相符，疫苗是否接种，是否全程接种、合格接种、及时接种等，以及未接种和不合格接种原因等。

1. 预防接种建卡率、建证率　指有预防接种卡、预防接种证的儿童数占调查儿童数的比例。

2. 国家免疫规划疫苗的接种率　乙肝疫苗、卡介苗、脊髓灰质炎疫苗、麻疹疫苗、风疹疫苗、麻腮风疫苗、百白破疫苗、乙脑疫苗、流脑疫苗、甲肝疫苗等疫苗接种率指单苗合格完成基础免疫的受种人数占调查儿童数的比例。

乙肝疫苗首针及时接种率指新生儿出生24小时内接种乙肝疫苗的儿童数占调查儿童数的比例。

卡介苗瘢痕率指有卡介苗瘢痕儿童数占调查儿童数的比例。

3. 不合格接种原因　包括无预防接种证、无预防接种卡（信息化记录）、免疫起始月龄提前、接种间隔时间不符、超过规定月龄（年龄）接种或记录不清等。

4. 未接种原因　主要有不知道要接种；不知道要进行第2、第3剂次接种；不知道接种时间、地点；对禁忌理解错误；对接种缺乏信任；无人接种；接种时无疫苗；家中无人带孩子去接种；儿童患病，医生不予接种等。

疫苗可预防传染病监测

疫苗可预防疾病的监测是免疫规划工作的重要内容。疫苗可预防疾病的监测不仅可及时发现和控制传染病，了解疫苗可预防疾病的流行趋势；还可以评价疫苗接种效果与免疫规划工作的质量，为制订和调整免疫策略提供参考数据。疫苗可预防疾病监测主要包括疫苗可预防疾病病例监测、血清学和病原学监测、疫苗免疫效果监测等。

（一）疫苗可预防疾病病例监测

对疫苗可预防疾病病例监测，主要是及时发现、报告、调查处理，防止疫情扩散和流行。

1. 疫情监测与报告

（1）常规报告：根据《中华人民共和国传染病防治法》《突发公共卫生事件应急条例》和相关的法律、法规、规章的规定，疾控机构、医疗机构和采供血机构及其执行职务的人员、乡村医生和个体开业医生，发现疫苗可预防传染病病例或疑似病例、聚集性病例、暴发或突发公共卫生事件相关信息时，应当按照传染病报告属地管理的原则，在规定的时限内通过传染病报告信息管理系统或突发公共卫生事件管理信息系统进行报告。

各级疾病预防控制机构应当通过传染病疫情网络直报系统等方式收集、分析、调查、核实疫苗可预防传染病疫情信息。发现国家免疫规划疫苗可预防传染病暴发、流行时，应当立即报告当地卫生行政部门，由当地卫生行政部门立即报告当地人民政府，同时报告上级卫生行政部门和卫生部。

疾病预防控制机构应当设立或者指定专门的部门、人员负责疫苗可预防传染病疫情信息管理工作，及时对疫情报告进行核实、分析。

（2）专病报告：发现脊髓灰质炎/急性弛缓性麻痹（AFP）病例、麻疹/风疹、乙脑或流脑等病例，除按上述要求进行报告外，疾控机构还应按规定纳入中国疾病预防控制信息系统专病/单病监测信息报告管理系统，进行专病报告和管理。

（3）主动监测和"零"病例报告：对AFP和麻疹病例，同时还实行主动监测。承担主动监测任务的疾控机构或乡（镇）卫生院、社区卫生服务中心，每旬派人至本地区内的监测医院进行主动监测，做好主动监测记录。若出现聚集性病例、暴发疫情或突发公共卫生事件，根据控制疫情的需要，在一定范围内实施主动监测与零病例报告工作。

2. 病例调查、资料管理及疫情分析 乡级卫生院防保组（医院保健科）、县级疾病预防控制机构在接到国家免疫规划疫苗可预防传染病疫情报告后，应及时开展病例个案调查及随访工作。病例个案调查主要包括发病史（时间、地点）、就诊史、临床表现、流行病学资料、免疫史、标本采集及检测结果、登记接触者以及病例随访等。

疾病预防控制机构应将病例个案调查、随访表及其他资料，按规定的时限逐级报告给上一级疾病预防控制机构；省级疾病预防控制机构负责本省病例资料的分析和反馈，并按监测方案的要求，按时将资料报送至中国疾病预防控制中心。

此外，还应定期开展国家免疫规划疫苗可预防传染病漏报调查。毗邻地区的疫情动态应定期相互通报，交换疫情资料。特殊疫情资料，应按国家规定，注意保密。定期统计疫情，分析疫情动态，进行疫情预测，并向有关部门通报。

（二）疫苗可预防疾病血清学和病原学监测

依据相关传染病诊断标准、监测方案和有关技术文件的要求，国家、省级和有条件的市级疾控机构，应对国家免疫规划疫苗可预防传染病病例进行血清学、病原学监测，应有计划地对相关的国家免疫规划疫苗可预防传染病进行人群带菌（毒）情况、环境、宿主动物、媒介生物等病原学监测，并对监测结果进行分析和评价。中国已在全国范围内建立起较为完善的脊髓灰质炎、麻疹实验室监测网络。

1.脊髓灰质炎实验室监测网络　1992年中国建立起全国脊髓灰质炎实验室网络，开展病毒分离、鉴定、型内鉴别等一系列监测活动。为及时发现输入性脊髓灰质炎野毒株以及脊髓灰质炎疫苗衍生病毒及其循环，要求对所有AFP病例采集双份大便标本（即在麻痹出现后14天内采集，2份标本采集时间至少间隔24小时，每份标本重量≥5g）进行病毒分离。标本采集后要求在7天内送达省级脊髓灰质炎实验室，阳性标本要求省级脊髓灰质炎实验室在14天内将脊髓灰质炎病毒阳性分离物送达国家脊髓灰质炎实验室。按照WHO编写的脊髓灰质炎实验室手册，省级脊髓灰质炎实验室进行病毒分离和型别鉴定，国家级脊髓灰质炎实验室进行脊髓灰质炎病毒型内鉴定，对检测结果异常的毒株进行VP1区基因序列测定和分析。

此外，在重点省份或地区还应开展脊髓灰质炎病毒外环境监测工作。

2.麻疹实验室监测网络　2001年中国建立起全国麻疹实验室监测网络，由国家、省、市三级麻疹实验室组成。国家级实验室负责麻疹病毒分离株的基因定型，组织开展省级麻疹实验室的质量控制和考核认证，为各省麻疹实验室网络建设提供技术支持；省级麻疹实验室负责麻疹病毒分离，组织开展市级麻疹实验室的质量认证，为市级麻疹实验室建设提供及时支持；市级麻疹实验室负责血清标本的检测。有条件的县级疾病预防控制机构或医疗机构，经省级考核合格，可承担麻疹血清学检测工作。

市级麻疹实验室在收到标本后3天内完成麻疹IgM检测，麻疹抗体阴性的标本还应检测风疹IgM进行鉴别诊断，并将检测结果报告至省级疾控机构，同时反馈给县级疾控机构。省级麻疹实验室收到鼻咽拭子等标本及时进行麻疹病毒分离，分离到的毒株在14天内送国家麻疹实验室。国家麻疹实验室在收到毒株标本14天内完成基因定型和结果反馈。国家和省级麻疹实验室建立麻疹病毒基因库。

（三）免疫效果监测

免疫效果监测是免疫规划工作的重要内容。监测结果不但可以评价疫苗接种效果，也为制定免疫策略提供科学依据。免疫效果监测包括免疫成功率监测和人群免疫水平监测。

1.免疫成功率监测　免疫成功率是指某种疫苗免疫后获得免疫保护水平的人数占接种该种疫苗总人数的百分比。免疫成功率监测主要用于考核和评价疫苗的接种质量和效果。监测对象主要是国家免疫规划疫苗完成基础免疫（初种）后1个月的儿童；卡介苗接种后3个月（12周）的儿童。

2.人群免疫水平监测　人群免疫水平监测是指人群对预防某种传染病的抵抗能力。人群免疫水平的高低，在针对传染病的发生和流行过程中起着重要的作用。通过人群免疫水平监测，可以了解人群中对某种传染病具有免疫保护的水平，为针对传染病的预测、预报和制订控制策略提供依据。

　　根据监测目的和要求不同，可选用横断面监测，又称点监测，即在人群中随机选择对象，采集血清标本，根据所需目的和数量进行检查。在一定时间内对某一人群多次采血，以了解抗体水平在不同时期的动态变化情况或比较一个地区与另一个地区抗体水平动态变化情况。也可选择队列监测，即在同一人群中进行前瞻性的血清学监测，系统观察几年或几十年，如某种疫苗的免疫持久性监测。

　　免疫监测的统计学指标包括：①血清抗体免疫成功率：即接种某种疫苗后血清抗体阳转或抗体≥4倍增长占接种该疫苗总人数的百分比。某种疫苗血清抗体免疫成功率=接种某种疫苗后抗体阳转或抗体≥4倍增长人数/接种某种疫苗的总人数×100%；②血清抗体保护率：即调查某人群中具有某种疾病保护抗体水平的人数占调查人群的百分比。某病血清抗体保护率=具有某病保护抗体水平的人数/调查人数×100%；③血清抗体几何平均滴度（GMT）：即血清抗体一般都以血清滴度作为监测指标。检测滴度的结果以倍比增长，多数属于对数正态分布资料，因此计算平均数时，须使用几何平均数的计算方法。

思考题

1 什么是接种率监测，如何开展接种率监测？

2 如何开展疫苗接种后的免疫效果监测？

（王富珍　张国民）

| 第六节 | 疫苗犹豫 |

学习要点

1. 掌握疫苗犹豫概念及其决定因素;
2. 熟悉如何开展针对性的健康教育。

通过预防接种，人类已消灭和控制多种传染病。随着卫生条件的改善、综合防控措施的实施及医疗水平的提高，当代人很少或未亲历过传染病，从而导致部分公众认为自己或孩子没有患病风险、没有必要接种疫苗；部分人担忧疫苗的安全性和有效性，对接种疫苗缺乏信心，加上部分媒体对疫苗谣言传播的推波助澜，使得公众对接种疫苗重视不够，从而导致疫苗犹豫。然而，近年来随着一些疫苗可预防疾病的发病水平回升，如麻疹在全球的卷土重来，以及新疫苗的出现，公众对预防接种仍然有较大的需求。因此，解决疫苗犹豫、满足公众接种需求，仍然是预防接种工作重要的内容。

一 疫苗犹豫

（一）疫苗犹豫概念

2019年WHO将疫苗犹豫列为影响全球健康的十大威胁之一。疫苗犹豫（vaccine hesitancy）是指在疫苗接种服务可及的情况下，仍然推迟或拒绝接种疫苗。疫苗犹豫会威胁人类在疫苗可预防疾病防控方面取得的进展。疫苗犹豫产生的因素复杂，受特定环境影响，随着接种服务时间、地点和疫苗种类而变化。例如疫苗犹豫受到接种是否方便、对接种医生或疫苗是否信任等的影响。自牛痘疫苗在人群使用开始，疫苗犹豫就持续存在。疫苗犹豫并不是一个新的问题，而是逐渐被大家认识和重视的一个问题。一般而言，群众对新上市的疫苗比已经广泛使用的疫苗更容易出现疫苗犹豫。

（二）疫苗犹豫的决定因素

疫苗犹豫是个人接种疫苗决策过程中产生的一种行为或态度，并受到众多因素的影响。WHO疫苗犹豫工作组评估多个疫苗犹豫的模型确定了决定因素，其中"3C"模型应用广泛，即自负（complacency）、方便（convenience）和信任（confidence）模型。

1. **自负**　认为自己患疫苗可预防疾病的风险低，没有必要接种疫苗。
2. **方便**　指疫苗接种的可及性、可负担性、支付意愿、接种服务等。

3．信任 指对疫苗效果和安全性的信任，以及对接种服务、接种医生和疫苗接种的政策决定者的信任。

以医务人员接种流感疫苗时出现的疫苗犹豫为例来分析3C模型：其中涉及的自负因素为部分医务人员认为流感并不是一种很严重的疾病，缺乏接种疫苗的观念和意识，缺乏相关医学信息；方便因素为医务人员没有时间接种流感疫苗，或没有合适的地方接种疫苗；信任因素包括医务人员对流感疫苗的效果、接种流感疫苗的安全性以及疫苗注射疼痛问题存在顾虑。

二 反疫苗及疫苗谣言

反疫苗及疫苗谣言事件是导致疫苗犹豫的因素之一。在疫苗发展的历史过程中，世界上许多国家都出现过反疫苗事件，尤其是出现舆论较为关注的疫苗相关谣言时，反疫苗的声音就会甚嚣尘上。反疫苗会给预防接种带来负面影响，疫苗接种率会呈现下降趋势，疫苗可预防的疾病发病和死亡增加。更重要的是，反疫苗事件会对公众接种疫苗的信心产生很大的影响。

如20世纪90年代，英国医生Andrew Wakefield在著名国际医学期刊《柳叶刀》发表文章，称儿童接种麻腮风三联疫苗（MMR）会引起自闭症。后来多家研究机构的研究结果表明MMR疫苗与自闭症无关，同时发现该文作者收受超过43.5万英镑贿赂，篡改研究中儿童的病例信息，以满足"那些想要起诉疫苗公司，制造疫苗恐慌的律师们"。2011年《柳叶刀》撤销该造假论文。虽然这篇文章最终被撤销，但该事件造成的长期危害以及公众对疫苗的信任却很难弥补，如直接导致英国MMR疫苗接种率大幅下降，之后出现了麻疹暴发的疫情。

2003年8月，尼日利亚有人毫无根据地宣称，接种脊髓灰质炎减毒活疫苗（OPV）不安全，而且会导致儿童成年后不育。随后，在尼日利亚北方最大的商业大都市卡诺，发生1 000万人联合抵制疫苗接种的运动。当地穆斯林牧师以及北部地区领导人因此禁止在该地区（北部两个州）接种脊髓灰质炎疫苗，宣称疫苗是西方国家传播HIV以及使穆斯林妇女绝育的阴谋。公众对疫苗失去信心，也导致其他地区接种该疫苗的人数大幅下降。

2013年6月，日本多家媒体报道接种人乳头瘤病毒（HPV）疫苗的不良反应事件，政府停止关于女性接种HPV疫苗的建议，并要求对HPV疫苗接种的利弊进行调查。调查小组最终并未证实疫苗导致不良事件，但日本政府并未恢复疫苗接种建议，该国HPV疫苗的接种率持续下降。

总之，疫苗相关谣言和反疫苗事件会严重影响预防接种工作，直接导致人群的相关疫苗接种率下降，甚至导致疫苗可预防疾病的发病例数和死亡人数增多。

三 健康教育

针对公众对疫苗的认知误区以及产生疫苗犹豫的主要因素，可以开展针对性的健康教育活动。健康教育由一系列有组织、有计划的信息传播和教育活动组成，旨在帮助个体或群体掌握卫生保健知识，树立健康观念，从而建立有益于健康的行为和生活方式，实现减少疾病和死亡、保护健康，提高生活质量的最终目的。在预防接种健康教育活动中，健康教育的目的是让公众科学认识疫苗、接受疫苗和接种疫苗，从而保护健康。

（一）确定目标

预防接种健康教育的总目标是提高疫苗的接种率，降低疫苗可预防疾病的发病率和死亡率。健康教育干预的具体目标有提高大众对相关疫苗的知晓率，提高疫苗的接种率等。

（二）确定目标人群

健康教育的目标人群是干预活动针对的人群，包括儿童家长、受种人、接种医生、媒体人、政策制订者等。

（三）建立协作组织和工作团队

预防接种工作的健康干预活动不仅是免疫规划、健康教育等部门的工作，也涉及教育、财政、非政府组织、新闻媒体等多部门，需要跨部门合作。随着"将健康融入所有政策"纳入新时期健康工作方针，越来越多的工作需要多部门合作。预防接种健康教育工作团队应以免疫规划专业技术人员为主，同时协作组中其他部门人员参加。所有工作人员应该给予相应的培训，明确职责和权利。

（四）培训健康教育工作人员

预防接种干预活动能否顺利实施与专业人员有很大关系，因此开展接种干预活动前的人员培训非常必要。合格的预防接种健康教育工作者应该理解和掌握相关疫苗的安全性、有效性、接种程序等基本知识，并且了解所预防疾病的病因、危险因素、预防措施等。

（五）制作健康教育材料

预防接种健康教育材料是配合健康干预活动使用的印刷材料或音像材料等，是传播疫苗相关知识重要的媒介。

（六）确定健康教育场所和传播方式

1．确定健康教育场所

（1）医疗保健机构：医院和社区卫生服务机构均可为前来接种的公众提供预防接种信息。如可在医院候诊区播放预防接种宣传视频，在社区卫生服务机构开展疫苗大讲堂、张贴预防接种相关宣传海报等。

（2）社区：社区预防保健医生可以在社区结合预防接种日等各种卫生日开展预防接种健康教育活动，通过发放宣传折页、社区义诊、社区讲座等形式开展。

（3）学校：学校也是开展预防接种健康教育活动的重要场所，可由医疗保健医生为学生讲解常见传染病知识及预防。

2．确定传播方式　健康传播主要有大众传播和人际传播两种方式。常用大众传播材料和形式有：宣传海报或折页、宣传手册、话剧和小品、传统大众媒体（广播、电视、报纸等）、新媒体（微信、微博、短信、短视频等）。

（四） 风险沟通

风险沟通（risk communication）则是个体、群体和组织间交换风险信息和看法的相互作用过程，这一过程不仅是简单的发布信息，也包括各种冲突的合理解决、公众的参与以及双向的信息交流。目的是通过向目标人群进行风险信息的传播，使其对风险有正确的认识，并使其采取有效的预防、治疗和控制行为，将该风险对公众和社会的危害降至最低。

疫苗相关的突发公共卫生事件近年来有增多趋势，如疫苗质量安全事件、预防接种不良异常反应（AEFI）、群体性AEFI事件等。其中尤其是涉及儿童疫苗的相关事件，往往会引起公众的特别关注。国内近年发生的"乙肝疫苗事件""山东非法疫苗事件"和"715长春长生疫苗事件"都引发了全国性的舆论，可导致对疫苗的犹豫或抵触。在此情况下如何通过有效的风险沟通应对，已成为政府和预防接种专业人士越来越重要的技能。

（一）实行预防性沟通，增加对预防接种的认识

事件发生前的风险沟通属于预防性沟通，其主要目的在于增进卫生部门、疫苗管理方和公众之间的交流，增加三方的互动，获得公众对免疫规划的理解和支持，增加对疫苗安全性的认同。卫生部门以及疫苗管理方应树立自身的风险沟通意识，与公众建立良好沟通氛围，向公众广泛宣传相关知识，取得理解与支持。并依托疫苗管理机构，在现有的基础上进一步增设风险沟通部门，向公众提供疫苗相关信息等进行预防性风险沟通。

（二）加强应急风险沟通，保证社会稳定

在疫苗相关事件应急处理过程中的风险沟通属于应急性风险沟通。在事件的进展过程中，公众、新闻媒体、政策决定者及受影响各方均迫切期望得到相关部门提供及时有效的事件信息。如果沟通得当，就可以让更多的人获得清楚可信的疫苗相关信息，平复公众的紧张情绪，保证社会的稳定。

（三）强化事件后期的善后处理，恢复公众信心

疫苗相关事件发生后，对于恢复公众信心与信任，Gerry Kruk提出系列建设性的建议，包括创立友好的氛围，保持谦恭、公开与诚实，承认错误并道歉，尊重对方并设身处地考虑问题，具有强烈的社会和道德责任感等。一方面需要展示政府或其他部门已经采取和正在采取的预防及控制措施，告诉公众哪些部门负责此次事件的控制工作，让公众知道对今后几天应该做出怎样的预期（对卫生部门、对疫苗相关事件发展等），增加公众对事件的可控感；另一方面要尽快查清事件发生的原因、经过、处理结果，并及时对公众公布，要做好事件可能受害人的安抚，加强宣传教育，提高公众对预防接种的认识；最后，相关部门要对预防接种中存在的问题进行总结，并通过一定渠道（网站、新闻发布会等）公布，实现疫苗管理全过程的信息公开，重塑公众对疫苗安全的信心。

思考题
① 简述疫苗犹豫的概念及其决定因素；
② 如何开展一次预防接种健康教育活动？

（姜宁 李辉）

第六章

疫苗相关法律制度

学习要点

1. 了解疫苗管理的相关法律；
2. 熟悉疫苗管理法主要内容；
3. 了解预防接种纠纷的处理与法律责任。

疫苗产品的全生命周期包括研制、注册、生产、批签发、疫苗流通、预防接种、异常反应监测与处理、上市后管理、保障措施、监督管理及法律责任等环节。目前中国基本建立了由中央政府统筹、各级政府分级管理、各部门分工、跨部门协作管理、社会共治的疫苗管理相关法律制度。

疫苗全生命周期涉及面广，在不同的阶段需要不同的法律调整。管好疫苗，既需要不同法律的专门性规定，又需要整个法律体系协同作用。

一 疫苗管理专门法律规定

（一）《疫苗流通和预防接种管理条例》

为加强对疫苗流通和预防接种的管理，预防、控制传染病的发生、流行，保障人体健康和公共卫生，根据《中华人民共和国药品管理法》（下简称药品管理法）和《中华人民共和国传染病防治法》（下简称传染病防治法），制定《疫苗流通和预防接种管理条例》。2019年12月1日后《中华人民共和国疫苗管理法》生效，该条例失去效力。

（二）《中华人民共和国疫苗管理法》

为加强疫苗全生命周期的管理，保证疫苗质量和供应，规范预防接种，促进疫苗行业发展，保障公众健康，维护公共卫生安全，2019年6月29日十三届全国人大常委会第十一次会议通过《中华人民共和国疫苗管理法》（下简称疫苗法），2019年12月1日生效。在中华人民共和国境内从事疫苗研制、生产、流通和预防接种及其监督管理活动，适用疫苗法，疫苗法是中国关于疫苗管理的专门法律，也可以说是疫苗管理的基本法律。

二 与疫苗管理相关的其他法律

依据疫苗法，从事疫苗研制、生产、流通和预防接种活动的单位和个人，应当遵守法律、法规、规章、标准和规范，包括：

（一）药品管理法律

疫苗属于特殊药品，疫苗法与《中华人民共和国药品管理法》属于特别法与一般法的关系。在中华人民共和国境内从事疫苗研制、生产、流通和预防接种及其监督管理活动，适用疫苗法。疫苗法未做规定的，适用《中华人民共和国药品管理法》（下简称药品管理法）、《中华人民共和国传染病防治法》等法律、行政法规的规定。例如，在疫苗法未做规定的情况下，疫苗全流程的各环节，适用药品管理法及其系列配套法律规定（例如，药品管理法、药品管理法实施条例、药物临床试验质量管理规范）。

（二）传染病防治法律

在传染病防治相关环节（例如预防接种），疫苗法没有规定的，适用《中华人民共和国传染病防治法》《艾滋病防治条例》《突发公共卫生事件应急条例》《结核病防治管理办法》等传染病防治方面的法律、法规。

（三）与预防接种相关的医政管理法律

预防接种由医疗机构（接种单位）实施，属于医疗行为，适用医政管理相关的卫生行政法律、法规，例如《执业医师法》《医疗机构管理条例》《医疗纠纷预防和处理条例》《医疗事故处理条例》等。

（四）与疫苗研制相关法律

疫苗的研发，不仅要遵守中国关于药品研发的法律制度，例如《药品管理法》《药品管理法实施条例》《药物临床试验质量管理规范》《涉及人的生物医学研究伦理审查办法》《人类遗传资源管理条例》等，也应遵守中国加入的国际公约，还需要遵守中国法律认可的伦理准则，例如赫尔辛基宣言。

（五）民事、行政、刑事等法律

疫苗领域的违法行为，应依法追究相应的法律责任，除适用疫苗管理法外，还适用规定有行政责任、刑事责任、民事责任的其他法律、法规。例如《民法典》《行政处罚法》《行政复议法》《行政诉讼法》《刑法》等法律及其相关司法解释。

（六）与疫苗相关的各种标准、规范

国家免疫规划程序、预防接种工作规范、疫苗使用指导原则、接种方案、药品说明书（不得低于国家药品标准）等，虽然其法律效力不属于法律、法规或规章，但因其属于疫苗法所称"标准、规范"范畴，是使法律、法规、规章得以具体实施的规范性文件，如有违反，应承担法律、法规、规章所规定的法律责任。

疫苗相关法律框架简图（图6-1）

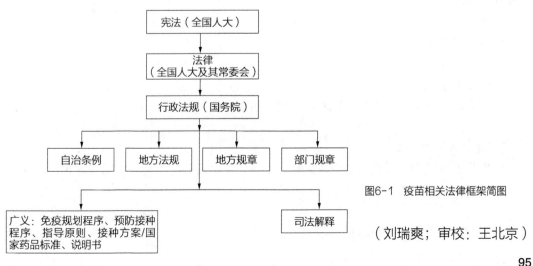

图6-1 疫苗相关法律框架简图

（刘瑞爽；审校：王北京）

《疫苗管理法》主要内容

《中华人民共和国疫苗管理法》（下简称疫苗法）是中国专门针对疫苗管理的法律，本节对其主要内容予以简介。

 ### 一 立法目的

"加强疫苗管理，保证疫苗质量和供应，规范预防接种，促进疫苗行业发展，保障公众健康，维护公共卫生安全"是疫苗法的立法目的，有以下几层含义：

1. "加强疫苗管理，保证疫苗质量和供应，规范预防接种，促进疫苗行业发展"：一是为保障疫苗的安全性、有效性；二是强调保证疫苗供应，即保证疫苗的可及性。疫苗的安全、有效、可及是本法的立法目的。

2. 公众健康既包括整体概念上的公众健康，也包括组成公众的自然人个人健康，而公共卫生安全是建立在公众健康的基础上。一切法律制度，最终的核心目标是公众健康，相对于公众健康，公共卫生安全也是手段。

3. 在与公共利益发生冲突时，个人权益要服从公共卫生需要。例如，未履行接种免疫规划疫苗义务的，在入学、入托等方面受到一定限制；再如，在发生传染病疫情时，个人应服从应急接种等安排。此类情况下，在穷尽合理措施保障个人合法权益的前提下（例如采取最小伤害、最大保护、事后合理补救等措施），应优先保障公共安全。

4. 在保障基本公共卫生的前提下，同时应尽可能尊重和保障人权，保障公民的人格尊严，尊重公民的个人权利，例如生命健康权、知情同意权（受种方知情后自主选择非免疫规划疫苗的权利）。

 ### 二 适用范围

（一）地域管辖

中华人民共和国境内（不含港澳台）均应适用本法。

（二）对人管辖

在中华人民共和国境内从事疫苗研制、生产、流通和预防接种及其监督管理活动的法人、其他组织、自然人，适用本法。

（三）疫苗法自2019年12月1日起生效

三 国家坚持疫苗产品的战略性和公益性

疫苗属于特殊的药品，一个国家对重大疾病预防的疫苗研制与储备甚至可影响到这个国家的安全。因此，国家支持自主疫苗基础研究和应用研究，促进疫苗研制和创新，将预防、控制重大疾病的疫苗研制、生产和储备纳入国家战略。国家将疫苗纳入战略物资储备，实行中央和省级两级储备。

四 国家实行免疫规划制度

（一）居民的免疫规划疫苗接种权利、义务与责任

居住在中国境内的居民，依法享有接种免疫规划疫苗的权利，履行接种免疫规划疫苗的义务。政府免费向居民提供免疫规划疫苗。

县级以上人民政府及其有关部门应当保障适龄儿童接种免疫规划疫苗。监护人应当依法保证适龄儿童按时接种免疫规划疫苗。

应注意的是，如果居民自主选择以非免疫规划疫苗替代同一品种的免疫规划疫苗的接种，应视为履行了接种义务。

疫苗管理法首次将受种者界定为"居民"，而非之前的"中华人民共和国公民"，赋予居民在接种免疫规划疫苗方面同等待遇，这既符合传染病防治的科学性，也体现了中国在人权保障方面的进步。

（二）免疫规划制度的双层制设计

中国实行的免疫规划制度属于双层制设计，即基本公共卫生保障和市场调节双层机制，这符合罗尔斯的正义论。国家或地方政府有限的财政能力可以支持基本的免疫规划需求，但对于其他国家财政能力或地方政府暂时不能负担的、对于受种者而言意义重大的"可预防疾病"的疫苗，法律保障其享有知情后自主、自愿、自费选择接种的权利，体现了对公众个人自主选择权的尊重和对其追求美好生活需要的保障。非免疫规划疫苗与免疫规划疫苗共同组成更为有效的免疫屏障。无论对于公共卫生，还是对于个人权益保护，二者同等重要。这里所言"市场调节"也并非纯粹的商业化定价机制，疫苗管理法特别规定，疫苗的价格由疫苗上市许可持有人依法自主合理制订。疫苗的价格水平、差价率、利润率应当保持在合理幅度。如果疫苗法执行得力，将能充分平衡好各方（例如厂家、个人、疾病预防控制中心、接种单位）的合法权益，既能鼓励疫苗创新，又能有力促进疫苗的可及性。

五 研制与注册

疫苗研制、注册制度严于一般药品的研制与生产。国务院药品监督管理部门在批准疫苗注册申请时，对疫苗的生产工艺、质量控制标准和说明书、标签予以核准并及时公布疫苗说明书、标签内容。这也是为保障公众对疫苗的生产工艺、质量控制标准和说明书、标签等信息的知情权。

六 **疫苗生产和批签发制度**

1. 国家对疫苗生产实行严格准入制度，非经批准不得委托生产。

2. 对生产企业从业人员的要求也是严于其他药品生产的，例如，疫苗管理法规定，疫苗上市许可持有人的法定代表人、主要负责人应当具有良好的信用记录，生产管理负责人、质量管理负责人、质量受权人等关键岗位人员应当具有相关专业背景和从业经历。疫苗上市许可持有人应当加强对前款规定人员的培训和考核，及时将其任职和变更情况向省、自治区、直辖市人民政府药品监督管理部门报告。

3．疫苗生产制度 疫苗应当按照经核准的生产工艺和质量控制标准进行生产和检验，生产全过程应当符合药品生产质量管理规范的要求。

疫苗上市许可持有人应当按照规定对疫苗生产全过程和疫苗质量进行审核、检验。

疫苗上市许可持有人应当建立完整的生产质量管理体系，持续加强偏差管理，采用信息化手段如实记录生产、检验过程中形成的所有数据，确保生产全过程持续符合法定要求。

4．疫苗批签发制度 每批疫苗销售前或者进口时，应当经国务院药品监督管理部门指定的批签发机构按照相关技术要求进行审核、检验。符合要求的，发给批签发证明；不符合要求的，发给不予批签发通知书。

例外的是，对于预防、控制传染病疫情或者应对突发事件急需的疫苗，经国务院药品监督管理部门批准，免予批签发。

 七 **疫苗流通制度**

国家免疫规划疫苗由国务院卫生健康主管部门会同国务院财政部门等组织集中招标或者统一谈判，形成并公布中标价格或者成交价格，各省、自治区、直辖市实行统一采购。国家免疫规划疫苗以外的其他免疫规划疫苗、非免疫规划疫苗由各省、自治区、直辖市通过省级公共资源交易平台组织采购。

疾病预防控制机构以外的单位和个人不得向接种单位供应疫苗，接种单位不得接收该疫苗。

疫苗法规定，疾病预防控制机构、接种单位、疫苗上市许可持有人、疫苗配送单位应当遵守疫苗储存、运输管理规范，保证疫苗质量。疫苗在储存、运输全过程中应当处于规定的温度环境，冷链储存、运输应当符合要求，并定时监测、记录温度。疫苗储存、运输管理规范由国务院药品监督管理部门、国务院卫生健康主管部门共同制定。

八 **预防接种制度**

（一）国家免疫规划制度

1. 国务院卫生健康主管部门制定国家免疫规划；国家免疫规划疫苗种类由国务院卫生健康主管部门会同国务院财政部门拟订，报国务院批准后公布。

2. 国务院卫生健康主管部门建立国家免疫规划专家咨询委员会，并会同国务院财政部门建立国家免疫规划疫苗种类动态调整机制。

3．省、自治区、直辖市人民政府在执行国家免疫规划时，可以根据本行政区域疾病预防、控制需要，增加免疫规划疫苗种类，报国务院卫生健康主管部门备案并公布。

（二）标准、规范的制定

1．国务院卫生健康主管部门应当制定、公布预防接种工作规范，强化预防接种规范化管理。国务院卫生健康主管部门应当制定、公布国家免疫规划疫苗的免疫程序和非免疫规划疫苗的使用指导原则。

2．省、自治区、直辖市人民政府卫生健康主管部门应当结合本行政区域实际情况制订接种方案，并报国务院卫生健康主管部门备案。

与《疫苗流通和预防接种管理条例》不同的是，省级卫生健康主管部门不再有制定"预防接种工作规范""疫苗使用指导原则""非免疫规划疫苗的建议信息"等权力，只有制订"接种方案"并报备的职责与权限。

（三）各级疾控机构的职责

各级疾病预防控制机构应当按照各自职责，开展与预防接种相关的宣传、培训、技术指导、监测、评价、流行病学调查、应急处置等工作。

各级疾病预防控制机构应当加强对接种单位预防接种工作的技术指导和疫苗使用的管理。

（四）接种单位的设立与执业规则

金湖过期疫苗事件

2019年1月7日，江苏省淮安市金湖县黎城卫生院发生一起口服过期疫苗事件。

截至2019年1月9日下午4时，金湖县共计145名儿童接种过期脊髓灰质炎疫苗。2019年1月11日，除发现脊髓灰质炎减毒活疫苗过期外，当地亦发现有其他品类疫苗过期问题。

经调查确认，这起事件是因当地政府主体责任落实不到位、主管部门监管不力、接种单位管理混乱、工作人员违规操作造成的一起严重责任事故。

1．接种单位应当具备下列条件　①取得医疗机构执业许可证；②具有经过县级人民政府卫生健康主管部门组织的预防接种专业培训并考核合格的医师、护士或者乡村医生；③具有符合疫苗储存、运输管理规范的冷藏设施、设备和冷藏保管制度。

县级以上地方人民政府卫生健康主管部门指定符合条件的医疗机构承担责任区域内免疫规划疫苗接种工作。符合条件的医疗机构可以承担非免疫规划疫苗接种工作，并应当报颁发其医疗机构执业许可证的卫生健康主管部门备案。

2．预防接种告知制度

（1）实施接种前告知：医疗卫生人员接种疫苗前，应当告知受种者或者其监护人所接种疫苗的品种、作用、禁忌、不良反应以及现场留观等注意事项，询问受种者的健康状况以及是否有接种禁忌等情况，并如实记录告知和询问情况。受种者或者其监护人应当如实提供受种者的健康状况和接种禁忌等情况。有接种禁忌不能接种的，医疗卫生人员应当向受种者或者其监护人提出医学建议，并如实记录提出医学建议情况。

医疗卫生人员在依法告知和询问、提出医学建议（例如接种、暂缓接种或紧急接种等建议）、依法如实记录后，宜当时让受种方予以签字确认，这既有利于保障受种方合法权益，亦有利于证明医疗卫生人员履行了前述法定义务。

（2）疫苗研究的告知：疫苗研制中对受试者的告知，应遵守疫苗法的规定以及中国其他法律、法规、规章中的规定。不同于以往法律、法规、伦理规范的"书面同意"或"知情同意"的措辞，疫苗管理法首次出现了"书面知情同意"，体现了对"知情"的重视，而不仅限于对"签字"形式性要件要求。即对于疫苗临床试验受试者的同意，应是在知情理解的前提下作出的，并且书面同意（包括但不限于纸质形式、电子形式）。通俗地讲，仅有签字，没有知情理解，签字不具有法律效力；虽有告知，但没有书面记录（例如没有受试者方的签字），也会因缺乏法定形式要件而要承担法律责任的风险，如有人身损害，且因不能证明履行了告知义务，则有构成民事侵权的法律风险。

3．预防接种操作规范 医疗卫生人员在实施接种前，应当按照预防接种工作规范的要求，检查受种者健康状况、核查接种禁忌，查对预防接种证，检查疫苗、注射器的外观、批号、有效期，核对受种者的姓名、年龄和疫苗的品名、规格、剂量、接种部位、接种途径，做到受种者、预防接种证和疫苗信息相一致，确认无误后方可实施接种。该规定体现的是"三查七对+验证"制度的确立。

医疗卫生人员应当对符合接种条件的受种者实施接种。受种者在现场留观期间出现不良反应的，医疗卫生人员应当按照预防接种工作规范的要求，及时采取救治等措施。

4．接种记录 医疗卫生人员应当按照国务院卫生健康主管部门的规定，真实、准确、完整记录疫苗的品种、上市许可持有人、最小包装单位的识别信息、有效期、接种时间、实施接种的医疗卫生人员、受种者等接种信息，确保接种信息可追溯、可查询。接种记录应当保存至疫苗有效期满后不少于五年备查。

5．儿童预防接种证制度 在儿童出生后一个月内，其监护人应当到儿童居住地承担预防接种工作的接种单位或者出生医院为其办理预防接种证。接种单位或者出生医院不得拒绝办理。监护人应当妥善保管预防接种证。

预防接种实行居住地管理，儿童离开原居住地期间，由现居住地承担预防接种工作的接种单位负责对其实施接种。

儿童入托、入学时，托幼机构、学校应当依法查验预防接种证。

6．群体接种与应急接种 县级以上地方人民政府卫生健康主管部门根据传染病监测和预警信息，为预防、控制传染病暴发、流行，报经本级人民政府决定，并报省级以上人民政府卫生健康主管部门备案，可以在本行政区域进行群体性预防接种。

需要在全国范围或者跨省、自治区、直辖市范围内进行群体性预防接种的，应当由国务院卫生健康主管部门决定。

作出群体性预防接种决定的县级以上地方人民政府或者国务院卫生健康主管部门应当组织有关部门做好人员培训、宣传教育、物资调用等工作。

任何单位和个人不得擅自进行群体性预防接种。

传染病暴发、流行时，县级以上地方人民政府或者其卫生健康主管部门需要采取应急接种措施的，依照法律、行政法规的规定执行。

九 监督管理

1. 卫生健康主管部门与药品监督管理部门的监督管理分工与合作 药品监督管理部门依法对疫苗研制、生产、储存、运输以及预防接种中的疫苗质量进行监督检查。卫生健康主管部门依法对免疫规划制度的实施、预防接种活动进行监督检查。

2. 国家建设中央和省级两级职业化、专业化药品检查员队伍，加强对疫苗的监督检查。

3. 疫苗质量管理存在安全隐患，疫苗上市许可持有人等未及时采取措施消除的，药品监督管理部门可以采取责任约谈、限期整改等措施。

4. 药品监督管理部门应当建立疫苗上市许可持有人及其相关人员信用记录制度，纳入全国信用信息共享平台，按照规定公示其严重失信信息，实施联合惩戒。

5. 疫苗上市许可持有人应当建立信息公开制度，按照规定在其网站上及时公开疫苗产品信息、说明书和标签、药品相关质量管理规范执行情况、批签发情况、召回情况、接受检查和处罚情况以及投保疫苗责任强制保险情况等信息。

6. 国务院药品监督管理部门会同国务院卫生健康主管部门等建立疫苗质量、预防接种等信息共享机制。

7. 省级以上人民政府药品监督管理部门、卫生健康主管部门等应当按照科学、客观、及时、公开的原则，组织疫苗上市许可持有人、疾病预防控制机构、接种单位、新闻媒体、科研单位等，就疫苗质量和预防接种等信息进行交流沟通。

8. 国家实行疫苗安全信息统一公布制度。

9. 任何单位和个人有权依法了解疫苗信息，对疫苗监督管理工作提出意见、建议。

10. 县级以上人民政府应当制订疫苗安全事件应急预案，对疫苗安全事件分级、处置组织指挥体系与职责、预防预警机制、处置程序、应急保障措施等做出规定。

有关单位和个人不得瞒报、谎报、缓报、漏报疫苗安全事件，不得隐匿、伪造、毁灭有关证据。

此外，疫苗法还对"保障措施""监督管理""法律责任"等做了详尽的规定，体现了"四个最严"的精神，例如，疫苗法明确规定违反疫苗法规定的单位与个人的行政责任，且责任到人，首次建立黑名单制度，详见本章疫苗法法律责任部分。

（刘瑞爽；审校：王北京）

第三节　预防接种纠纷处理与法律责任

发生预防接种纠纷在所难免，中国现行法律制度规定了纠纷的处理机制以及在预防接种纠纷中的法律责任。

一　预防接种纠纷救济途径

如果发生疑似预防接种异常反应（AEFI，包括"不能排除"的情形，下同），应当依据疫苗法做出处理。如果非疑似预防接种异常反应（例如违反"三查七对+验证"打错疫苗，但受种者无任何不良后果），则按照一般法律规定的救济途径处理，例如协商解决、调解或诉讼。

关于报告、调查、诊断及鉴定、预防接种异常反应补偿制度、AEFI的处理等见相关章节。依据疫苗法规定，不属于预防接种异常反应的六种情形所对应的法律责任分别为：

1. 因疫苗本身特性引起的接种后一般反应（无法律责任，由保险公司承保）；

2. 因疫苗质量问题给受种者造成的损害（对应侵权责任法，为医疗产品损害责任）；

3. 因接种单位违反预防接种工作规范、免疫程序、疫苗使用指导原则、接种方案给受种者造成的损害（对应侵权责任法，为医疗损害责任）；

4. 受种者在接种时正处于某种疾病的潜伏期或者前驱期，接种后偶合发病（不构成医疗损害责任，不应赔偿）；

5. 受种者有疫苗说明书规定的接种禁忌，在接种前受种者或者其监护人未如实提供受种者的健康状况和接种禁忌等情况，接种后受种者原有疾病急性复发或者病情加重（无医疗损害责任或混合过错责任）；

6. 因心理因素发生的个体或者群体的心因性反应（不构成医疗损害责任）。

预防接种实践中，上述情形不构成预防接种异常反应，故没有达到国家补偿的条件。但是，各方往往存在争议，因此可以进入民事诉讼救济途径，经人民法院审理后来判决是否要承担民事法律责任。

二　构成医疗损害责任情形及防范处理

为便于分析讨论，本章将与疫苗相关的医疗损害责任分为医疗技术损害责任、医疗伦理损害责任与医疗物品损害责任。

（一）医疗技术损害责任

依据民法典第一千二百一十八条、第一千二百二十一条，判断是否构成医疗技术损害责任，可以用该事件中是否构成侵权三要素来判断，即是否同时具备"医疗过错、损害结果、因果关系"三个要件。防范医疗损害，关键是防范医疗过错。医疗过错体现为未尽到医务人员应尽的注意义务，那么，预防接种领域中医务人员的注意义务标准如何衡量呢？主要从如下几个方面考虑：

1. 依据疫苗法规定，疾病预防控制机构、接种单位应当遵守预防接种工作规范、免疫程序、疫苗使用指导原则、接种方案，违反这一法定义务，应视为存在医疗过错。

2. 医疗卫生人员应遵守"三查七对+验证"。如违反这一法律规定，也属于存在医疗过错。

3. 医疗卫生人员应依法书写接种记录并依法保管。

4. 检查受种者健康状况、核查接种禁忌的法定义务。医疗卫生人员在实施接种前，应当按照预防接种工作规范的要求，检查受种者健康状况、核查接种禁忌，否则，属于违反注意义务的情况，存在医疗过错。

（二）做好告知工作，防范医疗伦理损害

1. 法律对预防接种工作中告知的要求　中国现行法律制度中，包括但不限于执业医师法、医疗机构管理条例、医疗事故处理条例、医疗纠纷预防和处理条例、侵权责任法（2021年1月1日中华人民共和国民法典生效，侵权责任法废止）、基本医疗卫生与健康促进法、疫苗流通和预防接种管理条例（2019年12月31日失效）等均作出要求医务人员全面告知的规定。

例如，基本医疗卫生与健康促进法第三十二条规定，公民接受医疗卫生服务，对病情、诊疗方案、医疗风险、医疗费用等事项依法享有知情同意的权利。这是我国首次在法律中明文规定公民接受医疗卫生服务的知情同意权。再如，民法典第一千二百一十九条规定，医务人员在诊疗活动中应当向患者说明病情和医疗措施。需要实施手术、特殊检查、特殊治疗的，医务人员应当及时向患者具体说明医疗风险、替代医疗方案等情况，并取得其明确同意；不能或者不宜向患者说明的，应当向患者的近亲属说明，并取得其明确同意。该条款是人民法院审理医疗损害责任纠纷案件中主要的法律依据。另一主要依据则为疫苗流通和预防接种管理条例第二十五条的规定，疫苗管理法生效后，则按照疫苗法第四十五条规定对是否履行了告知义务予以判断。关于疫苗相关研究中的告知要求见本章第二节。

2. 依据前述法律规定，对于告知的法律要求归纳如下　①应遵循"一病、一剂、一告知、一签字"的告知原则。例如脊髓灰质炎疫苗的接种，一病指的是脊髓灰质炎，一剂指的是每个接种的剂次，每次均应告知并征得受种方的知情同意。②全面告知的基本要求为理性人标准（即基于理性人能够理解的标准，某信息能否被理性人所理解；在该理性人能够理解的基础上，如果某信息对其是重要的，且重要到足以改变其决定或选择，则认为该信息是应当告知的；如果因为没有告知该信息，导致该理性人的选择不是自主、自愿的，则视为存在未尽告知义务的过失行为，如果因此导致该理性人发生损害后果，则该过失行为与其损害后果存在因果关系），包括替代预防接种方案及其风险、获益等情况。③告知的基本内容包括但不限于：本次接种的品种、作用、禁忌、不良反应及注意事项。这里的品种应包括预防该疾病的全部疫苗产品，而非仅限于某一产品。④对"免疫规划疫苗"和"非免疫规划疫苗"要全面告知。必须消除"免疫规划疫苗比非免疫规划疫苗重要"的误区，二者同样重要。⑤医务人员应依法告知，以保障受种方的知情同意权，并应依照疫苗法保障疫苗供应。如果因不作为而导致受种者选择的疫苗产品供应不足，也不能视为其履行了法定的义务，因客观条件限制导致供应不足的除外。⑥对于因客观条件限制而本地区暂时不能供应、但在中国已经上市、其他地区有供应的疫苗产品，医务人员亦有告知其相关信息的义务。⑦"一问、二说、三记录"是法定告知程序的要求：依据疫苗法第四十五条，医疗卫生人员应在接种前做到："一问"，即询问受种者的健康状况以及是否有接种禁忌等情况；"二说"，即一要说明"受种者或者其监护人所接种疫苗的品种、作用、禁忌、不良反应以及现场留观等注意事项"，二要说明"有接种禁忌不能接种的，医疗卫生人员应当向受种者或者其监护人提出医学建议"；"三记录"：将"一问"、"二说"的三种情况记录下来。为能够证明履行了"一问、二说、三记录"的法定义务，应取得受种方的书面确定，例如签字。

3. 医疗伦理损害责任　依据民法典第一千二百一十九条第二款规定，医务人员未尽到告知义务，造成患者损害的，医疗机构应当承担赔偿责任，此为医疗伦理损害责任。

（三）遵守疫苗储存、运输规范，防范医疗物品损害

民法典第一千二百二十三条规定，因药品、消毒产品、医疗器械的缺陷，或者输入不合格的血液造成患者损害的，患者可以向药品上市许可持有人、生产者、血液提供机构请求赔偿，也可以向医疗机构请求赔偿。患者向医疗机构请求赔偿的，医疗机构赔偿后，有权向负有责任的药品上市许可持有人、生产者、血液提供机构追偿。可见，谁承担最后的法律责任，关键在于谁负有责任。疫苗法对疾病预防控制机构、接种单位、疫苗上市许可持有人、疫苗配送单位等主体在疫苗储存、运输过程中做出原则性的要求，有关部门也会制定疫苗生产、运输、储存相关的规范，以确保疫苗质量。谁违反规范，导致疫苗产品质量缺陷，导致受种者人身损害，谁最终承担医疗物品损害责任。

（四）侵权人因同一行为应当承担行政责任或者刑事责任的，不影响依法承担侵权责任

① 2018年7月15日，国家药品监督管理局发布通告指出，长春长生生物科技有限公司冻干人用狂犬病疫苗生产存在记录造假等行为。这是长生生物自2017年11月份被发现百白破疫苗效价指标不符合规定后不到一年，再曝疫苗质量问题。

该事件中，涉及哪些疫苗相关的法律规定？相关企业和人员要承担哪些法律责任（刑事责任、行政责任、民事责任）？管好疫苗需要哪些法律制度？

思考题

② 河南省信阳市中级人民法院终审判决：×县疾病预防控制中心赔偿接种者人民币55万元。

主要裁判要点：接种过程中，未详细询问接种者病史，未告知服用"糖丸"的风险（该3月龄患儿在接种前不久做过肛门脓肿手术）。疾病预防控制中心作为实施接种单位，在实施接种"糖丸"过程中的瑕疵，导致接种者急性弛缓性瘫痪，脊髓灰质炎临床符合，二级伤残，须终身护理。

本案中，结合民法典第一千二百一十九条、疫苗法第四十五条的规定，如何理解医务人员的全面告知义务（也称为全面说明义务）？

（刘瑞爽；审校：王北京）

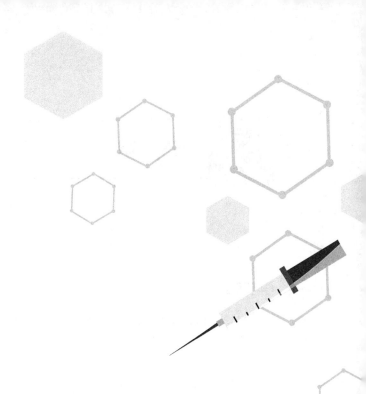

第七章

细菌类疫苗

学习要点

1. 掌握卡介苗的接种对象、免疫程序及不良反应;
2. 了解PPD试验。

卡介苗（bacille calmette guerin, BCG）是目前全球使用时间最长的疫苗，自20世纪60年代以来，除美国和新西兰从未将BCG纳入国家免疫规划外，几乎所有国家都进行了BCG的常规接种，已有超过40亿人接种过BCG。尽管已被广泛应用，但结核病（tuberculosis, TB）仍然是世界上可治愈性传染病死亡的主要原因。

 疾病简介

（一）疾病概况

TB是由结核杆菌感染引起的以呼吸道传播为主的传染病。结核杆菌可侵入人体全身各种器官，但主要侵犯肺脏，称为肺结核病。

导致人类TB的病原体是结核分枝杆菌（简称结核杆菌），属分枝杆菌，以结核分枝杆菌对人的感染率最高，约占90%，牛型较少，约占5%。

结核杆菌细长而稍弯，两端微钝，无芽孢、无鞭毛、不能活动。可通过抗酸染色法鉴定，呈缓慢分枝生长，一般培养4~6周形成菌落，感染后潜伏期很长。对外界抵抗力较强，耐干燥，在干痰中可存活6~8个月；对热、紫外线、乙醇比较敏感；煮沸1分钟、5%~12%甲酚皂（来苏）2~12小时、75%乙醇2分钟均可将其灭活。耐药为结核分枝杆菌重要的生物学特性。

（二）流行病学

传染源主要为痰涂片阳性的肺结核排菌患者。空气传播是主要的传染途径。肺结核排菌患者通过咳嗽、大声说话、打喷嚏等把含有结核杆菌的飞沫核散播于空气中，健康人吸入可致感染。人群普遍易感。与肺结核排菌患者有密切接触的人易感染结核杆菌。婴幼儿、青春后期、老年人和营养不良、糖尿病患者或长期使用免疫抑制剂的人发病率较高，尤其是家庭中有肺结核排菌患者时。

全世界大约1/3的人口感染过结核分枝杆菌，贫穷地区的发病率和感染率仍在增长，耐药菌株导致的结核病例也在增加，全球负担仍然很重。WHO估计，2017年全球1 000万人患有活动性TB（其中约100万为儿童），170万人死于TB。2017年全球55万新发病例对利福平耐药。

在中国，结核病仍是危害人民健康和生命的主要传染病，疫情严重。据WHO评估，目前中国结核病年发病人数约为130万，占全球发病人数的14%，位居全球第二位。近年来，中国耐多药肺结核危害日益凸显，每年新发患者人数约12万，结核菌/HIV双重感染患者人数持续增加，中西部地区、农村地区结核病防治形势严峻。

（三）发病机制

结核杆菌经吸入后到达肺部，在肺泡内增殖，骨髓来源的巨噬细胞可启动局部炎性反应，吞噬和杀灭结核杆菌。当结核杆菌数量多或毒力强时，其大量繁殖导致肺泡吞噬细胞溶解、破裂，释放出的结核杆菌可再感染其他吞噬细胞和局部组织。经吞噬细胞处理的结核杆菌特异性抗原传递给T淋巴细胞使之致敏。机体可产生细胞介导的免疫反应和迟发型超敏反应。结核杆菌可以从原发感染部位通过淋巴和血液而播散至身体的其他部位。在某些情况下，尤其在低龄儿童中，血行播散会导致严重的原发疾病，包括粟粒性TB和TB脑膜炎。病理改变有渗出、增生和变质三种基本病变，结核结节和干酪性坏死是特征性病变。

（四）临床表现

临床表现多样，最常见的全身性症状为发热，多数起病缓慢，长期低热，可伴有疲倦、盗汗、食欲减退、体重减轻等。呼吸系统症状主要表现为咳嗽、咳痰、咯血和胸痛等，还有淋巴结结核、结核性心包炎、结核性脑膜炎、结核性腹膜炎、肠结核等其他系统表现。

（五）实验室检查

1. 病原体检查

（1）涂片镜检：痰、尿、胸水、粪便以及淋巴结穿刺物涂片可查到抗酸杆菌，但阳性率低。痰涂片阴性不能排除肺结核。

（2）病原体分离：分离培养检出率高于涂片镜检法，为诊断标准。

（3）特异性核酸检测：核酸探针、PCR及RNA印迹杂交等可检测结核杆菌DNA。

2. 免疫学检测

（1）结核菌素皮肤试验：阳性表示结核杆菌感染，阴性提示无结核杆菌感染。

（2）血清学诊断：酶联免疫吸附试验等已应用于检测体液中相关抗体。

3. 影像学检查 是诊断肺结核的重要手段，包括X线胸片、CT等。

4. 内镜检查 包括支气管镜、胸腔镜、电子肠镜、膀胱镜等，可提供病原学和病理学诊断。

5. 活体组织检查 可进行病理学和病原学诊断。

（六）诊断

肺结核的诊断须结合流行病学资料、临床表现与实验室、影像学检查综合分析，主要的诊断依据为胸部X线、CT检查以及痰菌检查。肺外结核的诊断必要时可通过活检经病理学确诊。

（七）结核病预防策略

婴儿出生时或出生后尽快接种BCG，是遏制结核病战略的关键组成部分。BCG是目前唯一可用的TB疫苗。WHO建议在TB发病率高的国家或地区，应在所有健康新生儿出生时接种一剂次BCG，以预防TB和麻风病。现有的BCG是安全有效的，尤其对于预防TB最严重的形式如儿童结核性脑膜炎和粟粒性结核疾病。WHO强烈推荐出生时普遍接种BCG，BCG与乙型肝炎疫苗联合接种是安全的。

二 卡介苗

（一）发展简史

1882年，德国科学家科赫（Koch）发现结核病的病原菌是结核杆菌，并证明结核病为传染性疾病。

1920年法国内科医生卡美特（A.Calmette）和兽医介兰（C.Guerin）历时13年，将一株牛结核杆菌在培养基上传了230代，研制出减去毒力但又能产生特异性细胞免疫的活结核杆菌，命名为卡介菌，简称BCG。用它制造的菌苗称为"卡介苗"。1921年，卡介苗开始用于人类。1974年，WHO将BCG接种纳入扩大免疫计划，全世界有100多个国家推广使用。1933年，中国留法学者王良自法国巴斯德研究所引进菌株在重庆制造成功液体卡介苗，开创了国内的卡介苗接种。中国于20世纪50年代初期已在全国推广BCG接种工作，1978年纳入儿童计划免疫。1988年全国统一使用皮内冻干卡介苗。1993年全国统一使用丹麦-2菌株生产冻干卡介苗。

（二）接种对象与免疫程序

1. 接种对象 出生3个月以内的婴儿或用5IU结核菌素纯蛋白衍生物（purified protein derivative，PPD）试验阴性（PPD试验后48～72小时局部硬结在5mm以下者为阴性）的儿童。

2. 免疫程序和剂量

（1）出生时接种1剂：未接种卡介苗的<3月龄儿童可直接补种。3月龄～3岁儿童对结核菌素纯蛋白衍生物（TB-PPD）或卡介菌蛋白衍生物（BCG-PPD）试验阴性者，应予补种。≥4岁儿童不予补种。

（2）10次人用剂量卡介苗加入1ml所附稀释剂，5次人用剂量卡介苗加入0.5ml所附稀释剂，放置约1分钟，摇动使之溶解并充分混匀。疫苗溶解后必须在半小时内用完。

（3）用灭菌的1ml注射器吸取摇匀的疫苗，在上臂外侧三角肌中部略下处皮内注射0.1ml。

（三）免疫原性、效力和有效性

BCG对重型结核病（如播散性肺结核和结核性脑膜炎）的预防作用强于对轻型结核

病。对结核性脑膜炎和粟粒性结核评估研究表明，BCG能为幼儿提供抵抗这些重型结核病的保护作用，保护效果达到46%～100%。少量证据显示在成人中接种BCG后可达到较高的保护效果。

新生儿接种BCG后的保护期尚未明确，但通常认为保护水平会逐年下降，经10～20年后降至不显著的水平。

对BCG疫苗经济学分析的综述研究表明，在发展中国家和每年TB发病率高于20/10万或涂片阳性率高于5/10万的地区，婴幼儿接种BCG具有较好的成本-效果。

（四）安全性

过去的70多年中，BCG已安全地接种全球数亿人次。并发症很少，但是并发症发生率取决于接种的方式和技巧；疫苗的类型、强度和剂量；疫苗接种者的年龄和免疫状态等。6月龄以前接种比大于该年龄接种的耐受性要好。大约95%的BCG接种者在注射部位出现反应，特征是出现丘疹，并且可能发展为溃疡，一般在2～5个月后愈合，并留下浅表性瘢痕。BCG接种后不良事件发生率的证据有限，大多数都基于被动监测报告。WHO认为现有的减毒活疫苗是安全有效的。

（五）不良反应

1.常见不良反应

（1）接种后2周左右，局部可出现红肿浸润，若随后化脓，形成小溃疡，8～12周后结痂。一般不需要处理，注意局部清洁，防止继发感染。

（2）局部脓肿和溃疡直径超过10mm及长期不愈（大于12周），应及时诊治。

（3）淋巴结反应：接种侧腋下淋巴结（少数在锁骨上或对侧腋下淋巴结）可出现轻微肿大，一般不超过10mm，1～2个月消退。

（4）接种疫苗后可出现一过性发热反应。大多数为轻度发热反应，持续1～2天后可自行缓解，一般不需要处理；中度发热反应或发热时间超过48小时者，可对症处理。

2.罕见不良反应　严重淋巴结反应：在临床上分为干酪性、脓肿型、窦道型等。接种处附近如腋下、锁骨上下或颈部淋巴结强反应，局部淋巴结肿大软化形成脓疱，应及时诊治。

3.极罕见不良反应　脊髓炎和过敏性皮疹或过敏性紫癜。

4.禁忌　结核病、急性传染病、肾炎、心脏病、湿疹、免疫缺陷症或其他皮肤病者。

三　结核菌素皮肤试验

（一）简述

结核菌素是旧结核杆菌素（简称OT）与纯结素（纯蛋白衍生物，简称PPD）的通称，简称结素。结素试验的皮肤反应属于Ⅳ型变态反应。近一个世纪来，结素试验一直是用来诊断结核杆菌感染的一种传统方法。由于卡介苗接种后的变态反应与免疫力的产生同时存在，因此，在实际工作中，结素试验广泛应用于结核病流行病学调查和监测，评价疫苗接种质量，考核接种效果，选择预防治疗对象，配合发现结核患者，辅助结核病的诊断和鉴别诊断等方面。

（二）结素试验方法

使用一次性1ml注射器，吸取结核杆菌素0.1ml（5个结素单位），在左前臂掌侧面中部消毒，皮内注射后72小时测量硬结直径。

（三）结素皮试反应的判断及记录

注射后第三日（72小时）查验局部反应，测量反应硬结的横径与纵径。

反应标准：无硬结或硬结均径1～4mm为阴性；≥5mm为阳性；≥20mm或不足20mm但出现水疱、丘疹、双圈、淋巴管炎等为强阳性；3岁以下儿童≥15mm为强阳性。

（四）结素皮试反应的意义

1.阴性反应的意义

（1）未受结核菌的感染（包括自然感染和人工感染）。

（2）假阴性：变态反应前期，免疫系统受干扰、免疫功能低下、结素质量问题或注射技术不妥及判断错误等均可造成假阴性结果。

2.阳性反应的意义

（1）一般阳性：结核现症患者，但不能作为确诊依据；已受结核菌感染，但不意味着发病或患病；卡介苗接种所致；3岁以内未接种卡介苗者提示体内存在结核病灶（即使胸部X线检查正常）；非结核分枝杆菌感染。

（2）强阳性反应的意义：对结核病患者有助于确诊；受感染但未发病者；对儿童具有诊断意义。

思考题

① 简述卡介苗的接种对象、免疫程序及不良反应；

② 如何判定PPD试验结果及试验的意义？

（沈纪川）

百白破疫苗（diphtheria, tetanus toxiod, and pertussis combined vaccine, DTP）是百日咳、白喉、破伤风三联疫苗，它是由百日咳疫苗、精制白喉和破伤风类毒素按适量比例配制而成，是预防百日咳、白喉、破伤风三种疾病的有效措施。经过多年的实践，证明接种百白破疫苗对中国百日咳、白喉及破伤风三种疾病的预防和控制起到关键作用。

百日咳

（一）疾病简介

百日咳（pertussis, whooping cough）的病原体为百日咳鲍特菌（Bordetella pertussis），是一种短小的、革兰氏阴性的多形性杆菌，又称为百日咳杆菌。百日咳杆菌对呼吸道纤毛上皮细胞有明显的趋向性和黏附性。它能进入上皮细胞，但一般不会穿透黏膜下层细胞或侵入血液。细菌毒素可以进入血液，产生全身效应。

百日咳的主要临床表现为迁延数周的咳嗽，以有吸气性"尾声"的剧烈阵发性痉咳为特征，婴幼儿的临床表现最为严重。1906年，Jules Bordet和Octave Gengou首次培养出百日咳杆菌，随后第一个百日咳疫苗问世。

婴幼儿百日咳的潜伏期平均为9～10天（范围：6～20天）。百日咳隐匿起病，与其他病原体导致的轻微上呼吸道感染通常难以区分，感染过程发热不明显。从起病到阵发痉咳的7～10天为卡他期，可有低热、咳嗽、喷嚏、流泪等症状，初为间断性单声干咳，2～3天热退后咳嗽加剧，夜晚加重。1～2周内发展进入痉咳期，此时咳嗽最为严重，出现特征性尾声。尾声是在一连串短促的、不间断的咳嗽后，用力吸气导致气流迅速通过狭窄的声门而产生。恢复期非痉挛性咳嗽可以持续几周，如合并病毒性呼吸道感染则可诱发痉咳再次出现。

（二）流行病学

百日咳作为一种传染病，每2～5年（平均3～4年）出现一次流行高峰。百日咳没有固定的季节流行模式。传播方式主要为咳嗽或打喷嚏产生的飞沫传播，通过飞沫核或污染物与灰尘中的病原体间接传播非常少见。患者在卡他期和痉咳期早期传染性最强，在潜伏期末开始排菌。百日咳传染性非常强，在家庭中易感者感染率约90%，学校接触感染率为50%~80%。百日咳可发生在任何年龄。出生数周或数月的婴儿对百日咳易感，且病死率最高。

中国自1978年以来，已将白喉-破伤风-百日咳联合疫苗（DTP）纳入儿童计划免疫。到1997年，DTP的报告免疫覆盖率达到96%，百日咳的年发病率从20世纪60—70年代的100/10万~200/10万降至20世纪90年代末的<1/10万。从1993年开始，中国每年报告的百日咳病例数在1万以下。2006—2013年期间，百日咳年报病例数少于3 000例；但2014—2016年病例数分别达到3 408例、6 658例和5 584例，2017年恢复到1993年以前的报告水平；近年百日咳发病已呈现明显增多趋势。

一　白喉

（一）疾病简介

白喉（diphtheria）是一种急性上呼吸道传染病，由白喉杆菌（bacillus diphtheria）引起，这是一种细长的革兰氏阳性杆菌，一端或两端膨大，内含异染颗粒。该菌分泌的外毒素是其致病的主要物质。临床表现为上呼吸道炎症，通常在咽部、后鼻腔、喉部和气管，甚至损伤心肌和周围神经。某些白喉杆菌菌株产生强的外毒素，在局部和全身可引起大范围膜和器官的损害。白喉是引起儿童死亡的重要原因，现在仍然在许多发展中国家流行。

典型白喉有1~5天潜伏期，之后缓慢发病。相对于链球菌咽炎暴发性的临床特点，白喉表现为渐进性症状。其初始症状非特异且温和，整个病程发热通常不超过38.5℃。儿童其他的早期症状包括活动减少、烦躁。症状早期可检查咽部有无假膜存在。发病后约1天，咽部出现渗出物小块。2~3天内，渗出物蔓延融合形成一层膜，覆盖整个咽部区域，包括扁桃体、软腭及悬雍垂。在部分病例中，淋巴结肿胀伴随着严重的炎症和周围软组织水肿，从而产生所谓的牛颈外表，具有较高的死亡率。

（二）流行病学

很多国家通过使用白喉类毒素对儿童开展主动免疫，显著改变了白喉的流行情况，发达国家和许多发展中国家的白喉发病率降至很低水平。中国有过5次白喉大流行（1953年、1955年、1959年、1960年和1964年）。1962年卫生部发布《预防接种工作实施办法》，规范实施白喉类毒素或百日咳疫苗白喉类毒素混合制剂（PD）接种。1978年实行计划免疫，分期配备冷链系统，白喉类毒素接种工作不断深入，质量不断提高，儿童免疫保护率明显上升，白喉发病率持续下降。中国白喉的发病率由20世纪50—60年代的10/10万~20/10万，下降到70年代的3/10万左右，80年代的1/10万以下。中国近年的白喉发病率已降至0.01/10万以下，死亡率为0.001/10万左右。

破伤风

（一）疾病简介

破伤风（tetanus）是破伤风梭菌经由皮肤或黏膜伤口侵入人体，在缺氧环境下生长繁殖，产生毒素而引起肌痉挛的一种特异性感染。破伤风梭菌是破伤风的致病因子，在环境中广泛传播。破伤风梭菌是一种产芽孢、能运动的厌氧型革兰氏阳性菌。破伤风梭菌产生两种外毒素，即破伤风溶血素和破伤风痉挛毒素。破伤风溶血素是一种氧敏感的血溶素，与链球菌溶血素和产气荚膜梭菌毒素有关。它在引起暴露部位感染的过程中发挥作用，但与发病机制无关。破伤风痉挛毒素也称破伤风毒素，是一种能引起破伤风症状的神经毒素。这种毒素是高毒性蛋白，为生物毒素中毒性最强的毒素之一，可脱毒成为类毒素，是预防破伤风的有效生物制剂。

破伤风感染相关的临床综合征分为3种，即局部性、全身性和头面部综合征。全身性破伤风是最常见的类型（约80%），发作期最常见的起始信号是咀嚼肌痉挛或牙关紧闭症，然后是颈项强直、吞咽困难和腹肌强直。其他症状还包括体温升高、出汗、血压升高和偶发性心率过快。

新生儿破伤风（neonatal tetanus, NT）是一种在新生儿中发生的全身性破伤风，是破伤风在发展中国家最常见的发病形式，多由脐带残端感染所致。典型的新生儿破伤风出现在出生后3~14天，表现为出生后前2天正常吃奶的婴儿突然出现吸吮困难和哭闹不止。随后会出现不同程度的牙关紧闭、吞咽困难、角弓反张和其他的破伤风痉挛表现。在存活的新生儿破伤风患者中，可出现如脑瘫、严重的精神活动延迟以及轻微的智力与行为异常等神经损伤，这些现象在一些评估长期后遗症的研究中均有报道。

（二）流行病学

破伤风高度散发，有明显的地区差异，医疗卫生条件差的地区高发。一个地区的破伤风流行病学可反映该地区的免疫规划实施程度。破伤风曾在全世界带来巨大的疾病负担。但自20世纪50年代起，破伤风在美洲（尤其是古巴和北美）、欧洲、日本、澳大利亚、新西兰及苏联的发病率大幅下降，目前多数发达国家已很少出现破伤风。

中国NT发病呈下降趋势，2010—2017年共报告3 992例NT，年均发病率为0.032‰，发病率从2010年的0.058‰下降至2017年的0.005 9‰，这与中国大力推行住院分娩和清洁接生有关。但部分地区仍然高于1‰。非住院分娩是发生新生儿破伤风的主要危险因素。因此应继续大力推行清洁分娩，实现以县级为单位消除NT。在未能实行住院分娩的地区提倡育龄期妇女接种破伤风疫苗（tetanus vaccine, TV）。

四 **百白破疫苗**

（一）被动免疫

1. 百日咳　抗百日咳毒素和丝状血凝素的胎传抗体易于通过胎盘，这两种物质都是保护性抗原，婴儿血清抗体浓度与母体的基本一致。胎传抗体的半衰期约6周，4月龄时消失。虽然胎盘传递效率高，但如果母亲未加强接种成人剂次的百日咳疫苗，会导致母体抗体水平很低，加之胎传抗体的迅速衰减，将导致婴儿体内基本没有保护性抗体。

2. 白喉　1891年，白喉抗毒素第一次给儿童使用。1892年由德国进行抗毒素的商业化生产。1894年开始用马匹生产抗毒素，在随后几年内使用十分普遍。马白喉抗毒素通过白喉类毒素和毒素免疫马匹而制备。为减少人体对马血清的不良反应，生产过程中通过浓缩IgG和尽可能去除多的外源蛋白进行纯化。白喉抗毒素用于治疗白喉，在过去还可以防护接触疾病的人。虽然其疗效非常肯定，但不能用于替代白喉类毒素进行主动免疫。新的被动免疫方法还包括已研制的抗人类白喉毒素单克隆抗体，以及研制中的易感人群重组修饰结合白喉毒素的白喉毒素受体分子。

3. 破伤风　如果母体没有足够的循环抗破伤风毒素抗体通过胎盘转移来被动保护婴儿，婴儿出生后1个月内易于被破伤风梭菌感染而引起破伤风。破伤风的发生与非无菌条件下分娩、接生人员未对脐带及其残端进行无菌处理或未正确洗手及传统手术有关。除非母亲曾接种过至少2剂破伤风类毒素，否则新生儿均属易感者。新生儿破伤风结局严重，如果得不到专业治疗，病死率可超过95%，而经过专业治疗的病死率因支持疗法的力度而异，为10%~90%。因此，通过对育龄妇女进行预防接种预防和消灭孕产妇破伤风可有效预防和消灭新生儿破伤风。

对所有出现皮肤伤口或感染的人都应进行破伤风预防，良好的伤口处理和疫苗接种对预防破伤风感染至关重要。创伤应该按医学指引进行清除异物、采用清创术去除坏死组织、切开引流和冲洗，以预防或消除厌氧环境及细菌污染。要想快速获得免疫效力，一般通过输入破伤风抗毒素（tetanic antitoxin, TAT）或破伤风免疫球蛋白（tetanic immunity globulin, TIG），用于破伤风的治疗和短期的应急预防，其特点是产生效应快，输入后立即发生作用，但免疫维持时间较短，一般只有2~4天（TAT）或2~3周（TIG）。

（二）主动免疫

1. 百白破疫苗　白喉类毒素与破伤风类毒素和百日咳疫苗结合成为百白破疫苗，根据是否去除百日咳全菌体疫苗中的有害成分，分为全细胞百白破疫苗（diphtheria and tetanus toxiod with whole cell pertussis，DTwP）和无细胞百白破疫苗（diphtheria and tetanus toxiod with acellular pertussis，DTaP）。

DTwP：由百日咳疫苗原液、精制白喉类毒素和破伤风毒素用氢氧化铝吸附制成。

DTaP：去除百日咳全菌体疫苗中的有害成分，再与精制白喉类毒素和破伤风毒素用氢氧化铝吸附制成。

DTwP与DTaP相比，两者的共同点：均可有效预防儿童百日咳、白喉、破伤风疾病；免疫程序（针次、间隔时间、接种剂量）相同；有效抗原相同。两者的不同点：DTwP是由百日咳全菌体疫苗配制，除含有有效成分外还含有多种引起不良反应的有害成分（如脂多糖、不耐热毒素等），接种后不良反应较多和严重，从而给儿童的日常生活带来影响。DTaP配制时去除百日咳全菌体疫苗中的有害成分（如脂多糖等），在保证免疫效果的同时，降低其严重的不良反应，更具安全性、无毒性逆转。因此，无细胞疫苗安全性较好。

2. 白破疫苗　白喉类毒素与破伤风类毒素结合成白破疫苗，有两种剂型：儿童白喉-破伤风类毒素（diphtheria-tetanus toxiod，DT）疫苗，用于6岁以下的儿童。成人破伤风-白喉类毒素（tetanus-diphtheria toxoid，Td）疫苗，用于7岁以上者。如果儿童对百日咳疫苗有禁忌，则应用儿童白破疫苗（DT）来完成全程免疫。

3．以百白破为基础的联合疫苗 目前，很多儿童用的联合疫苗均源自于技术成熟稳定的DTaP，并加入b型流感嗜血杆菌（haemophilus influenzae type B，Hib）、灭活脊髓灰质炎病毒（inactivated poliovirus，IPV）、乙型肝炎病毒（hepatitis B virus，HBV）、C群脑膜炎球菌（group C meningococcus，MenC）等疫苗组分。

（1）DTaP-IPV四联疫苗：该疫苗能够预防百日咳、白喉、破伤风和脊髓灰质炎。

（2）DTaP／Hib四联疫苗：该疫苗能够预防百日咳、白喉、破伤风和儿童感染b型流感嗜血杆菌后引起的脑膜炎和肺炎。

（3）DTaP-IPV／Hib五联疫苗：该疫苗能够预防百日咳、白喉、破伤风、脊髓灰质炎和儿童感染b型流感嗜血杆菌后引起的脑膜炎和肺炎。

（4）DTaP-IPV-HBV-Hib六联疫苗：该疫苗能够预防百日咳、白喉、破伤风、脊髓灰质炎、乙型病毒性肝炎和儿童感染b型流感嗜血杆菌后引起的脑膜炎和肺炎。

4．儿童常规免疫程序和接种要求 中国现行DTaP的儿童常规免疫程序是：婴儿出生后于3、4、5月龄各接种1剂DTaP，18～24月龄时加强接种1剂DTaP，在6岁时再用DT加强接种1剂，每次接种剂量为0.5ml，采用肌内注射。

5．接种DTaP的常见反应 接种DTwP的反应较重，改用DTaP后接种反应大大减少。常见的反应有红肿、发热和烦躁不安，局部反应往往随着年龄增长和接种次数增多而增加。

6．接种DTaP的禁忌

（1）对疫苗任何成分过敏者，以及患癫痫、脑病、神经系统疾病者。

（2）接种第1剂或第2剂疫苗后出现严重反应（休克、高热、尖叫、抽搐等）者，应停止以后剂次的接种。

（3）接种含百日咳组分疫苗后7天内发生脑病者。

（三）公共卫生策略

近20年来，"百日咳再现"引起全球广泛重视。2005年全球17个国家的37名专家提出全球百日咳计划（Global Pertussis Initiative，GPI），确定对青少年和成年人普种，对新生儿母亲及其家庭成员和新生儿密切接触者接种，对卫生保健工作者和保育员选择性接种，继续对4～6岁学龄前儿童加强免疫，加强或改进目前婴幼儿的免疫接种策略，以完善儿童免疫接种程序，控制百日咳对公共卫生产生的威胁。欧美一些国家已对百日咳疫苗的免疫策略进行修订，在儿童期或青少年期推荐加强免疫。儿童期多在4～7岁，青少年期多在9～15岁加强接种1剂百日咳疫苗，并取得较好的预防效果。

20世纪50—60年代，中国每年报告白喉病例上万例，报告发病率为10/10万～20/10万。自1978年实施计划免疫后，白喉发病率大幅度下降。据中国疾病预防控制信息系统统计，2006年报告1例白喉病例，2007年至今无白喉报告病例。尽管白喉可通过接种疫苗而得到有效控制，但近几年部分国家特别是发展中国家仍有白喉暴发，2015年南非两个社区出现白喉暴发，与中国接壤的越南、印度每年均有白喉确诊病例报告。在全球白喉病例中，印度的病例数约占72%。20世纪90年代，俄罗斯和乌克兰暴发的白喉疫情中大部分是成年人，成年人免疫力减弱被认为是高发病率的原因。提示白喉对中国人群健康仍存在着潜在的威胁，当疫苗覆盖率较低时，极有可能发生境外输入性疫情及国内疫情复燃，尤其是成年人群感染的风险较大。

尽管预防破伤风在全世界范围内都取得明显的进步，但新生儿破伤风带来的沉重经济负担在发展中国家依然存在。中国现阶段消除NT的策略是提高住院分娩率和推广清洁接生，切断感染途径，避免新生儿感染破伤风杆菌。经过各级部门的通力协作和不懈努力，2011年中国达到WHO消除NT的标准（市级NT发病率＜1‰），2016年县级以上住院分娩率和新法接生率分别为99.6%和99.9%。2017年中国达到国家级消除NT的标准（县级NT发病率＜1‰），提前实现中国儿童发展纲要（2011—2020年）中的NT发病率以县为单位降低到1‰以下的主要目标。

因为免疫规划的实施，在全世界范围内百日咳、白喉和破伤风的患病率和死亡率都有了明显的下降，所以从社会和医疗保健制度的角度都认为DTP能节约成本，常规免疫程序在直接成本和社会角度方面的成本效益比大于1。

思考题　① 简述中国百日咳流行特征及如何制定相应的控制措施；

　　　　　　② 简述DTwP和DTaP预防百日咳、白喉和破伤风的优缺点。

（刘刚）

学习要点

1. 熟悉流行性脑脊髓膜炎的疾病危害与流行病学特征；
2. 掌握脑膜炎球菌疫苗的种类和适应证。

脑膜炎球菌性疾病（meningococcal disease）是由脑膜炎奈瑟菌（Neisseria meningitidis, Nm）感染引起的疾病总称。其中，Nm引起的急性化脓性脑膜炎在中国统称为流行性脑脊髓膜炎（epidemic cerebrospinal meningitis, 以下简称流脑）。流脑具有发病急、进展快、传染性强、隐性感染率高和病死率高等特征。中国曾是A群流脑高发国家，随着A群脑膜炎球菌多糖疫苗（group A meningococcal polysaccharide vaccine, MPV-A）和A群C群脑膜炎球菌多糖疫苗（MPV-AC）纳入国家免疫规划并广泛使用，中国流脑发病率呈逐年下降趋势。为解决2岁以下婴幼儿对MPV的免疫应答较弱，及中国流行菌群呈现A、B、C、W、X、Y等血清群多元化流行的新特征，目前中国上市的脑膜炎球菌疫苗除MPV外，还有脑膜炎球菌多糖结合疫苗（meningococcal polysaccharide conjugate vaccine, MPCV）和含MPCV的联合疫苗。

一　疾病简介

（一）疾病概况

流脑是中国的乙类报告传染病。人是Nm唯一宿主，通过呼吸道飞沫和日常工作生活密切接触的方式在人与人之间进行传播。Nm定植在人鼻咽部，健康人群中Nm携带率为15%～30%。Nm感染可导致鼻咽部及呼吸道局部感染、肺部感染、菌血症和脑膜炎。

Nm属奈瑟菌属，为肾形或豆形革兰氏阴性双球菌。新分离的菌株大多带有荚膜和菌毛，无鞭毛和芽孢，为专性需氧菌，在普通培养基上不易生长，在巧克力或血培养基或卵黄培养基上生长良好。Nm有血清群特异性荚膜多糖、外膜蛋白、脂寡糖、菌毛4个主要抗原成分，是细菌血清学分类的主要依据。根据表面特异性荚膜多糖抗原可分为A、B、C、X、Y、Z、E、W、L、H、I、K等12个血清群，其中A、B、C、W、Y血清群Nm是引起全球流脑流行和侵袭性脑膜炎病例的主要血清群。Nm对干燥、高温、寒冷、日光、紫外线都敏感。

流脑潜伏期为数小时至10天，一般为2～3天，平均4天。流脑主要临床表现为突起发热、剧烈头痛、喷射状呕吐、瘀斑、瘀点及颈项强直等脑膜刺激征。少数患者可发生败血症。若为暴发型病例，起病急骤，病情变化迅速，病症严重，可出现紫癜、休克等，如不及时治疗可于24小时内危及生命。幼儿发病多不典型，除常见高热、呕吐、嗜睡外，还多见极度不安与惊厥、拒乳、尖叫、腹泻、咳嗽、双目凝视、颈项强直和布氏征阳性，其他脑膜刺激征可能缺项。前囟未闭者多见隆起，呕吐频繁而失水者也可出现囟门下陷。流脑病死率高达10%以上。经治疗后，10% ~ 20%的存活者将留有长期后遗症。

（二）流行病学

Nm带菌者和流脑患者是主要传染源。Nm带菌者无任何症状，不易被发现。病后带菌者为10% ~ 20%，排菌时间为数周至2年。患者经抗生素治疗24小时后，可抑制细菌生长，不具有传染性，但是不能清除口鼻腔带菌状态。人群携带率和流脑发病率之间的关系并不密切。Nm通过飞沫或呼吸道分泌物在人与人之间传播，长时间的密切接触会增加传播的风险，如喷嚏、咳嗽、说话、住在同一所公寓或宿舍，尤其是军队的新兵和刚入学的学生等。频繁出入人群拥挤且空气不畅的场所会增加Nm的感染风险。人群对流脑普遍易感，但以隐性感染为主，人群感染后仅约1%出现典型临床表现。发病对象中以<5岁儿童，尤其是6月龄至2岁的婴幼儿的发生率最高。人感染后产生持久免疫力；各群间有交叉免疫，但不持久。

非洲撒哈拉以南的"脑膜炎带"为流脑高发病率的国家和地区。中国也曾是流脑高发国家之一，在疫苗使用前每8 ~ 10年出现1次大流行，3 ~ 5年出现1次小流行，曾于1938年、1949年、1959年、1967年、1977年发生过5次大流行。MPV-A广泛使用后，流脑发病率大幅度下降。近20年，中国未再出现全国范围的流脑暴发流行。按照WHO对脑膜炎球菌病流行定义的标准，中国目前已属于低流行区。尽管疫苗广泛使用，但流脑流行仍存在高峰季节。中国的流脑发病数通常于上年11月开始上升，次年2—4月为发病高峰，5月开始发病下降。20世纪80年代，中国流脑流行主要以A群Nm为主。近年来，由C群Nm引发的流脑比例逐渐上升，C群已经成为中国流脑的优势血清菌群。同时，W135群菌株分离报告有上升趋势。疫苗使用前，6月龄 ~ 2岁婴儿发病率最高。疫苗使用后，<1岁儿童发病率最高，13 ~ 18岁人群发病率也较高。此外，部分地区民工等职业人群发病率较高。

若不治疗，大多数流脑和/或败血症病例会死亡。工业化国家的流脑病死率为5% ~ 10%，非洲病死率接近10%，暴发性败血症病死率可高达15% ~ 20%。中国2008—2010年流脑病死率10.2% ~ 11.7%；2006—2010年<1岁儿童流脑病例占全国流脑病例的9.6%，在死亡病例中占比为25.8%。

 脑膜炎球菌疫苗

（一）被动免疫

血清抗脑膜炎球菌抗体通过活化补体系统发挥杀菌作用，经其调理作用增强吞噬细胞的吞噬作用去除细菌，起到抗菌保护作用。自然获得的血清抗体可因无症状的脑膜炎病原菌、非病原菌以及与脑膜炎病原菌抗原相关的其他奈瑟菌的携带状态而获得。大多数个体在最初20年的生命中，通过鼻咽部细菌定植或因其他具有相似抗原结构的细菌感染产生的交叉反应，从而对脑膜炎球菌产生自然免疫。

（二）主动免疫

1．现有疫苗种类　脑膜炎球菌疫苗（meningococcal vaccine，MenV）包括MPV、MPCV、含MPCV的联合疫苗、B群脑膜炎球菌外膜蛋白疫苗。其中MPV为从不同血清型的Nm培养液中提取荚膜多糖抗原，再通过纯化工艺，加入适宜稳定剂后冻干制成。已上市的MPV有MPV-A、MPV-AC、MPV-ACYW。MPCV为从不同血清型的Nm培养液中提取荚膜多糖抗原，与破伤风类毒素（TT）、白喉类毒素（D）、白喉毒素的无毒突变体（CRM197）等蛋白载体结合，再通过超滤、层析纯化后，将不同血清型的Nm结合多糖按比例配制后制成。已上市的MPCV有MPCV-AC、MPCV-ACYW或MPCV4（国内均无）。目前国内已上市使用AC群脑膜炎球菌（结合）b型流感嗜血杆菌（结合）联合疫苗。

由于B群Nm菌株的荚膜多糖不含O-乙酰基的N-乙酰神经氨酸酶多聚体，易被神经氨酸酶解聚而使免疫原性下降或消失，使它不能刺激相应的B淋巴细胞；另外也可能由于聚合多糖分子内部的不稳定性，特别在弱酸性（pH 6.0）时，可促使分子内部的脂化作用，降低免疫原性，并且B群Nm荚膜多糖的唾液酸结构与人体神经组织具有同源性，免疫接种易产生自身免疫，因此B群Nm多糖不能用于疫苗的抗原成分。目前国内外主要进行的B群疫苗研究工作集中在Nm外膜蛋白（out membrane protein, OMP）与独立蛋白（individual proteins）。现在国际上已有B群脑膜炎球菌外膜蛋白疫苗，但中国大陆暂未引进使用。

MPV-A基础免疫2剂，间隔3个月，分别为6月龄和9月龄儿童各接种1剂，于上臂外侧三角肌附着处皮下注射。MPV-AC接种程序为3周岁和6周岁儿童各接种1剂，接种方法和途径同MPV-A。MPCV-A+C接种对象为≥3月龄或6月龄的人群，于上臂外侧三角肌肌内注射。MPV-AC+Y+W接种对象为2周岁以上儿童及成人的高危人群，于上臂外侧三角肌附着处皮下注射。英国使用的B群流脑疫苗（4CMenB）推荐在新生儿出生后的第2月龄、第4月龄和第12月龄分别接种1剂次。美国暂未批准低年龄婴幼儿使用的B群流脑疫苗，目前的B群流脑疫苗推荐给10岁及以上青少年接种。

2．免疫机制　MPV诱导血清抗体的产生过程是T细胞非依赖性的，这类抗原被称为T细胞非依赖性抗原（TI抗原），在成人和大年龄儿童中有免疫原性。与MPV相比较，得益于T细胞的介入，增加产生高亲和力抗体的B细胞，使得MPCV能诱导婴幼儿产生更高的、杀菌功能更强的抗体反应。此外，MPCV还可以诱导产生长期存在的记忆B细胞，使得受种者获得免疫记忆。

3．免疫效果　WHO指出，对85%～100%的2岁以上儿童和成人接种MPV-AC后有短期效果，可以产生A群和C群特异性抗体。一般5～7天抗体水平上升，10～14天达到保护水平。中国自20世纪80年代开始使用MPV，流脑报告发病率逐年下降，近几年报告发病率均在0.1/10万以下。非洲撒哈拉以南的"脑膜炎带"在2010年后MPCV-A广泛接种后A群发病率大幅度下降。欧洲曾以C群流脑为主，在MPCV-C广泛使用后，C群流脑发病率下降。有关MenV的免疫持久性，有资料显示<1岁婴儿接种3剂MPCV-AC、1～2岁接种2剂MPCV-AC、3～4岁接种1剂MPCV-AC，保护性抗体可维持3年；6～18岁儿童和青少年接种1剂MPCV-C或MPCV-ACYW，保护性抗体可持续3～6年。WHO网站脑膜炎球菌性脑

膜炎资料显示，MPCV可产生5年以上的免疫持久性。

4．安全性　MenV是一种安全的疫苗，严重异常反应非常罕见。疫苗接种后的不良反应多为发热、局部红肿；异常反应主要为过敏反应，可包括过敏性紫癜（或合并肾炎）、过敏性休克、过敏性皮疹、血管性水肿、局部过敏性反应等。

5．适应证和禁忌　脑膜炎球菌疫苗推荐3月龄及以上有感染风险的人群，按照国家免疫规划程序和疫苗说明书接种。以下情形适用于所有MenV禁忌：①对疫苗中任何组分过敏者，对破伤风类毒素过敏者；②患有脑病、未控制的癫痫和其他进行性神经系统疾病等患者；③中度或重症的急性疾病，无论是否发热。禁忌的掌握应参考不同产品的说明书要求。

6．未来疫苗发展方向

（1）用MPCV-AC替代MPV-A的必要性。MPCV免疫原性和持久性要优于MPV，<2岁的儿童是感染流脑的主要群体。且C群Nm菌株已成为中国主要的致病菌群之一，并已逐渐成为流行优势菌群。目前纳入国家免疫规划的MPV-A只能阻止A群Nm感染，对小月龄婴儿感染C群Nm则无预防作用，属胸腺非依赖性抗原，免疫原性较差。WHO指出，MPV-A和MPV-C对2岁以下儿童，都不能可靠地诱导出保护性抗体。中国脑膜炎球菌疫苗免疫原性临床试验研究同样证实，<2岁儿童接种MPCV免疫反应要明显优于接种MPV。所以，未来在<2岁儿童中用MPCV-AC替代MPV-A将是趋势。

（2）B群流脑为目前全球主要流行血清群之一，近年来中国B群流脑病例构成比上升趋势明显。国际上已广泛应用多种类型B群脑膜炎球菌疫苗，中国尚无B群脑膜炎球菌疫苗，应加强引导和重点支持中国B群脑膜炎球菌疫苗研发。

（3）推广多价脑膜炎球菌疫苗的使用，覆盖更多的血清群。为简化免疫程序，减少因过多的注射剂次带来的依从性不高和发生不良反应的风险增加，从节约社会与卫生成本角度，加强脑膜炎球菌联合疫苗的研发和推广应用。

三　公共卫生

（一）卫生经济学

由于中国目前流脑病例报告水平低，利用当前监测数据从疫苗接种的成本效益上分析很难得到有价值的结果，但是从应用流脑疫苗以来减少的疾病发生来看，在人群中提高MenV的接种率可以产生群体免疫效应，从而有效控制流脑疾病的发生与传播。根据中国疾病预防控制中心的估算，中国实施计划免疫前后年均减少流脑发病数为308 076例，发病率下降99.22%。浙江省分析1978—2007年脑膜炎球菌疫苗接种成本效果和效益，以及贵州省分析使用脑膜炎球菌多糖疫苗的成本效益分析均显示，推广使用MPV-A和MPV-AC并将其纳入常规免疫具有较好的成本效益。国外开展的经济学评价较国内多，研究结果显示MPV-A和MPV-AC的常规免疫及大规模应急接种具有成本效益。

（二）疾病控制策略

1．提高适龄儿童的疫苗接种率　流脑疫苗于2008年纳入国家免疫规划，至2017年，各省份报告流脑疫苗接种率均在90%以上，绝大部分达到99%以上。但目前多数地区的调查接种率与报告接种率之间还存在差距，特别是流动儿童的全程疫苗接种管理难度大，免疫规划工作基础薄弱地区的疫苗接种覆盖率难以保证。所以，还需要省、市、县等各级不断提高适龄儿童的疫苗接种率。同时，在流脑疫情发生后，根据疾病流行特征和人群免疫状况开展应急接种。

2. 加强流脑病例监测　科学、合理地设置流脑的监测点，对承担监测任务的医疗机构人员进行定期培训，确保熟练掌握病例定义与报告方法。国家层面需要根据流脑诊断标准，制订流脑监测方案及监测点工作手册，开发并完善流脑专病/单病监测信息报告管理系统。

思考题

① 简述中国在疫苗应用前后的流行性脑脊髓膜炎的流行优势菌群变化情况；

② 简述目前国内外已上市使用的脑膜炎球菌疫苗种类。

（郭翔）

第四节 b型流感嗜血杆菌疫苗

学习要点

1. 熟悉b型流感嗜血杆菌所致疾病;
2. 掌握b型流感嗜血杆菌疫苗可预防的疾病及其适用人群。

b型流感嗜血杆菌(haemophilus influenzae type b, Hib)是一种革兰氏阴性球杆菌,是5岁以下儿童脑膜炎的主要病原,也可引起菌血症性肺炎、菌血症、蜂窝织炎等侵袭性疾病。Hib结合疫苗是预防Hib疾病的唯一有效手段;随着Hib对抗生素耐药的日趋严重,接种疫苗尤为必要。

一 疾病简介

(一)疾病概况

1892年,波兰Pfeiffer R.从流感死亡病例分离出革兰氏阴性球杆菌,怀疑是引起流感大流行的病原;1920年,Winslow CE.将其命名为"流感嗜血杆菌"。1933年,英国Smith WH.从流感患者鼻咽部分泌物中分离到流感病毒,人们才将流感嗜血杆菌与流感病毒区分开来,但名称沿用至今。

流感嗜血杆菌培养较为困难,需氧或兼性厌氧,体外培养需要X因子(氯化高铁血红素)、V因子(烟酰胺腺嘌呤二核苷酸)等辅助生长因子,常用巧克力琼脂培养基分离培养。1931年,美国Margaret Pittman将流感嗜血杆菌分为荚膜型和无荚膜型,两型均可引起人类感染。根据荚膜多糖的化学和抗原性质不同,荚膜型又分为a、b、c、d、e、f六种血清型,其中b型致病力最强,其次是f型。在疫苗接种前时代,b型在流感嗜血杆菌侵袭性疾病中占95%;其他血清型和无荚膜型多引起儿童的中耳炎以及老年人和免疫缺陷者的感染。

Hib的主要致病物质为荚膜多糖、菌毛、免疫球蛋白(Ig)A蛋白酶和脂多糖等。荚膜多糖由磷酸聚核糖基核糖醇(polyribosylribitol phosphate, PRP)组成,是主要的毒力因子,具有逃避补体介导的杀菌作用和脾的清除作用,有利于Hib随血流播散,是导致侵袭性疾病的重要原因。菌毛具有黏附和定植于细胞的作用。IgA蛋白酶能水解宿主产生的分泌性IgA,降低黏膜局部免疫力。脂多糖能与中性粒细胞释放的防御素结合,协助细菌黏附于呼吸道纤毛细胞,具有与人体低聚糖和鞘磷脂相同的唾液酸末端,模拟宿主分子结构逃脱免疫细胞的吞噬和调理。

Hib经呼吸道播散可引起中耳炎、鼻窦炎、支气管炎和无菌血症性肺炎等非侵袭性感染；也可突破黏膜，播散至无菌的体液或组织，引起严重的侵袭性感染，包括脑膜炎、菌血症性肺炎、菌血症、会厌炎、化脓性关节炎、心包炎、骨髓炎、蜂窝织炎、附睾炎、心内膜炎等。脑膜炎是最常见的Hib侵袭性疾病，临床表现为发热、精神状况差、颈项强直等。在疫苗接种前时代，Hib脑膜炎约占5岁以下儿童全部侵袭性Hib感染的50%~65%。即便给予适当的治疗，Hib脑膜炎病死率仍高达5%；20%~40%的幸存者会有严重的后遗症，如失明、失聪、学习障碍等。Hib肺炎无特异性的临床表现，不能通过临床表现与其他病原体感染相区别，症状有咳嗽、发热、呼吸急促和下胸壁凹陷。会厌炎是指会厌及其周围组织的肿胀和炎症，可能导致呼吸道阻塞，症状有高热、咽痛、吞咽困难和喘鸣。

实验室诊断的金标准是从脑脊液、血液、胸腔积液、关节腔液等无菌部位的标本中培养出Hib。采集标本前使用抗生素会显著降低培养的敏感性。其他的检测方法包括乳胶凝集、荧光PCR等特异性抗原和核酸检测。

治疗方法取决于Hib疾病的临床表现和当地的抗生素耐药情况，包括敏感抗生素治疗、对症治疗和后遗症的支持治疗。20世纪70年代初期，欧洲和美国相继报告氨苄西林耐药的Hib分离株，中国大陆儿童鼻咽部分离到的流感嗜血杆菌对氨苄西林耐药率为11%~52%。治疗Hib肺炎首选阿莫西林/克拉维酸、氨苄西林/舒巴坦或阿莫西林/舒巴坦，备选第2~3代头孢菌素或新一代大环内酯类抗生素。

（二）流行病学

人类是Hib的唯一宿主，儿童普遍易感。Hib可在人鼻咽部无症状地携带，定植时间中位数为1个月（范围1~7个月），只有少数的病原携带者发展为临床病例。Hib患者和携带者是主要传染源，敏感抗生素可在24~48小时内消除其传染力。Hib主要经呼吸道飞沫传播，也可经接触患者的呼吸道分泌物传播。鼻咽部是Hib最常见的入侵门户。Hib疾病的潜伏期为2~10天。Hib的传染力一般，仅在家庭内、幼儿园、养老院等与病例密切接触或长期接触的情况下，出现二代传播或暴发。人类接种Hib疫苗或自然感染后可获得免疫力；但2岁以下感染过Hib侵袭性疾病的婴幼儿，不能对多糖抗原产生有效的免疫应答，自然感染产生的抗体滴度不能达到长期性保护水平，有再次感染的风险。

Hib疾病的易感性与年龄、健康状态等相关。4月龄~5岁的儿童是Hib严重疾病发生和死亡的高危人群，<5岁儿童病例数占总病例数的90%。新生儿可通过胎盘获得母传IgG，母乳喂养可降低6月龄以下婴儿Hib发病的风险。大多数儿童在5岁前自然携带过Hib，无症状感染并获得免疫力，5岁以上儿童少见发病。患免疫功能低下的基础疾病或接受免疫抑制治疗，包括补体缺陷、解剖性或功能性无脾、HIV感染、Ig缺乏、造血干细胞移植、恶性肿瘤放疗或化疗等，会增加Hib侵袭性疾病的发病风险。

鼻咽部的Hib携带率受年龄、地域、社会经济、人群密集程度、疫苗接种等因素的影响，中国健康儿童的Hib携带率约为6%。Hib结合疫苗诱导产生的血清IgG和黏膜IgG，能清除儿童鼻咽部的Hib携带。

Hib疾病全球分布，秋冬季高发。在已将Hib疫苗纳入免疫规划的发达国家，Hib疾病接近消除。在中国，Hib疾病不是法定报告传染病，也无特异性临床表现，难以获得全国性的疾病负担。据估算2015年中国5岁以下儿童Hib肺炎和脑膜炎发病率分别为401/10万和15/10万，死亡例数分别为2 797和552。

 Hib疫苗

（一）被动免疫

尚无用于预防Hib疾病的被动免疫制剂。

（二）主动免疫

1．现有疫苗及接种 目前上市使用的Hib疫苗均为结合疫苗，但是载体蛋白、化学结合方法、多糖大小、佐剂等有所不同，造成免疫学性能略有不同。国内外已批准上市的Hib疫苗有4种载体蛋白：白喉类毒素（diphtheria toxoid, DT）、破伤风类毒素（tetanus toxoid, TT）、白喉毒素无毒突变体［diphtheria toxin-cross reacting material（CRM）197，CRM_{197}］和B群脑膜炎奈瑟菌外膜蛋白复合物（outer membrane protein complex of neisseria meningitidis, OMP）。中国内地仅上市使用含PRP-T的Hib疫苗。

Hib疫苗最小接种年龄为6周龄，基础免疫相邻剂间隔至少4周。第4剂加强免疫最小接种年龄为12月龄，且与第3剂间隔至少8周。

2．免疫机制 多糖结合蛋白属于T细胞依赖（T cell dependent, TD）抗原，蛋白在其中起到了载体的作用。载体蛋白提供了能被$CD4^+$T辅助细胞（尤其是滤泡T辅助细胞）识别的抗原表位，所诱导的免疫应答有Th细胞的参与。初次接种时，初始B细胞在Th细胞的参与下，激活分化为可产生抗体的浆细胞和记忆性B细胞。浆细胞转移至骨髓，可在很长的时间内制造抗体。记忆性B细胞在Th细胞参与的初次免疫应答中形成，不产生抗体，需要经历4~6个月的亲和成熟。重复接种Hib结合疫苗后激活记忆性B细胞，可产生更高亲和力及更高水平的抗体。但6周龄以下儿童接种Hib结合疫苗可能会对随后的Hib疫苗接种产生免疫耐受。

3．免疫效力和保护效果 Hib疫苗对预防Hib侵袭性疾病的效力达到84%，预防脑膜炎和肺炎的效力分别为75%和69%。不同载体蛋白的Hib疫苗预防Hib侵袭性疾病的效力无显著差异。

广泛应用Hib疫苗可以降低Hib侵袭性疾病的发病率。接种3剂Hib疫苗对Hib侵袭性疾病的保护效果为95%，对确诊Hib脑膜炎的保护效果为91%。接种Hib疫苗能产生良好的人群保护效果，大幅降低Hib疾病的发生率。如1992年澳大利亚启动Hib疫苗接种项目，4岁以下儿童Hib侵袭性疾病的发病率从1993年的15/10万下降至2000年的1.2/10万。

4．安全性 20多年来，全球广泛接种Hib疫苗，少见不良反应，罕见严重不良反应。接种Hib疫苗后常出现接种部位的局部反应，20%~25%的受种者24小时内出现接种部位的疼痛和压痛。2%的受种者出现发热。上述反应通常是轻微和短暂的，3天内自行消失，不需要进一步的医疗处理。HIV感染者接种Hib疫苗也具有良好的安全性。含Hib成分的联合疫苗接种后的不良反应发生率与单独接种各成分疫苗后的不良反应发生率相似。

5．适应证和禁忌 Hib疫苗适用于2月龄~5周岁儿童。HIV感染孕妇所生的儿童及HIV感染的儿童可按照免疫程序接种Hib疫苗。Hib侵袭性疾病风险较高的人群，如早期补体成分缺乏症、镰状细胞病、免疫球蛋白缺乏症（包括免疫球蛋白G2亚类缺乏症）、功能性或解剖性无脾症、HIV感染、接受造血干细胞移植、接受化疗或放疗的恶性肿瘤等患者，应接种Hib疫苗。≤24月龄自然感染过Hib疾病的儿童应在发病1个月后尽早接种，根据年龄完成相应的Hib疫苗免疫程序。＞24月龄自然感染过Hib疾病的儿童，不需要再次接种Hib疫苗。青少年、孕妇、老年人、医务人员等无须加强免疫。

接种禁忌主要有对Hib疫苗的任何成分过敏，特别对破伤风类毒素过敏者。患急性疾病、严重慢性疾病者、慢性疾病的急性发作期和发热者。

6. 未来疫苗发展方向　含Hib成分的联合疫苗有利于减少接种疫苗的剂次，是今后研发和使用的方向。考虑到与现有免疫程序的衔接，Hib成分可以与无细胞百白破疫苗、灭活脊髓灰质炎疫苗等联合。

三　公共卫生

（一）经济学评价

接种Hib疫苗能降低因Hib所致脑膜炎、肺炎、会厌炎等相关疾病住院和门诊的治疗成本、交通和护理成本、家庭成员因照顾患儿的间接误工成本，以及避免脑膜炎后遗症的相关成本，包括特殊教育、残疾人辅助工具和康复、家庭成员因照顾后遗症患者的误工、后遗症患者劳动力丧失等成本。

国内外研究表明，接种Hib疫苗具有成本效益或节省成本。采用决策树-马尔科夫模型评价2016年Hib疫苗纳入中国免疫规划的成本效益，假设10万出生儿童队列和4剂次Hib疫苗的接种率为90%，将减少91%的Hib肺炎、88%的Hib脑膜炎，避免死亡25人，具有成本效益。

（二）疾病控制策略

加强易感人群聚集场所的疾病监测，如托幼机构、孤儿院等。开展健康教育，患儿周围的＜5岁密切接触者有Hib疾病继发感染的风险，如果密切接触者出现发热或颈项强直，需要早诊断、早治疗。

采取呼吸道传染病的隔离措施，医务人员与患者1m内接触需要戴口罩（预防飞沫）。敏感抗生素治疗24小时后不具传染性。不需要随时消毒和检疫。

适龄儿童接种Hib疫苗；如果家庭内有多个3岁以下且无免疫史的儿童，对所有家庭接触者（包括成人）进行利福平预防性服药。当托幼机构60天内出现2例及以上Hib侵袭性病例，且机构内儿童无免疫史或未全程免疫时，应该对所有儿童及保育人员采用利福平预防性服药。

思考题 ① 简述Hib疫苗预防儿童Hib感染性疾病的意义；
② 简述Hib疫苗纳入国家免疫规划的依据。

（宁桂军）

肺炎球菌疫苗

1. 掌握肺炎球菌疫苗可预防疾病及其适用人群;
2. 熟悉肺炎球菌感染与肺炎球菌病的关系。

肺炎链球菌（streptococcus pneumoniae），又称肺炎球菌（pneumococcus），是社区获得性感染的主要病原体，是导致婴幼儿和老年人肺炎、菌血症、脑膜炎等严重疾病的主要病原，也是引起儿童鼻窦炎和急性中耳炎最常见的病因。据WHO估计，2008年全球约有880万5岁以下儿童死亡，其中47.6万名死于肺炎链球菌感染，中国的肺炎链球菌疾病病例数约占全球总病例数的12%。

一 疾病简介

（一）肺炎链球菌疾病及病原体

肺炎链球菌属于链球菌属，革兰染色阳性，菌体常成双排列，故又称肺炎双球菌。肺炎链球菌是较难生长的兼性厌氧菌，无鞭毛，无芽孢，有荚膜，体外培养后部分菌体荚膜可消失。体外培养的肺炎链球菌菌落周围可出现浅绿色溶血圈。此外，可以根据奥普托欣的生长抑制作用、菌落在胆汁中的溶解性作为常规诊断。根据菌株荚膜多糖抗原性的差异，可将肺炎链球菌分为90多种血清型，其中20～30种血清型与80%以上的侵袭性肺炎链球菌疾病（invasive pneumococcal disease, IPD）有关。

肺炎链球菌常在人体鼻咽部寄居，从鼻咽部通过呼吸道飞沫进行传播。肺炎链球菌感染可导致侵袭性和非侵袭性两大类疾病。侵袭性肺炎链球菌疾病（IPD）是指肺炎链球菌侵入与外环境无直接相通、原本无菌的部位和组织所致感染，主要包括脑膜炎、菌血症、菌血症性肺炎、脓毒血症和化脓性关节炎等。非侵袭性肺炎链球菌疾病（NIPD）主要包括急性中耳炎、鼻窦炎和非菌血症性肺炎等。IPD虽不如NIPD常见，但病原学诊断更容易明确，因此IPD发病率常作为反映肺炎链球菌疾病负担的重要指标之一。

（二）流行病学

因检测方法和观察人群的差异，肺炎链球菌的携带率可低至5%，也可高达85%。通常儿童的鼻咽部携带率高于成人。IPD发病率最高的是5岁以下儿童，特别是2岁以下的婴幼儿。在使用疫苗前，美国<12月龄婴幼儿的IPD发病率高达165/10万。中国学者研究发现，儿童肺炎链球菌脑膜炎的发病率约为1.5/10万，约10%～50%的儿童细菌性脑膜炎是由肺炎链球菌感染所致，但结果较国外低。可能是由于抗生素的广泛使用等原因所致。除IPD外，肺炎链球菌还是儿童社区获得性肺炎的主要细菌病原体之一。在严重感染性肺炎中，肺炎链球菌的比例约为50%，在致死性肺炎中比例可能更高。

肺炎球菌疫苗

（一）被动免疫

先天性或后天获得性免疫缺陷性疾病的患儿，应用免疫球蛋白可预防肺炎链球菌感染。静脉注射用免疫球蛋白制剂由健康人血清制备而来，含有一定量的抗肺炎链球菌荚膜多糖抗体。

（二）主动免疫

1977年美国上市14价的肺炎链球菌荚膜多糖疫苗，1983年被23价的荚膜多糖疫苗所替代。2000年第1个肺炎链球菌结合疫苗（七价肺炎球菌结合疫苗）上市。目前国际上有2种肺炎链球菌疫苗可供使用，即肺炎链球菌结合疫苗（pneumococcal conjugate vaccine, PCV）和肺炎链球菌多糖疫苗（pneumococcal polysaccharide vaccine, PPV）。

1. 肺炎链球菌结合疫苗　国际上有3种PCV：PCV7、PCV10和PCV13。PCV7包含4、6B、9V、14、18C、19F和23F共7种肺炎链球菌荚膜多糖抗原，已退市不再使用。PCV10在PCV7基础上增加1、5和7F抗原，PCV13则比PCV10增加抗原3、6A和19A。中国现有PCV13，通用名是"十三价肺炎球菌结合疫苗"。PCV13每0.5ml剂量中约含4μg6B多糖，其余多糖抗原各约2μg。

（1）免疫机制：肺炎链球菌的多糖抗原是一种非T细胞依赖性抗原，可以和B淋巴细胞上的特异性Ig受体结合，刺激B淋巴细胞分泌保护性抗体。荚膜多糖与载体蛋白结合后，改变了抗原性质，从非T细胞依赖性抗原转变为T细胞依赖性抗原，可以刺激T辅助细胞，诱导产生免疫记忆。当受到相同的多糖抗原再次刺激时可产生增强的免疫应答。此外，T细胞依赖性抗原更倾向于诱导产生较高亲和力的抗体。婴儿出生后很快就可以对T细胞依赖性抗原产生有效免疫应答。因此，由常见致病血清型多糖抗原与载体蛋白结合所制成的蛋白结合疫苗，能有效刺激婴幼儿免疫系统，产生高亲和力的保护性抗体，并诱导免疫记忆。

（2）免疫原性：与纯化多糖疫苗相比，PCV具有较好的免疫原性。PCV在健康婴幼儿中有良好的免疫原性，在各类免疫缺陷患者中也可诱导产生保护性免疫应答。接种PCV会诱发载体特异性T细胞应答。接受基础免疫后抗体几何平均浓度的升高远远大于没有接受基础免疫的同龄个体。PCV加强免疫后抗体亲和力有所增加，而多糖疫苗则不能。加强免疫后，结合疫苗可以诱发较高的抗体应答水平。基础免疫接种结合疫苗的婴幼儿在24月龄时加强免疫后的应答反应较强，加强免疫后7～10天即可出现抗荚膜抗体几何平均浓度显著增高。但健康成人的免疫激发不是很典型，可能是由于细菌携带或接触过其他交叉反应性抗原所致。

（3）效力：多项研究证实了PCV预防侵袭性疾病的效力。在美国PCV7注册前的大规模临床试验结果显示，在至少接种3剂PCV7的儿童中，预防疫苗血清型IPD的有效性为97.4%（95%CI: 82.7%~99.9%）。南非的一项随机对照研究发现，接种PCV9在HIV阴性儿童中对预防疫苗血清型IPD的有效性为83%（95%CI: 39%~97%），在HIV阳性儿童中的有效性为65%（95%CI: 24%~86%）。PCV13对婴幼儿IPD的保护效果可基于与PCV7共有血清型的免疫应答进行比较。

由于肺炎的病原体确定较为复杂，在评价PCV的保护效力时，肺炎通常作为次要的观察终点。根据WHO肺炎诊断的胸片标准，美国加利福尼亚的临床试验显示PCV7疫苗对肺炎的保护效力约为25.5%（95%CI: 6.5%~40.7%）。在冈比亚的一项研究中，PCV9可使放射性诊断肺炎的首次发作次数降低37%（95%CI: 27%~45%）。在南非的试验中，PCV9可在HIV阴性儿童中减少X线确诊肺炎的效力为20%（95%CI: 2%~25%）。

除肺炎外，PCV9还能减少其他呼吸道感染。如以色列的研究表明，接种PCV9儿童上呼吸道感染的相对危险度为0.85（95%CI: 0.76~0.96），下呼吸道感染的相对危险度为0.84（95%CI: 0.72~0.98）。在芬兰开展的前瞻性随机双盲试验研究中，PCV7虽然未能减少各种病因所致的中耳炎发病次数，但对预防肺炎链球菌疫苗血清型所致中耳炎的保护效力可达57%（95%CI: 44%~66%）。

（4）保护效果：PCV疫苗可预防肺炎链球菌疾病，且已在许多国家获批用于儿童、青少年和成人接种。接种PCV7可预防由7种常见致病血清型所致的约80%的儿童肺炎链球菌疾病。全球超过70个国家将PCV7纳入全国免疫规划，在实际应用中PCV7的保护效果显著，使IPD和肺炎所致的死亡率显著降低。多个国家的研究证据表明，在1998—2009年间，5岁以下有PCV7疫苗接种史儿童中的IPD发病率快速且显著下降。并且，在无PCV7免疫史的大龄儿童及成人中也出现IPD的发病率明显下降。这可能是由于PCV7的接种减少了人群中肺炎链球菌的携带和传播所致（群体免疫）。

PCV13上市后，陆续取代PCV7，截至2017年已有100多个国家将PCV13纳入常规儿童免疫规划接种。在曾经使用PCV7的国家，PCV13可以进一步降低IPD发病率。英国借助其全球最大的国家IPD数据库，估计PCV13可直接减少2~4岁儿童90%的IPD发病。美国基于实验室和人群的数据估计PCV13可以使5岁以下儿童总的IPD发病率下降64%。法国通过主动监测发现婴儿接种PCV13后的社区获得性肺炎病例数较接种前减少32%。来自乌拉圭的研究发现PCV7疫苗引入前（2007年）至PCV13接种一年（2012年）期间，社区获得性肺炎和肺炎链球菌相关肺炎的住院率分别降低78.1%和92.4%。

此外，接种PCV还可以有效降低疫苗血清型菌株的鼻咽部带菌率，降低抗生素耐药菌株所致发病率，减少临床抗生素的使用等。

（5）安全性：在各国开展的临床试验证实PCV的安全性及耐受性良好。从临床试验研究中未观察到严重不良反应事件。上市后监测也未见明显不良事件。PCV7或PCV13接种后，常见的反应有一过性发热、注射部位红肿和硬结等，但通常轻微，有自限性。此外，低于1%的PCV接种对象会出现全身性症状，如烦躁不安、嗜睡以及异常哭闹，但这些症状通常为轻度。接种PCV后严重不良事件（包括发热、惊厥等）与其他疫苗所报告的严重不良事件的发生率相似。在中国开展的PCV13临床试验结果与其他试验相似，疫苗的安全性良好。

（6）适应证和禁忌：PCV适用于6周龄至15月龄的婴幼儿。

禁忌：对PCV中任何成分过敏，或对白喉类毒素过敏者。

2. 肺炎链球菌多糖疫苗　目前中国上市PPV为23价疫苗，即PPV23，其通用名为"二十三价肺炎球菌多糖疫苗"。PPV23的组成成分包含23种纯化的肺炎链球菌多糖抗原，即血清型1、2、3、4、5、6B、7F、8、9N、9V、10A、11A、12F、14、15B、17F、18C、19A、19F、20、22F、23F和33F。每剂（0.5ml）含各血清型荚膜多糖25μg，不含佐剂。PPV23疫苗储存条件2~8℃，不可冻结。可肌内注射，也可皮下注射。

（1）免疫机制：多糖抗原是一种非T细胞依赖性抗原，只含多糖抗原的多糖疫苗可以刺激成熟的B淋巴细胞分泌保护性抗体，但不会刺激T淋巴细胞，无法产生免疫记忆。2岁以下婴幼儿免疫功能发育尚不完善，对多糖抗原的免疫反应很差，不能有效诱导2岁以下的婴幼儿产生保护性免疫应答。因此，PPV疫苗不推荐用于2岁以下婴幼儿。2岁以上儿童疫苗接种后一般产生明显的抗体水平升高。

（2）免疫原性：肺炎链球菌荚膜多糖是非T细胞依赖性抗原，可以诱导产生血清型特异性的IgG、IgM和IgA抗体，在许多婴儿中免疫原性很弱。虽然某些高度免疫原性血清型（如3型），能在3月龄婴儿中诱导产生抗体，但2岁以下婴幼儿对许多其他型别荚膜多糖的抗体应答通常很弱。2岁以上儿童的免疫系统已逐渐完善，受到荚膜多糖抗原刺激后可产生明显的抗体水平升高。2岁以上儿童、学龄儿童和年轻成年人对PPV基础免疫接种和疫苗复种的应答均较低龄幼儿强。

（3）效力：PPV的临床试验是在成人中开展的。早期在南非金矿工人中进行的随机对照试验结果表明PPV对X线确诊肺炎的保护率为64%~89%。PPV也可明显降低疫苗血清型肺炎链球菌肺炎发生的风险，可降低82%的疫苗血清型肺炎链球菌菌血症和50%的各种原因放射性确诊肺炎的发生风险。在巴布亚新几内亚的一项大型随机双盲对照试验中，PPV14可降低接种组对象全因死亡风险和因呼吸道原因所致的死亡风险。随后在美国和欧洲开展的多项研究中显示，PPV可降低肺炎链球菌肺炎的发生风险，但也有些研究结果提示疫苗接种组和对照组之间的发病风险无明显差异。PPV的临床试验以肺炎链球菌性肺炎作为观察终点，然而由于成人肺炎链球菌肺炎的诊断缺乏敏感性和特异性，且由于样本量限制、非菌血症性肺炎的病因难以确定等原因，尚无法证实疫苗接种对非菌血症性肺炎发生风险的影响。

（4）保护效果：在疫苗上市后的多项观察性研究中，显示接种PPV可以明显降低IPD的发生风险，疫苗效果估计值为44%~81%。美国一项研究发现，接种PPV23对预防疫苗相关血清型IPD的保护作用为56%，对所有血清型IPD的保护作用为47%。与非疫苗接种人群相比，接种PPV23人群肺炎发生风险降低。

（5）安全性：基于上市以来的使用经验，PPV总体上是安全的。首次接种PPV者常有轻度局部反应，如注射部位疼痛、肿胀等，持续时间一般不超过48小时。皮下注射的局部反应比肌内注射更常见。在首次接种疫苗后2年内进行疫苗复种，局部注射部位反应的发生率和严重性均较高，但多数研究显示5年后复种耐受性很好。全身反应和严重不良反应（如过敏反应）很少见。

（6）适应证和禁忌：①适应证，PPV23适用于65岁以上人群和2~64岁肺炎链球菌感染高危人群，基础接种为1剂。一般不须常规复种和多次接种PPV23，只有特定高危人群须复种。②禁忌：对PPV23疫苗中任何成分过敏者。如果既往接种PPV23出现超敏反应，禁止再次接种。

3．未来疫苗发展方向　PCV对侵袭性感染的有效性和良好的安全性已得到证实，但由于PCV只对疫苗血清型的肺炎链球菌感染具有保护作用，并且不同地区和人群的疫苗血清型的覆盖率差异较大，从而限制了PCV的保护作用。另外，非疫苗血清型菌株替代性疾病可能会降低疫苗接种的总效益。PCV生产的复杂性在一定程度上也限制了疫苗的推广和使用。因此，不少研究者致力于开发肺炎链球菌其他类型的免疫原作为候选疫苗，如肺炎链球菌全菌体疫苗、DNA疫苗、蛋白抗原等。蛋白疫苗是T细胞依赖性疫苗，可用于婴儿和老人，生产更简单，理论上覆盖率也更广，因而被认为是一种具有潜力的疫苗。如肺炎链球菌表面蛋白A、肺炎链球菌表面黏附素A和肺炎链球菌溶血素等。

 公共卫生

（一）人群效应

在所有接种PCV的人群中均可观察到IPD发病率的大幅下降。在将PCV纳入免疫规划的国家或地区，未接种PCV的成人中也可观察到IPD发生率的下降。尽管近年来观察到非疫苗血清型IPD发病率的上升，但相比疫苗接种前，总的IPD发病率仍有明显的下降。接种PCV后可降低儿童疫苗血清型带菌率，从而减少疫苗血清型菌株在家庭、托幼中心以及社区内的传播，进而降低未接种人员带菌率和疾病发生率。这种群体免疫是PCV的一个重要公共卫生收益。适龄接种儿童、5岁以上儿童、成人和小于PCV接种年龄的婴幼儿均可通过群体免疫效应而得到保护。广泛使用PCV可减少耐药肺炎链球菌感染的病例数。此外，PCV通过改变人群鼻咽部肺炎链球菌的带菌率，也可降低抗生素需求量。PCV使用后还可发生血清型替代现象，即PCV免疫接种后可致非疫苗血清型带菌率的增加，从而逐渐成为优势菌株进行传播和致病。

与PCV不同，PPV没有降低鼻咽部带菌率的确切作用。因此PPV可以为免疫个体提供抵抗疾病的保护作用，但不会出现群体免疫效应。

（二）经济学评价

相对于常规的预防接种，PCV的成本较高。然而即使不考虑群体免疫效应，每剂次的接种成本低于46美元时则可以节约开支。研究显示，如果每个儿童均能按照WHO建议的程序接种PCV，每年可以避免40.7万名儿童死亡。在符合全球疫苗免疫联盟（GAVI）资助的71个国家，其肺炎链球菌疾病死亡总数占全球肺炎链球菌疾病死亡总数的83%，但PCV疫苗成本仅为全球的18%。常规接种PCV，尤其在肺炎链球菌疾病高负担国家是具有成本效果的干预措施。

对PPV的成本效益分析显示，预防65岁及以上人群菌血症，PPV具有成本效益并可节约成本。不过因PCV的间接保护作用，在PCV接种率高的国家，PPV23的成本效益较难评价。

（三）疾病控制策略

肺炎链球菌疾病是一种全球性疾病。将PCV疫苗纳入儿童常规免疫可能是控制肺炎链球菌疾病的最佳策略。各国所采取的PCV免疫程序略有不同，美国等采用2-4-6月龄基础免疫加上12~15月龄加强1剂的3+1策略，英国等则采用6个月内接种2剂、1岁以后加强1剂的2+1策略。哪种策略的预防效果最佳，目前尚无证据支持。

虽然PCV的预防效果良好，也有明显的群体免疫效应。但是对于高危人群、老年人及未接种过PCV的年长儿童，采用PPV23免疫预防肺炎链球菌疾病仍是最佳选择。

思考题

1 简述PCV疫苗和PPV疫苗的异同点；

2 简述PCV疫苗在控制肺炎链球菌疾病中的意义。

（张涛）

学习要点

1. 熟悉其他细菌类疫苗的种类；
2. 掌握该类疫苗可预防的疾病及适用人群。

在大部分地区，人类已经通过接种疫苗，有效地控制包括伤寒在内的多种疾病。由此可见，疫苗在预防一些由细菌引起的传染病的工作中扮演着至关重要的角色。本节将补充介绍其他几种针对细菌的疫苗，包括炭疽疫苗、伤寒疫苗、霍乱疫苗和鼠疫疫苗。

 一 伤寒疫苗

伤寒是由伤寒沙门氏菌引起的急性肠道疾病，表现为持续高热、腹痛，伴全身不适。当前，伤寒仍在大多数水源被污染的发展中国家和地区流行。

（一）临床表现及并发症

1. 临床表现 主要表现为发热（以每日升高0.5～1℃的速度逐步升高至39～41℃）、相对缓脉、特征性中毒症状、脾大、玫瑰疹（常出现在胸、腹和背部）、白细胞减少（外周血白细胞计数常 <4.5×10⁹/L）、血小板减少（<80×10⁹/L）等。患者的病情差异较大，重型伤寒患者可表现为脑功能紊乱，包括反应迟钝、谵妄或昏迷和休克。如不及时治疗，重型患者的病死率超过20%。

2. 并发症 伤寒几乎能影响任何器官。常见并发症是肠穿孔和肠出血，其他并发症包括心肌炎、脑膜炎、脓胸、伤寒性肝炎、胆囊积脓、关节炎、骨髓炎等。极其罕见的是慢性肾脏带菌者。

3. 细菌学 沙门氏菌属的分类一直在演变。根据Kauffman-White的血清学分类方法，可将每一个不同的O、H血清亚型归为一个种。根据DNA相关性和分子生物学分析方法，可将沙门氏菌属分类减少至两个种，分别为肠道沙门氏菌种和邦戈尔沙门氏菌种。

伤寒沙门氏菌在血清学上属于D群沙门氏菌，其菌株表面表达多糖荚膜（Vi抗原）。Vi抗原的存在阻碍了O抗体和O抗原结合。新鲜分离的菌株未必与D群抗血清凝集，但在去除Vi荚膜后，其与D群抗血清反应则相对明显。由于伤寒沙门氏菌种特征与沙门氏菌属的其他种非常相似，因此，除用Vi噬菌体做噬菌体分型进行鉴别外，还可用几种分子流行病学技术进行鉴定，包括脉冲凝胶电泳、RNA分型和部分或全基因组序列测定。

伤寒沙门氏菌落为乳糖阴性菌落，在三糖铁琼脂培养基中的生化特性明显，表现为产酸不产气、碱性斜面和产生明显的H_2S。

（二）流行病学

1. 发病情况 研究表明，流行地区的人群（5～19岁）伤寒发病率最高。在发展中国家，最普遍的传播媒介是水。而在卫生条件较好的发达国家，伤寒杆菌往往通过污染的食品传播，而通过此途径患者摄入的菌量一般较多，所以亚临床病例较少。由于伤寒的临床症状与其他发热感染有较多相似之处，且在发展中国家的大多数地区不能进行常规细菌学诊断，尚无有效措施评估其在全球的影响程度。20世纪80年代在拉丁美洲、亚洲以及非洲的研究表明，印度尼西亚的伤寒发生率约为810/10万、尼泊尔653/10万、南非442/10万、智利227/10万。

2. 易感人群 流行地区的儿童感染伤寒的风险极高。20世纪70年代，秘鲁和智利进行的血清流行病学研究发现，50%～80%的15～19岁的青少年既往感染伤寒沙门氏菌。来自发达国家的旅游者由于缺乏相应的免疫力，当去往伤寒流行的发展中国家旅游时，患此类疾病的风险较高。近几年，相关实验室技术人员逐渐成为伤寒的高危人群。

3. 传播方式和感染源 伤寒主要通过摄入排泄物污染的食物和饮水传播。人是伤寒沙门氏菌的唯一传染源和天然宿主。当供大规模人口饮用的供水系统被排泄物污染时易造成伤寒暴发。

（三）伤寒疫苗

1. 被动免疫 借助于抗血清和免疫球蛋白的被动免疫一般不用于预防伤寒。

2. 主动免疫

（1）现有疫苗种类。伤寒疫苗可分为五大类：灭活全细胞肠胃外疫苗、亚单位肠胃外或喷雾疫苗、灭活全细胞口服疫苗、减毒伤寒沙门氏菌用作口服活疫苗和肠胃外多糖-载体蛋白结合疫苗。其中，甲醛灭活苯酚防腐的全细胞肠胃外疫苗、丙酮灭活的干燥的全细胞肠胃外疫苗、灭活的全细胞口服疫苗、肠胃外或起雾亚单位疫苗、减毒株用作口服活疫苗等早期疫苗已被淘汰。目前在使用的疫苗（含联合疫苗）有：

1）灭活全细胞肠胃外疫苗：加热灭活苯酚防腐的疫苗通常含有10^9细菌/ml的液体悬浮液。但目前，此类疫苗生产量正逐渐减少。

2）纯化的Vi多糖肠道外疫苗：纯化的Vi疫苗为25μg Vi多糖的0.5ml的苯酚等渗缓冲液。单支针剂为常用剂型。上海生物制品研究所生产的Vi疫苗剂型含30μg的Vi多糖。

3）Ty21a口服活疫苗：推荐免疫接种程序为3剂，每隔一天接种一剂。此剂型为双袋装，一袋含$2×10^9$～$10×10^9$CFU的冻干疫苗，一袋为缓冲液。

4）Vi联合疫苗：伤寒-甲型肝炎联合疫苗由葛兰素·史克生物制品公司（产品名为HepaTyrix）和赛诺菲巴斯德公司（产品名为VIATIM）研发。HepaTyrix在预充式注射器中包含25μg Vi疫苗和1 440单位灭活甲型肝炎病毒抗原（吸附于0.5mg的铝佐剂），制成1ml的悬浮液。VIATIM使用双腔注射器，一个0.5ml腔室含25μg Vi多糖，另一个0.5ml腔室含160单位灭活甲型肝炎病毒抗原。

（2）疫苗的免疫原性。由于伤寒临床感染发病机制复杂，不同类型疫苗引起的应答可能不同。使用肠胃外疫苗后，循环抗体应答提供了主要的保护效果。相反，使用减毒口服活疫苗后，则会出现分泌性肠免疫球蛋白A（IgA）以及细胞免疫应答。

1）肠胃外灭活全细胞疫苗：通常情况下，肠胃外灭活全细胞伤寒疫苗接种后的血清阳转时所检测的血清抗体，分别是抗O抗原、H（d）抗原以及Vi抗原的血清抗体。

2）纯化的Vi多糖肠道外疫苗：此类疫苗约在85%~95%的成人和大于2岁的儿童中诱发IgG Vi抗体应答。额外接种多剂Vi疫苗并不能增强血清抗体应答，且无免疫记忆的证据。

3）Ty21a口服活疫苗：Ty21a引起的血清抗体应答已有广泛研究。在半乳糖存在的条件下生产的疫苗，其接种者血清O抗体阳转率有显著升高。使用目前批准的肠溶衣胶囊剂型者，随着1周内服用剂次增加，血清O抗体明显上升。多数经常规3剂Ty21a口服接种者针对O抗原存在局部抗体应答。

（3）疫苗效力

1）肠胃外灭活全细胞疫苗：经两剂皮下接种后，丙酮灭活疫苗和加热灭活苯酚防腐疫苗均可提供明显的保护效力，且丙酮灭活疫苗稍优。目前对于单剂和两剂丙酮灭活疫苗的使用效果存在争议。

2）纯化的Vi多糖肠道外疫苗：上海生物制品研究所生产的Vi疫苗在中国广西进行随机对照双盲现场试验的评估（65 287人接种单剂30μg剂量的Vi疫苗，65 984人作为对照组）发现，在19个月的随访中，该疫苗有效率为69%。在尼泊尔和南非进行随机对照试验发现，疫苗的有效率分别为72%、64%。

3）Ty21a口服活疫苗：在智利圣地亚哥西区进行的现场试验比较了3剂肠溶衣胶囊疫苗和3剂明胶胶囊-NaHCO$_3$剂型的效力，发现肠溶衣胶囊疫苗的保护效果更好。另一项在智利圣地亚哥北区进行的现场试验证实，只接种单剂或两剂的Ty21a肠溶衣胶囊可使机体产生短期的中度保护。在圣地亚哥南区和中区的一项规模试验发现，接种4剂疫苗后伤寒发病率比接种3剂明显降低。

（4）疫苗的安全性

1）肠胃外灭活全细胞疫苗：肠胃外灭活全细胞疫苗的全身及局部不良反应发生率较高。研究证实0.1ml疫苗经皮内注射引起的不良反应明显少于全剂量（0.5ml）皮下注射。大多的严重不良反应被认为与免疫接种肠道外灭活全细胞伤寒疫苗有关，这些反应包括：血小板减少性紫癜、急性肾病、皮肌炎、阑尾炎、结节性红斑、多发性硬化及高热综合征、严重不适和毒血症等。

2）纯化Vi多糖肠胃外疫苗：即使Vi疫苗中仅含5% LPS杂质，也可在相当一部分接种者中引起全身不良反应，如疼痛、压痛等。

3）Ty21a口服活疫苗：一项关于Ty21a疫苗的大规模现场试验共涉及约550 000名智利学龄儿童、32 000名埃及学龄儿童和20 000名印度尼西亚参与者，未发现疫苗相关的不良反应。美国的疫苗不良反应事件报告系统显示，1990年到2002年6月间，Ty21a疫苗免疫后的不良反应发生率为9.7/10万剂，其中严重不良反应事件发生率为0.59/10万剂。常见的不良反应为疲劳和肌痛等。

（5）疫苗接种适应证：疫苗适用于以下人群：去有伤寒流行地区的旅行者；军事人

员；伤寒流行地区，尤其是多重抗生素耐药株流行区的学龄儿童；临床微生物实验室或使用伤寒沙门氏菌开展研究的实验室中的微生物技术人员。

（6）疫苗接种禁忌：除对疫苗组分有超敏反应外，免疫接种肠胃外Vi多糖疫苗无明确禁忌。若有免疫接种灭活全细胞疫苗后出现严重全身不良反应史的个体，不建议接种此类疫苗。此外，应尽量避免在体弱或有慢性病的老年、孕妇群体、正在使用抗生素的群体中接种此类疫苗。值得注意的是，对于患细胞介导的免疫功能低下的人群，应谨慎接种Ty21a。

（7）未来的疫苗

1）Vi结合疫苗：由于纯化的Vi多糖是T淋巴细胞非依赖性抗原，因此接种额外剂量的Vi疫苗不会增强血清抗体应答。而当Vi连接有载体蛋白比如破伤风或白喉类毒素、霍乱毒素或铜绿假单胞菌的重组外毒素A时，成为T淋巴细胞依赖性抗原。动物模型已证实Vi结合疫苗接种后可明显增强血清Vi抗体滴度。

2）新型重组伤寒沙门氏菌口服活疫苗：通过失活编码生物化学通路、整体调控系统、应激蛋白等方案制备得到一些候选减毒疫苗，以期达到和Ty21a一样的良好耐受性，并且比Ty21a的免疫原性更强，有待进一步临床试验后推广。

（四）公共卫生

数项研究观察了采用伤寒疫苗预防接种控制传染病的成本-效益和成本-效果。由于研究背景不同，结果差异较大。Ferreccio等发现，影响成本-效果的两个最重要的因素是发病率和疫苗产生的保护持续时间。由于肠胃外灭活全细胞疫苗具有明显的反应原性，故此类疫苗较少被应用。而现场试验已证明：Ty21a和Vi均可提供持续数年的中度保护水平，且接种活疫苗Ty21a或肠胃外Vi多糖疫苗无明显不良反应。因此在伤寒流行地区的5~19岁学龄儿童，建议使用这两类疫苗进行预防接种。

二 霍乱疫苗

霍乱是由O1和O139型霍乱弧菌引起的以急性水样便为主要特征的肠道传染病。全球每年超过10万人因霍乱死亡。

（一）临床表现及并发症

1. 临床表现 重型霍乱的主要表现为急性腹泻（起初液体样便，后转为米泔水样便）和剧烈呕吐，导致中重度失水和电解质丢失，可出现血压下降、代谢性酸中毒和低钾血症。然而临床上，大多数感染者并未表现出明显的症状或仅表现为轻度腹泻。

2. 并发症 由于血压下降，水、电解质补充不当，常导致各种并发症出现，包括肾衰竭、低钾血症、肺水肿以及早产或流产。老年人会出现动脉闭塞，而低龄儿童则可能出现严重低血糖或癫痫等。

3. 细菌学 霍乱弧菌可分为传统型和El Tor型。还有一些菌株兼有两者的特性，因此将其称为Matlab变种。近些年，传统型霍乱弧菌似乎已消失。引起大流行的多为E1 Tor型霍乱弧菌。应用多位点酶电泳技术，可将E1 Tor型分为4个主要克隆组。引起霍乱流行的两个霍乱弧菌血清型分别是O1型和O139型。根据O抗原的特定结构，可将O1血清型霍乱弧菌分为Ogawa和Inaba两个血清型。目前人群对O1型霍乱弧菌有一定免疫力，而对O139血清型霍乱弧菌基本无免疫力。

（二）流行病学

1．发病情况　全球每年因霍乱死亡约10万～30万人，其中大多数发生在亚洲、非洲。美国和其他一些发达国家的发病数增加，可能是由于其曾在流行地区旅行。由于存在大量漏报，由O1型和O139型霍乱弧菌导致的霍乱的发病率并不明确，估计每年全球发病数超过100万。

2．易感人群　儿童和成人均可能发生霍乱。引起感染的主要因素有：食用高危的食物、使用不洁净的水源、社会地位较低、卫生条件较差等。由于母乳中含有抗体，因此，缺乏母乳喂养的婴儿更有可能感染霍乱。

3．传播方式和传染源　患者和带菌者是本病的传染源，食用有污染的水或食物则是主要的传播途径。

（三）霍乱疫苗

1．被动免疫　虽然理论上通过免疫球蛋白来进行被动免疫是可行的，但目前并未使用被动免疫来预防霍乱。

2．主动免疫

（1）现有疫苗种类：目前有以下三种口服疫苗。

1）全细胞灭活疫苗联合CTB（WC-rBS, Dukoral）：这类疫苗包含霍乱毒素B亚单位（B subunit of cholera toxin, CTB）、生物型和两种血清型（Inaba型、Ogawa型）的灭活O1型霍乱弧菌菌株。每剂量的疫苗一共有1mg含有10^{11}灭活细菌及重组CTB。

2）不含CTB的全细胞灭活双价疫苗：能预防O1血清型和O139血清型霍乱弧菌。但不含CTB，所以没有抗毒素免疫力。

3）口服活疫苗（Orchol或Mutachol）：由霍乱弧菌CVD103-HgR发酵而来。该疫苗主要由口服单剂量和中和胃酸的缓冲盐组成。对于居住在发展中国家的人，一次剂量所需要的活菌剂量（$2×10^9$ Orchol E的剂量）要高于居住在发达国家的人（$2×10^8$ Orchol的剂量）。

（2）疫苗的免疫原性

1）全细胞灭活疫苗联合CTB（WC-rBS, Dukoral）：接种疫苗既可刺激血清中杀弧菌和抗毒素抗体，而且可刺激肠道IgA抗体。该疫苗引起的部分肠道免疫反应和自然感染霍乱相似。在大多数的受种者中，可以检测到血清IgA和IgG的上升。

2）不含CTB的全细胞灭活双价疫苗：一项包含247名接种者的研究发现，免疫接种该疫苗能明显地提高O1型和O139型抗体阳性率（分别为60%和40%）。

3）口服活疫苗（Orchol或Mutachol）：评价是否刺激抗菌免疫反应的最好指标是血清杀弧菌反应。和未曾接触到霍乱的志愿者（需要10^8活菌剂量）相比，来自霍乱流行区域的志愿者，需要接种更高活菌剂量（10^9）促使杀弧菌抗体滴度上升4倍及以上。大多数接种CVD103-HgR的人群，还能检测到较高滴度的抗脂多糖（lipopolysaccharide, LPS）抗体。

（3）疫苗效力

1）全细胞灭活疫苗联合CTB（WC-rBS, Dukoral）：1985年，一项涉及89 596人的随机临床试验在孟加拉国进行，发现WC-rBS可保护成人3年，保护5岁以下的儿童6～12个月。在秘鲁军队中进行的一项包含1 426人的试验，发现疫苗的保护效果为86%。一项研究在贝拉、莫桑比克和艾滋病病毒高感染的区域开展，对超过14 000人进行疫苗接种的研究发现，WC-rBS能有效地预防霍乱。

2）口服活疫苗（Orchol或Mutachol）：一项双盲对照试验在美国开展，他们对85名受试者接种CVD103-HgR疫苗或相应安慰剂，并在3个月后，用O1 E1 Tor型菌株进行攻击，结果发现CVD103-HgR疫苗能对免疫者提供至少3个月的保护（对腹泻的预防效力为80%）。但印度开展一项Ⅲ期临床试验却未能提供类似的结果，疫苗效力仅为14%。

（4）疫苗的安全性

1）全细胞灭活疫苗联合CTB（WC-rBS, Dukoral）：一般认为，WC-rBS对儿童来说是安全的，但对孕妇和哺乳期的妇女应谨慎接种该疫苗。虽然免疫接种该疫苗时，可能会出现胃肠道不良反应，但其发生率与对照组（服用安慰剂）类似。

2）不含CTB的全细胞灭活双价疫苗：虽然已有研究表明，成人和儿童对此疫苗具有良好的耐受性，但由于它的生产不符合药物临床试验管理规范（GCP），所以WHO不建议其在越南以外的地区使用。

3）口服活疫苗（Orchol或Mutachol）：人群对CVD103-HgR具有良好的耐受性。监测发现，发热、恶心、呕吐、腹痛、腹泻等不良反应的发生率和安慰剂组类似。Perry等人研究发现，该疫苗对于人类免疫缺陷病毒阳性的患者（未出现严重的免疫缺陷）是安全的。

（5）疫苗接种的适应证　适用于去有霍乱流行地区或国家的旅行者；军事人员；在发展中国家，发生霍乱风险较高的人群。当暴发霍乱时，不推荐使用2剂量WB-rBS疫苗，可使用CVD103-HgR疫苗。

（6）未来的疫苗

1）抗O1型霍乱口服活疫苗：现已有抗O1型霍乱弧菌的口服减毒活疫苗在人群中进行试验。由Avant公司开发的Peru 15是从O1 ElTorInada菌株减毒处理后得到的。孟加拉国在成年人中进行一项对照研究，发现该疫苗可诱导75%的受试者发生杀弧菌反应（安慰剂组为10%）。古巴的研究人员也研发出霍乱弧菌638疫苗株，并在一项随机、双盲、安慰剂对照试验中发现，该菌株有100%的保护效果。中国也已制造了一种疫苗——IEM108，动物实验发现该菌株对预防野生型病原菌有较好的保护作用。

2）抗O139型霍乱口服活疫苗：目前有两个疫苗（Bengal 15和CVD 112）已在志愿者中进行了测试，试验结果均表明这两个疫苗是安全有效的。

3）肠道外用疫苗：一种注射用的含有结合霍乱毒素的霍乱弧菌O1型Inaba脂多糖结合疫苗已被研发出来。这种疫苗能刺激受种者产生杀弧菌抗体和抗CT抗体，且该疫苗刺激产生杀弧菌抗体的持续时间比全细胞注射疫苗刺激产生的时间要长。

（四）公共卫生

目前尚未有国家将接种霍乱疫苗作为常规手段来控制霍乱。WHO提出提供清洁水源、充分消毒等传统的措施和接种疫苗相结合来控制霍乱。但在霍乱流行时，较难开展口服霍乱疫苗或2剂次灭活疫苗的群体性接种。若要将霍乱疫苗应用于其他疫区，就要求此类疫苗廉价，最好能同时预防O1型和O139型霍乱弧菌，并对儿童和老年群体有免疫原性且安全。

由于口服霍乱疫苗较为安全、方便，且此类疫苗还能预防由肠毒素大肠杆菌导致的腹泻，因此，建议旅行者和军事人员接种。

三 炭疽疫苗

炭疽（anthrax）是由炭疽芽孢杆菌（bacillus anthracis）引起的人兽共患病，包括皮肤炭疽、吸入性炭疽和胃肠道炭疽三种类型。

（一）临床表现及并发症

不同类型的炭疽临床表现不同，具体分述如下。

1. 皮肤炭疽 皮肤炭疽的潜伏期为1～7天，其临床特征包括无痛性溃疡，伴周围广泛水肿、焦痂形成和局部淋巴结肿大。损伤常发生在身体裸露部位皮肤，如面部、颈部或手臂等。这类损伤首先表现为瘙痒型小丘疹，后可发展为水疱（疱内的液体澄清或血浆色）。周围常伴非压陷性水肿和红斑（若无继发感染，则无痛）。可有局部淋巴结肿大或淋巴结炎。发病5～7天后，水疱破裂，形成典型的黑色焦痂，一般2～3周后脱落，不留瘢痕。病变严重者扩展迅速，可致大片坏死、全身毒血症。未经治疗的皮肤炭疽患者病死率约20%。

2. 胃肠道炭疽 胃肠道炭疽的临床症状通常表现为便血、出血性肠系膜淋巴结炎。疾病初期，患者常出现发热、恶心、呕吐、厌食等症状，后出现腹痛、腹泻，可能有血便、呕血等。严重者有毒血症症状，持续性呕吐、腹泻血水样便，或腹膜炎征象，甚至出现休克乃至死亡。

3. 吸入性炭疽 吸入性炭疽的临床特征以呼吸困难、出血性胸腔淋巴结炎和纵隔炎为主。在吸入炭疽杆菌1～5天后，出现疲劳、不适、肌肉疼痛、体温升高、轻微干咳等症状。通常无上呼吸道感染症状。2～4天内可能好转，随后突然出现呼吸窘迫，如呼吸困难、发绀、喘鸣和大量出汗等。严重者会出现休克乃至死亡。

4. 常见并发症 继发性脑膜炎是上述三种类型炭疽的常见并发症。

（二）细菌学

炭疽病的病原体为炭疽杆菌，菌体粗大，需氧，可形成芽孢，为革兰氏阳性菌。其荚膜是毒性特征，虽然繁殖体易被一般消毒剂杀灭，但芽孢对极端环境的抵抗力很强，在干燥的环境中可存活数十年。炭疽杆菌的菌落大而粗糙，灰白色，边缘不规则，呈典型"水母头"状。以接种环挑取菌落，会出现拉丝现象。

炭疽杆菌的鉴定可根据是否产生毒素抗原、能否被特异性γ-噬菌体分裂、荧光抗体检测荚膜和细胞壁多糖、小鼠和豚鼠的毒性试验等。

（三）流行病学

1．传染源与易感人群　主要传染源是患病的牛、马、羊、骆驼等食草动物。炭疽患者的分泌物和排泄物也具有传染性。人群普遍易感，多见于农牧民、屠宰和皮毛加工人员、兽医及实验室人员等。主要通过接触感染动物而发病，如剥食病畜肉、吸入污染炭疽芽孢的气溶胶等。

2．传播途径　经皮肤黏膜：伤口直接接触病菌而致病。经呼吸道：吸入带炭疽芽孢的尘埃、飞沫等。经消化道：摄入被污染的食物或饮用水等而感染。

3．发病情况　在发展中国家和发达国家，炭疽的流行病学规律基本相似。而农业炭疽（易感者暴露于患病的家畜及其产品）好发于发展中国家，发达国家更常发生工业炭疽（易感者暴露于污染的动物制品）。1916—2006年间，美国报告的人炭疽发病例数和死亡例数呈下降趋势。

（四）炭疽疫苗

1．被动免疫　抗生素问世以前，抗炭疽血清常用于治疗炭疽患者。Sclavo在1895年就用其治疗皮肤炭疽及其引起的败血症。20世纪10—40年代，欧美国家仍然以抗炭疽血清治疗患者。目前抗炭疽血清已被青霉素等抗生素所取代。

2．主动免疫

（1）现有疫苗种类：美国的注册人用炭疽疫苗为吸附炭疽疫苗，本质是无荚膜、非蛋白水解型炭疽杆菌减毒菌株（V770-NP1-R）微需氧培养物的除菌滤液，这种无细胞培养滤液被认为主要含有保护性抗原（protective antigen，PA），吸附于氢氧化铝。制品含量标准要求总蛋白为5～20μg/ml，其中至少35%是83kD的PA蛋白。另一种相似品是炭疽沉淀疫苗。这种疫苗是无荚膜减毒Sterne株$34F_2$的变异株的除菌无细胞培养滤液，用硫酸铝钾沉淀制备而成。在英国，炭疽疫苗的免疫程序为第0、3、6周三次肌内注射0.5ml，第三剂免疫后6个月加强免疫一剂。

STI-1是一种活芽孢悬液组成的疫苗。这个菌株与兽用疫苗使用的Sterne菌株相似，为无荚膜形成株。皮上划痕接种含$1.3×10^8$～$4×10^8$个芽孢的10～20μl液滴或皮下注射接种。初次接种21天后接种第二剂，且每年加强免疫。

还有一种疫苗是皮上划痕人用活芽孢疫苗，由兰州生物制品研究所生产，成分为弱毒菌株A16R株。每剂次含$1.6×10^8$～$2.4×10^8$个菌落形成单位（colony forming units, CFU）。第一次免疫后于6～12个月加强免疫一次。

（2）疫苗的免疫原性：有两项研究显示，接种注册的疫苗可诱导针对PA的免疫应答。第一项研究中，83%的受种者在前三次接种两周后产生免疫应答。另一项研究中，91%的受种者在两次或两次以上接种后产生免疫应答。虽然抗体滴度随时间增加而下降，但因存在回忆反应，100%的受种者会在加强免疫后产生免疫应答。Pittman及其同事通过应用更敏感的ELISA试验发现，一剂吸附炭疽疫苗可在60%～84%的受种者中产生可检测到的抗PA IgG抗体；接种两剂次后，95%～100%的受种者产生抗PA抗体。

已有研究发现，如将前两次接种的时间间隔延长几周（免疫程序要求剂次应间隔2周），可增强抗体应答率。接种4～6剂次者在完成免疫接种程序的2～3年后，其抗体水平高于接种1～3剂次者。和4周间隔相比，前两次接种以2周间隔诱导产生抗PA滴度较低。且相比于皮下注射，肌肉接种途径的局部或全身反应更少。因此，如果在大样本人群中进行验证，吸附炭疽疫苗的接种途径和免疫程序可能需要进行相应修改。

（3）疫苗效力：炭疽杆菌培养滤液制备的基于PA疫苗的保护效力均已被确证。美国科学院的一个综合性评议称："基于人类和动物研究中获得的证据，结合科学推理，表明注册的吸附炭疽疫苗（anthrax vaccine adsorbed，AVA）是一种有效的疫苗，可用于人类抵抗由已知的或可能的基因工程炭疽杆菌菌株所导致的炭疽病，包括吸入性炭疽"。20世纪50年代后期，在美国东北部纺织厂工作人群中（这些地方使用污染炭疽杆菌的进口生山羊毛做加工）进行一次现场试验，结果显示，与注射安慰剂相比，免疫接种可提供92.5%（95% CI：65%～100%）的抗炭疽保护。其他试验也表明，这种疫苗也能保护恒河猴抵抗致死量炭疽芽孢气溶胶的伤害。

（4）疫苗的安全性：疫苗接种后的全身反应包括轻到中度不适、轻微头痛、轻度全身肌肉疼痛。大部分局部反应为轻微红肿，划痕处有轻度浸润等。明显的局部反应包括直径大于5cm的红斑、水肿、瘙痒和局部发热等。罕见情况下会有大范围水肿。

（5）疫苗接种的适应证：常规接种只推荐给接触从动物炭疽持续发生的国家进口的、有潜在污染的动物产品的工人。有接触潜在感染动物可能的兽医、农业工人和操作炭疽杆菌的实验室工作者应当接种。还有其他特殊情况，如生物战争或恐怖主义威胁等。

（6）疫苗接种的禁忌：对疫苗有超敏反应者不能接种。对于必须免疫的这些个体，可提前使用抗组胺药物和非甾体抗炎药物。

（7）未来的疫苗：理想的炭疽疫苗应是更充分精制的、低反应原性的、能够在30天内产生长期免疫的疫苗。当前注册的接种程序，6剂接种需要18个月以上的时间，而且要每年加强免疫，所以这个程序并不是最佳的。由于多种原因，当前的无细胞炭疽疫苗并不十分理想。

因此，进一步理解炭疽的分子致病机制等问题有望推进改进型疫苗的研发。例如，在受体结合域、蛋白酶敏感结构域或其他部分的突变可能形成低反应原性的PA产品，单独使用或与其他因子组成复合体使用。其他方向包括使用芽孢组分、微荚膜的新配方或皮内途径等。此外，已有研究证明活疫苗保护试验动物优于当前注册的人用PA疫苗，因此研发人用活疫苗也可能是一项意义的工作。

（五）公共卫生

虽然改善工业条件、使用更好的生产设备和进行环境控制，均能有效地减少工业中自然发生炭疽的风险，但对工业化人群推广炭疽疫苗，更能显著降低产业工人中的自然炭疽病例。农业炭疽病例数则可通过更好地处理感染尸体等方式来减少感染病例的发生。

四　鼠疫疫苗

鼠疫是一种由鼠疫杆菌感染引起的甲类传染病，主要分为腺鼠疫和肺鼠疫两个类型。在非洲、亚洲和南美洲地区，鼠疫仍然是一个重要的公共卫生问题。

（一）临床表现及并发症

1.临床表现与并发症

（1）腺鼠疫：腺鼠疫的典型临床表现为肿大、有压痛的腹股沟淋巴结炎。感染者会出现发热、寒战、头痛和菌血症（血培养计数从少于10个到$4×10^7$CFU/ml），并伴有胃肠道症状，如恶心、呕吐、腹痛、腹泻。

（2）败血症鼠疫：原发性败血症的鼠疫患者病死率较高（20%～40%），其典型特征为急性中毒症状，如发热、寒战、乏力、头痛等。若不及时进行治疗，则有可能出现弥散性血管内凝血和出血、呼吸窘迫综合征、休克乃至器官衰竭。

（3）肺鼠疫：易感者吸入鼠疫杆菌后的1～3天内出现肺鼠疫。患者通常出现化脓性肺炎，咳嗽咳痰，痰中带血。几乎所有未经治疗的鼠疫病例都有可能继发肺鼠疫，而这类患者通常不会进一步发展为传染性鼠疫肺炎。

2.细菌学 病原体鼠疫杆菌为革兰氏阴性菌，能在4～40℃的温度下生长。

（二）流行病学

鼠疫是一类人兽共患病，常通过跳蚤从其宿主传播到人。此外，吸入含有鼠疫杆菌的飞沫也有可能引起鼠疫。全球每年约有数千例鼠疫病例报告，病死率为5%～15%。其中，半干旱地区是鼠疫主要的地方疫源地，包括美国西南部、苏联、南美洲、亚洲和非洲。1994年，印度苏拉特曾暴发过一次鼠疫，当时共有876人被诊断为鼠疫，其中54例死亡。在美国，平均每年报告18例鼠疫病例，病死率为1/7。

（三）鼠疫疫苗

1.被动免疫 虽有研究表明，抗血清或抗F1和V抗原的单克隆抗体能保护小鼠抵抗鼠疫杆菌的攻击，但目前尚无获批的鼠疫被动免疫相关方法。

2.主动免疫

（1）现有疫苗种类

1）全细胞死疫苗：1946年美国研发出人用KWC疫苗，而后美国药典对这种鼠疫疫苗进行改进，但在1999年停产。另一种则是由澳大利亚联邦血清实验室生产的KWC疫苗。这种疫苗含有高温灭活的鼠疫杆菌195/P株，其浓度为$3×10^9$/ml。成人的初次免疫程序为：接种2剂，每剂0.5ml，间隔1～4周。

2）减毒活疫苗：目前，由提纯的重组蛋白F1和V蛋白组成的疫苗已处于研发阶段，该疫苗以铝胶为佐剂。

（2）疫苗的免疫原性：一项32名健康志愿者参与的Ⅰ期临床试验对rF1+rV疫苗的免疫原性进行评价后发现，大部分的观察对象在接受初始免疫剂量后产生IgG，抗体滴度在21天后达到顶峰。其中，针对rV的总IgG和竞争结合rV的IgG滴度在21天和28天存在相关性。

（3）疫苗效力：对于已研发的鼠疫疫苗，由于鼠疫病例较为分散，且发病率低等原因，目前均尚未对其开展临床随机对照研究。

（4）疫苗的安全性：KWC疫苗对人体有反应原性。约10%的接种者会出现不良反应，包括不适、头痛、局部红肿、硬结或轻度淋巴结肿大等，表现为荨麻疹等过敏反应的则较为少见。

鼠疫减毒活疫苗的安全性有待考证。Meyer等报道，约20%的接种者出现不良反应，包括不适、乏力、发热、头痛和局部红晕（可达15cm×15cm）。而且，通过不同途径接种疫苗均未能降低不良反应的发生率。

（5）疫苗接种的适应证和禁忌：接触鼠疫杆菌毒力菌株的工作人员，或在鼠疫流行地区经常接触鼠疫的野生动物宿主及跳蚤的人群（包括流行地区的工作人员），应当接种疫苗。

若对任何疫苗有过敏的成人个体，均不能接种KWC疫苗。而对于rF1+rV疫苗，没有明确的禁忌。对未成年人（未满18岁）和孕妇，应谨慎接种KWC疫苗或亚单位疫苗。

（6）未来的疫苗：KWC疫苗是目前唯一获批的鼠疫疫苗。由于F1和V抗原亚单位疫苗为非活菌疫苗，且可以预防肺鼠疫，最有可能替代KWC疫苗。目前已经研发了用于鼻腔或胃肠外接种的F1和V抗原微球制剂。动物实验发现，耶尔森菌分泌蛋白F能预防鼠疫。因此，将耶尔森菌分泌蛋白F添加到亚单位疫苗配方可能会提升疫苗的保护效果。

思考题 ┃ 简述其他细菌类疫苗的适应证和禁忌。

（毛盈颖）

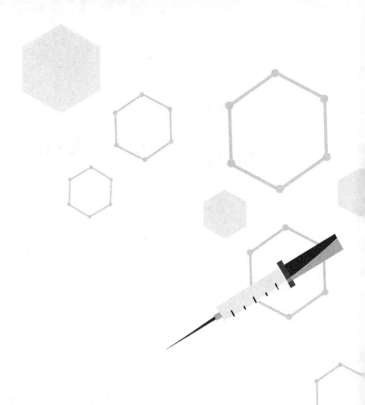

第八章

病毒类疫苗

学习要点

1. 了解乙型肝炎的疾病特点和流行病学特征；
2. 掌握中国现行乙型肝炎疫苗的接种程序及免疫效果。

乙型病毒性肝炎（以下简称乙肝）是由乙肝病毒（hepatitis B virus, HBV）引起的传染性疾病，主要通过血液与体液传播，其主要特点是容易转化为慢性感染状态，长期携带病毒，对肝脏造成持续损伤。本病曾在中国广泛流行，是危害人民健康最严重的传染病之一，2005年中国将乙肝连同艾滋病、结核病和血吸虫病列为四个重大传染病进行防治。鉴于乙肝在全球的高发病率和死亡率，全球均致力于通过婴儿接种乙肝疫苗（hepatitis B vaccine, HepB）来控制HBV以降低乙肝疾病负担。

一 疾病简介

（一）疾病及病原体简介

乙肝是以肝脏炎症和坏死病变为主的感染性疾病，临床表现以消化道症状为主（食欲减退、全身乏力、恶心、呕吐、腹痛、黄疸等），同时伴有全身其他症状。

HBV是DNA病毒，属嗜肝DNA病毒科。1965年，Blumberg及其同事在澳大利亚土著人的血清中发现一种沉淀物，并将其命名为"澳大利亚抗原"（简称"澳抗"），随后的研究证实澳抗与HBV感染直接相关。20世纪70—80年代，大量的流行病学研究显示慢性HBV感染与慢性肝病、肝硬化以及肝癌的发生密切相关。HBV至少有9个基因型（A～J），中国以B型和C型为主。

HBV感染的自然史取决于病毒、宿主和环境之间的相互作用。人感染HBV后，病毒持续6个月仍未被清除者称为慢性HBV感染。感染时的年龄是影响慢性化的最主要因素。婴幼儿因为免疫系统发育不完善，因此感染后极易转为慢性，约90%的围生期HBV感染儿童和20%～30%的婴幼儿时期感染HBV者将会发展为慢性感染，很难治愈；而成年人免疫系统功能比较强，感染后大多数人迅速自动痊愈（＞90%），仅有5%～10%发展为慢性感染。在慢性HBV感染者中，有15%～25%会因肝硬化或肝癌而过早死亡。在世界范围内，80%的肝细胞癌（hepatocellular carcinoma, HCC）病例由HBV感染造成。大量研究表明，HBV不直接杀伤肝细胞，其主要的致病机制是因HBV感染引发机体免疫应答导致肝细胞损伤及炎症发生，而炎症反复存在是慢性乙肝患者进展为肝硬化甚至HCC的重要因素。

与HBV感染有关的抗原和抗体包括HBV表面抗原（HBV surface antigen, HBsAg）、抗HBsAg抗体（抗-HBs）、HBV e抗原（HBV e antigen, HBeAg）、抗HBeAg抗体（抗-HBe）和抗HBV核心抗原抗体（抗-HBc）（包括IgG和IgM）。在HBV感染的不同阶段，至少会存在一种血清学标志物。一般临床上常用乙肝五项血清学指标的不同组合来判断感染的现状和转归（表8-1）。HBsAg检测阳性表明现行HBV感染，即所有HBsAg阳性者均应该被认为是HBV感染者；抗-HBs是一种保护性抗体，阳性说明机体对HBV具有免疫力；HBeAg阳性表示HBV在体内复制活跃，该患者传染性较强；而抗-HBe阳性表示病毒复制减少或已停止，患者传染性减低；抗-HBc阳性反映机体接触过HBV。急性或新近感染HBV，可通过检测抗-HBc IgM加以区分，IgM可在急性乙肝初期被检测到阳性，可持续6个月。但由于该指标在部分慢性乙肝病例中可检测到，阳性预测值较低，因此仅作为急慢性乙肝鉴别诊断的参考，急性乙肝的诊断还必须依赖临床证据或流行病学史。

HBV DNA定量检测可反映病毒复制水平，主要用于慢性HBV感染的诊断、治疗适应征的选择及抗病毒疗效的判断。HBV DNA的检测值可以IU/ml或拷贝/ml表示，根据检测方法的不同，1 IU相当于5～6拷贝。

表8-1 乙肝五项血清学指标常见组合的意义

HBsAg	抗-HBs	HBeAg	抗-HBe	抗-HBc	临床意义
–	–	–	–	–	过去和现在均未感染HBV
–	–	–	–	+	既往感染过HBV，但已被机体清除
–	–	–	+	+	急性HBV感染，或既往感染过HBV
–	+	–	–	–	疫苗接种后对HBV产生的保护性抗体，机体有免疫力
–	+	–	+	+	急性乙肝的恢复期，机体有免疫力
–	+	–	–	+	急性或既往HBV感染后已痊愈，机体有免疫力
+	–	–	–	–	急性HBV感染阶段，或慢性HBV携带
+	–	–	+	+	急性HBV感染后趋向恢复，或慢性HBV携带者体内病毒复制较弱（俗称"小三阳"）
+	–	+	–	+	急性或慢性乙肝，体内病毒高复制，传染性强（俗称"大三阳"）

（二）流行病学

HBV感染呈世界性流行。2015年据WHO估算，全球约20亿人曾感染HBV，其中2.57亿人为慢性HBV感染者，约有88.7万人死于HBV感染所致的肝衰竭、肝硬化和肝细胞癌。全球肝硬化和HCC患者中，由HBV感染引起的比例分别为30%和45%。

在HepB应用以前，中国人群HBsAg流行率为9.75%（1992年），属HBV高流行区。自HepB应用后，中国人群HBsAg流行率逐渐下降。2006年全国人群乙肝血清流行病学调查显示，中国1～59岁人群HBsAg流行率为7.18%，标志着中国成为HBV中等流行国家。2014年，1～29岁人群乙肝血清流行病学调查证实，中国<5岁以下儿童HBsAg流行率已降

至0.32%。根据血清流行病学结果推算，中国目前有慢性HBV感染者约8 600万人，其中慢性乙肝患者约2 800万例。

HBV的传染性强，人群普遍易感。HBV进入机体后在肝脏细胞内繁殖，然后释放到血液循环中，因此凡是血液中可以检测出HBsAg阳性者（特别是HBV DNA阳性者），都具有传染性。虽然HBV可通过多种体液排至体外，但只有血液、唾液、精液和阴道分泌液具有传染性，其中血液中HBV浓度最高。易感者通过破损的皮肤和黏膜暴露于这种血液和其他体液而使HBV进入体内。HBV感染的主要途径包括婴儿在围生期暴露于HBV感染的母亲，密切接触、性接触和经皮暴露于HBV感染者的血液或体液。日常工作或生活接触，如共同办公（包括共用计算机等办公用品）、握手、拥抱、同住宿舍、共同用餐和共用厕所等无血液暴露的接触，一般不会感染HBV。

 ## 乙型肝炎疫苗

（一）被动免疫

高效价乙肝免疫球蛋白（hepatitis B immune globulin, HBIG）是一种含有高浓度抗-HBs的特异性免疫球蛋白，如暴露HBV后及时注射HBIG，其预防乙肝发生或防止慢性化感染的有效性约为75%。但HBIG提供的保护仅能维持数月，抗-HBs滴度下降后，保护作用很快消失。

在HepB普及前，HBIG被用于暴露前和暴露后的预防，但现在仅推荐HBIG与HepB联合应用于以下几种情况：HBsAg阳性母亲所生新生儿、皮肤或黏膜接触HBsAg阳性者血液者、与HBV感染者有性接触者、肝移植患者。

（二）主动免疫

1. 疫苗 HepB是用于预防乙肝的生物制品，接种HepB后，可刺激免疫系统产生保护性抗体（抗-HBs）和一系列细胞免疫反应，是预防HBV感染的最有效手段。

全球首个安全、有效的HepB于1982年上市。最早的疫苗是通过从慢性HBV感染者的血浆中分离出的HBsAg制备的，经高度纯化后，剩余的感染性颗粒通过一系列措施灭活后制成疫苗，即血源HepB。随着生物技术的发展，DNA重组技术使HBsAg能够在其他生物体表达，极大提升了疫苗产能。重组HepB于1986年起在国外使用，并逐渐取代血源HepB，大多数国家目前所使用的疫苗是DNA重组疫苗。

中国HepB研发和使用也经历了血源性HepB及基因重组HepB两个阶段。中国血源性HepB于1986年批准上市，由于该疫苗有一定的潜在危险性，卫生部规定1998年6月30日停止生产血源性HepB，2000年停止使用该疫苗。1988年中国预防医学科学院病毒研究所完成重组乙肝中国仓鼠卵巢（CHO）细胞系的建立及鉴定，长春生物制品研究所完成中度规模试验工艺的建立及申报生产，1992年中国自主研发的CHO被批准试生产，1996年正式生产；同期，1989年中国从美国默克公司（MerckSharp & Dohme）引进酵母基因重组疫苗生产技术，由中国卫生部北京生物制品研究所和深圳康泰生物技术有限公司生产，1993年完成中间试制，1995年获准生产，1996年在北京生物制品研究所和广东深圳康泰生物制品有限公司正式生产。此外，1995年，德国莱茵公司开发了重组汉逊酵母乙肝疫苗，可提高疫苗产量，1997年大连高新生物技术公司引进重组汉逊酵母工程菌进行疫苗开发。目前中国国内使用的HepB种类、剂型及生产厂家较多，均为基因工程疫苗：重组HepB（汉逊酵母）、重组HepB（酿酒酵母）、重组HepB（CHO）、甲乙肝联合疫苗等。

HepB储存温度是2~8℃，但大多数的HepB热稳定性较好。在没有冷链条件的地区，HepB的热稳定性使其可以开展冷链外运转，这对于在家分娩婴儿，首针及时接种HepB阻断围生期HBV传播具有重要意义。

HepB冻结温度−0.5℃。单价HepB和甲乙肝联合疫苗都不能被冻结。冻结的HepB会使HBsAg蛋白从铝佐剂中游离出来，降低免疫原性和效价。

2．免疫策略 HepB免疫程序灵活，可选择三针免疫程序或四针免疫程序。从全球来看，围生期传播或幼儿期传播是HBV慢性感染的主要原因，因此婴儿出生后（24小时内）应尽早接种首剂单价HepB，而后再接种2剂或3剂HepB，两剂次之间至少间隔4周。

中国从1992年将HepB纳入计划免疫管理，2002年将HepB纳入国家扩大免疫规划，经过近三十年的实践和不断调整，逐步形成了完善的新生儿HepB普种策略（图8-1）。基于《国家免疫规划儿童免疫程序及说明（2020年版）》，儿童HepB基础免疫程序为0、1、6月龄3剂次，即婴儿出生后<24小时内尽早第1剂HepB，第2剂在1月龄时接种，第3剂在6月龄时接种。接种部位为上臂外侧三角肌或大腿前外侧中部，肌内注射。对于孕期产检筛查HBsAg阴性母亲新生儿，可选择重组（酵母）或重组（CHO细胞）的HepB，接种剂量均为每剂次10μg。对于孕期产检筛查HBsAg阳性母亲新生儿，如选择重组（酵母）HepB接种剂量为每剂次10μg；如选择重组（CHO细胞）HepB，接种剂量为每剂次20μg。体重小于2 000g的婴儿，接种出生剂量后，还应接种3剂乙型肝炎疫苗（全程为4剂）。

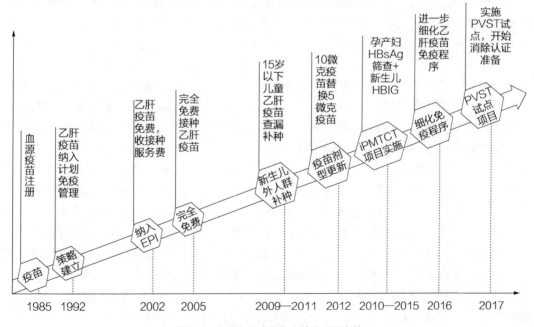

图8-1 中国乙肝疫苗免疫策略不断完善

注：EPI（Expanded Program on Immunization）：扩大免疫规划；iPMTCT（integrated Prevention of mother-to-child transmission）：综合的母婴阻断项目；PVST（Post vaccination serologic testing）：HepB免疫后血清学监测；HBIG（hepatitis B immune globulin）：乙肝免疫球蛋白。

HBsAg阳性母亲所生的婴儿同时给予HBIG和1剂HepB。如果乙肝炎疫苗接种被中断或推迟，应按照下述原则尽早补种：①若出生24小时内未及时接种，应尽早接种；②对于未完成全程免疫程序者，须尽早补种，补齐未接种剂次即可；③第1剂与第2剂间隔应≥28天，第2剂与第3剂间隔应≥60天。在任何年龄组中，疫苗接种程序的中断都无须重新开始接种程序。

对于新生儿以外人群，中国目前将HepB作为非免疫规划疫苗管理，按照"0-1-6月"免疫程序采取自费、自愿接种。接种前不须血清学筛查，接种剂量推荐使用20μg HepB。

3. 免疫原性及持久性 接种HepB后用血清学方法可测得抗-HBs保护性抗体。定性检测抗-HBs阳性或定量检测抗-HBs≥10mIU/ml，表明疫苗接种成功，免疫后产生的抗体可保护机体免受HBV感染。HepB初免成功后，抗-HBs滴度会随时间延长发生衰减。接种HepB后抗-HBS滴度峰值越高，其下降至<10mIU/ml所需的时间也就越长。

乙型肝炎疫苗的3剂程序，可使95%的健康婴儿、儿童和青少年的抗-HBs滴度达到保护水平；可使90%的40岁以下的健康成年人的抗-HBs滴度达到保护水平；40岁以上者，其保护性滴度低于90%；60岁以上者，其保护水平下降到65%～75%。除年龄外，影响疫苗接种效果的因素还包括吸烟、肥胖、HIV感染、遗传因素和其他慢性疾病等。延长第1和第2剂的间隔对免疫原性和最终的抗体滴度的影响不大。延长第2剂和第3剂的间隔，则会增强抗体滴度产生，但对血清阳转率影响不大。

4. 免疫后的低应答和无应答 如上文所述，全球现有上市的HepB均有较好的免疫效果，大部分人群全程免疫后可有效地产生保护性抗体，但是仍有1%～10%的健康成人和新生儿免疫后抗体滴度较低或无抗体应答。

HepB免疫后1～3个月检测抗-HBs≥10 mIU/ml即为抗体阳性，但如果抗-HBs滴度在10～100mIU/ml之间，且在体内持续时间较短，通常称之为低应答（或弱应答）；如检测抗-HBs<10mIU/ml（阴性），表明机体对HBV无抵抗能力，称之为无应答。

造成HepB接种后发生无应答或低应答的因素较多，其中主要的因素包括：①年龄、性别等因素。随着受种者年龄增长，接种HepB后发生无（低）应答率呈上升趋势，新生儿的无（低）应答率最低。而且，同等条件下成人女性接种HepB无（低）应答率明显低于男性。②疫苗因素。HepB免疫后的无（低）应答发生率会因疫苗内抗原剂量不足而升高。中国既往新生儿HepB接种使用剂量为5μg/剂次，研究显示HepB接种剂量低于10μg/剂次，有10%～20%的儿童发生无应答。③免疫功能低下或免疫缺陷。儿童免疫系统发育不全也是HepB接种后低免疫应答或无应答的重要原因之一。先天性免疫低下和缺陷者（如胸腺发育不全）、HIV感染者、器官移植和肾病者也易发生低应答或无应答。④遗传因素。人类主要组织相容性抗原（MHC）Ⅱ类抗原对HepB免疫反应起了重要作用，而疫苗低免疫应答或无免疫应答与人类白细胞抗原（HLA）关系密切。⑤HBV隐匿性感染。隐匿性HBV感染定义为肝内持续存在HBV，血清HBV DNA低水平或阴性，不能检出HBsAg，但能通过聚合酶链反应（polymerase chain reaction, PCR）检测到HBV DNA。这种HBV隐匿性感染者接种HepB后通常表现为低免疫应答或无应答。

对于全程接种疫苗后抗体阴性人群，建议尝试更换HepB的品种或增加HepB剂量再次全程接种，再次免疫接种后多数可产生保护性抗-HBs抗体。对两次全程接种（6剂次）疫苗后仍检测不到抗体者，可能是由于原发性免疫缺陷或已经隐匿性感染HBV，因此不再建议继续接种疫苗。

5．安全性　根据全球使用HepB的经验，以及由WHO全球疫苗安全顾问委员会等独立的专家委员会经过广泛审核后，认为HepB具备极佳的安全性，接种发生严重过敏反应发生极为罕见（急性过敏反应比例为1.1/100万）。HepB接种后，一般反应发生率较低且症状轻微、短暂，主要表现为注射局部疼痛、不适、头痛、头晕、皮疹、乏力等，一般不超过24小时，可以不做处理或简单对症治疗。

6．接种禁忌　HepB具有良好的安全性，除对酵母或疫苗的任何成分有过敏外，几乎没有任何其他明确的接种禁忌。早产儿、HIV阳性者以及妊娠和哺乳期妇女都可以接种HepB。

7．加强免疫　尽管接种HepB后，抗-HBs滴度会随免疫时间延长而下降。但大量数据显示，HepB免疫后除产生抗-HBs外，还能刺激人体产生细胞免疫，因此存在免疫记忆，当机体再次受到乙肝病毒侵袭，机体会启动细胞免疫以阻止感染。所以对于一般人群，接种HepB后如果能够明确产生过乙肝抗体，即便抗体衰减为阴性也没有证据表明需要再次加强免疫。

8．免疫后的血清学检测　对于一般人群，不推荐在完成HepB的全程接种后进行血清学检测。但对于某些特殊人群，如HBsAg阳性母亲所生儿童、可能经皮肤或黏膜暴露于血液或体液的高危人群（如医护人员、血液透析患者、HIV感染者、接受造血干细胞移植者或接受化学治疗者等），有必要了解疫苗接种后的免疫状态，建议在最后一剂疫苗接种后1～2个月内进行抗-HBs检测。

（三）中国HepB免疫效果

中国实行的新生儿普种HepB免疫策略取得显著效果。为评价中国新生儿HepB应用效果，2006年中国开展了第三次全国乙肝血清流行病学调查。调查结果显示，中国人群HBsAg携带率为7.18%，与1992年相比下降26.36%，其中1～4岁儿童为0.96%，与1992年（9.67%）相比下降90%。通过实施新生儿乙型肝炎疫苗接种，1992年以来中国至少有效地减少儿童乙肝表面抗原携带者约3 000万，减少500多万儿童因HBV感染而发生的死亡。

根据2006年全国乙肝血清流行病学调查结果，卫生部于2012年向WHO西太区提交申请，要求对其实现乙肝控制目标进行验证。验证专家组对中国提交的出版物和原始文件进行审评。通过审评，验证专家组达成一致结论：1999年后出生儿童的HBsAg血清携带率（2006年调查数据）已降至1%或以下。中国已成功地提前实现WHO提出的到2012年<5岁儿童乙型肝炎病毒表面抗原携带率降至<2%的目标。

2014年11月，中国再次进行全国乙肝血清流行病学调查，这次调查的对象集中在1～29岁即1986年HepB上市应用后出生人群。最新的调查结果表明：中国1～29岁人群HBsAg流行率为2.6%，1～4岁、5～14岁和15～29岁人群的HBsAg流行率分别为0.3%、0.9%和4.4%。与1992年和2006年调查数据相比，1～4岁儿童HBsAg流行率分别下降97%和67%，5～14岁儿童HBsAg流行率分别下降91%和61%。

中国HepB预防接种取得的显著成就也得到广泛的国际认可。2014年2月，WHO西太区主任Dr. Shin Young-soo向中国政府颁奖，以表彰中国在防控儿童乙肝方面所取得的突出成就，并肯定中国乙肝防控工作是全球公共卫生领域最伟大的成就之一，是其他各国乙肝防控的榜样。

三 公共卫生

（一）经济学评价

实施新生儿HepB预防接种，不但可以保护个体免受HBV感染，降低人群的急性和慢性乙肝发病，还能有效地降低人群因HBV感染引起的肝硬化和HCC发病和死亡，其经济效益和社会效益巨大，是最具成本-效益的公共卫生干预措施之一。

（二）疾病控制策略

2015年，第69届世界卫生大会通过《全球卫生部门2016—2021年病毒性肝炎战略》（简称《战略》），其中涉及五种病毒性肝炎（甲、乙、丙、丁和戊肝）的防控，重点是对乙肝和丙肝的防控。作为全球的纲领性文件，它明确提出到2030年消除乙肝公共卫生威胁的防控目标，实现与2015年的基线数据相比，新发感染减少90%，HBV相关死亡减少65%。

中国作为HBV感染的高负担国家，过去30年中在预防新生儿HBV感染方面取得巨大的成就。目前中国已经出台和实施一系列的预防控制HBV感染的政策、措施与技术。但是，由于中国HBV感染者存量巨大，诊断及治疗覆盖率不高，因此达到消除乙肝的目标仍面临较大挑战。中国应在继续保持疫苗接种及母婴阻断的高覆盖率、保障用血安全和注射安全的基础上，优先加大HBV的筛查、诊断和治疗力度。此外，还需要加强对乙肝发病监测来实时掌握疾病的流行特征变化，同时还应重视对群众乙肝防治知识的宣传教育来促使其改变HBV感染的高风险行为。

思考题

① 简述中国乙型肝炎防控策略；

② 论述中国乙肝防控成就。

（郑徽）

学习要点

1. 掌握脊髓灰质炎典型临床表现及鉴别诊断；
2. 掌握脊髓灰质炎疫苗免疫程序及效果；
3. 掌握急性弛缓性麻痹病例监测要点。

脊髓灰质炎（poliomyelitis）是由脊髓灰质炎病毒（poliovirus）影响脊髓而引起的典型麻痹表现的急性传染病；病毒常侵犯中枢神经系统，损害脊髓前角运动神经细胞，导致肢体松弛性麻痹，多见于儿童，故又名小儿麻痹症。

1789年英国Michael Underwood首次描述了儿童下肢麻痹病例，并命名为脊髓灰质炎。19世纪早期，欧洲报告首起脊髓灰质炎暴发，1843年美国首次报告暴发。此后百年间，北半球发达国家每年夏秋季都有脊髓灰质炎流行的报告，流行日益严重。自1988年WHO设定消灭脊髓灰质炎目标以来，随着脊髓灰质炎疫苗预防接种活动深入开展，全球脊髓灰质炎病例数和发病率迅速下降，消灭脊髓灰质炎目标实现的可行性也得到有效证实。

 疾病简介

（一）疾病概况

脊髓灰质炎病毒是一种无包膜的单链RNA病毒，直径为27~30nm，无衣壳包被的病毒为对称20面体，包含长约7 500核苷酸的单股正链RNA基因组，属于微小核糖核酸（RNA）病毒科的肠道病毒属。脊髓灰质炎病毒有Ⅰ型、Ⅱ型和Ⅲ型三种血清型。三个血清型之间交叉免疫力较弱。流行病学资料证明，Ⅰ型野病毒引起的传播占80%~90%，其次为Ⅲ型野毒，目前世界上已无Ⅱ型野病毒引起的病例。2012年以来全球未发现Ⅲ型脊髓灰质炎病毒，2019年10月WHO宣布Ⅲ型脊髓灰质炎野病毒已在全球范围内被消灭。

脊髓灰质炎病毒传染力在4℃时可稳定数周、30℃时稳定数日，$MgCl_2$对病毒传染力有稳定作用。脊髓灰质炎病毒可暂时寄居于胃肠道，在酸性pH（3.0~5.0）条件下稳定1~3小时。脊髓灰质炎病毒对一些普通清洁剂或消毒剂（如肥皂、非离子洗涤剂以及乙醇、乙醚、氯仿等脂溶剂）不敏感。脊髓灰质炎病毒对热、甲醛、氯、紫外线敏感，在这些因素作用下可迅速灭活。

脊髓灰质炎是一种传染性很强的疾病，潜伏期为6～20天（平均3～35天）。人感染脊髓灰质炎病毒后，绝大多数感染者表现为隐性感染，＜1%感染者可演变为麻痹型脊髓灰质炎病例，隐性感染和麻痹型脊髓灰质炎病例的比例在50∶1～1 000∶1（平均200∶1）。

人感染脊髓灰质炎病毒后，其结局可分为无症状的隐性感染、轻型脊髓灰质炎病例、无麻痹型脊髓灰质炎病例和麻痹型脊髓灰质炎病例共4种，其中无症状的隐性感染者占感染者的70%～75%，轻型病例占20%～25%，无麻痹型脊髓灰质炎病例占4%～8%，麻痹型脊髓灰质炎病例不足1%。通常的脊髓灰质炎病例是指麻痹型病例。

诊断脊髓灰质炎病例时，需要与格林-巴利综合征（Guillain-Barre's syndrome）、感染性多发性神经根炎、家族性周期性瘫痪、周围神经炎、引起轻瘫的其他病毒感染等疾病进行鉴别。

（二）流行病学

人类是已知脊髓灰质炎病毒的唯一宿主，隐性感染传播是常见方式。脊髓灰质炎病毒感染者在出现症状前后7～10天传染性最强。脊髓灰质炎病毒在粪便中可存活3～6周。

未开展脊髓灰质炎疫苗预防接种前，脊髓灰质炎病毒感染呈现全球流行态势。脊髓灰质炎在温带地区终年散发，以夏秋为多，可呈流行态势；在热带地区无明显季节性，四季发病率相似。

自开展脊髓灰质炎疫苗预防接种以来，脊髓灰质炎病例大幅度下降。目前WHO美洲区、西太区、欧洲区和东南亚区已相继实现无脊髓灰质炎区域目标，全球仅有阿富汗和巴基斯坦存在Ⅰ型脊髓灰质炎野病毒的传播或流行。

历史上中国是一个脊髓灰质炎流行严重的国家。20世纪60年代初期，中国每年报告脊髓灰质炎20 000～43 000例病例，多呈散发，时有暴发或流行。实施国家免疫规划后，中国脊髓灰质炎发病率逐年下降。为响应全球1988年设立的消灭脊髓灰质炎目标，中国积极开展脊髓灰质炎疫苗的常规免疫和强化免疫，中国脊髓灰质炎野病毒传播范围逐年缩小，发病数逐年下降。中国自1995年以来没有发现本土野脊髓灰质炎病毒病例，并于2000年实现无脊髓灰质炎区目标。2011年8月新疆和田地区发生了输入性脊髓灰质炎野病毒疫情，2012年中国又恢复无脊髓灰质炎状态。

脊髓灰质炎疫苗

（一）被动免疫

1915年脊髓灰质炎患者恢复期血清首次用于治疗。20世纪40年代末和50年代初，中和抗体再次用来预防脊髓灰质炎。人免疫球蛋白含有抗Ⅰ型、Ⅱ型和Ⅲ型脊髓灰质炎病毒抗体，可及时中和接触者血液中的脊髓灰质炎病毒。婴儿在出生后的3～6个月很少发生麻痹型脊髓灰质炎，与母传特异型脊髓灰质炎抗体提供保护有关。

目前脊髓灰质炎被动免疫主要是用人免疫球蛋白来保护脊髓灰质炎病毒的接触者和免疫缺陷脊髓灰质炎病毒感染者。被动免疫也适用于扁桃体切除的儿童、未经过免疫接种而又必须接触脊髓灰质炎患者的医务人员和亲属，以及未免疫接种孕妇等。免疫效果可维持3～5周。

（二）主动免疫

1．疫苗历史　1955年脊髓灰质炎灭活疫苗（inactivated poliovirus vaccine，IPV）获准使用，20世纪60年代早期脊髓灰质炎灭活疫苗已获得广泛应用。1961年Ⅰ型、Ⅱ型单价口服脊髓灰质炎疫苗（oral poliovirus vaccine，OPV）获准使用。1962年Ⅲ型OPV获准使用，1963年三价OPV疫苗获得使用并广泛取代脊髓灰质炎灭活疫苗的使用，三价OPV自1963年开始使用后，已作为全球多数国家或地区的首选疫苗。1987年IPV获得批准，1988年开始上市使用。2016年口服二价脊髓灰质炎活疫苗（bivalent oral poliovirus vaccine，bOPV）上市。

2．脊髓灰质炎疫苗种类　脊髓灰质炎疫苗有两种，即脊髓灰质灭活疫苗和口服脊髓灰质减毒活疫苗。

（1）脊髓灰质炎灭活疫苗（IPV）：IPV（Salk疫苗）包含全部Ⅰ、Ⅱ、Ⅲ三个血清型脊髓灰质炎疫苗灭活病毒。脊髓灰质炎病毒疫苗株在一种猴肾组织细胞（Vero细胞）培养生长，经甲醛灭活混合制成，并加入防腐剂2-苯氧乙醇，微量的新霉素、链霉素和多黏菌素B。

IPV对热相对稳定。疫苗可在4℃稳定保存4年；在25℃稳定保存1个月。Ⅰ型组分在37℃保存1～2天后、Ⅱ型和Ⅲ型组分在37℃保存2周后效价出现下降。冻结会降低脊髓灰质炎灭活疫苗的体外效价。

IPV优点是便于保存及运输，无减毒株返祖现象，且副作用少。IPV可单独使用，也可与白喉、破伤风、无细胞百日咳、乙型肝炎或Hib疫苗的抗原联合制备成四联苗、五联苗或六联疫苗。

（2）脊髓灰质炎减毒活疫苗（OPV）：（Sabin疫苗）包含三个血清型脊髓灰质炎疫苗活病毒，其中Ⅰ、Ⅱ、Ⅲ型病毒含量比例为10∶1∶3。脊髓灰质炎病毒疫苗株在一种猴肾组织细胞（Vero细胞）培养生长，经过一系列工艺程序混合制成，以0.5ml为单位分装在塑料分配器中。2016年使用的血清型脊髓灰质炎减毒活疫苗仅含Ⅰ型和Ⅲ型疫苗株病毒。活疫苗含微量的新霉素、链霉素和多黏菌素B，不含防腐剂2-苯氧乙醇。

OPV对热敏感。OPV必须冷冻储存（最好−20℃）及运输，且解冻后须放在10℃以下冰箱中不能超过30天，超过30天疫苗必须废弃。

OPV优点是接种途径为口服、方法简便；不会漏服，服用次数少，免疫效果好。

3．疫苗免疫机制

（1）IPV：IPV进入体内，经APC抗原呈递，激发细胞介导的免疫反应，机体可产生抗OPV的保护性抗体和记忆性免疫细胞。

（2）OPV：OPV免疫机制类似于脊髓灰质炎野病毒自然感染致病机制，即OPV疫苗株病毒经口、咽、肠道黏膜侵入体内后到达局部淋巴组织，迅速繁殖后进入血液，激发机体的细胞免疫、体液免疫和黏膜免疫，产生中和性抗体IgA和保护性IgG，以及记忆性免疫细胞。

4．免疫程序

（1）IPV免疫程序：在发达国家相差很大，如美国采用2、4、6～18月龄基础免疫3剂，4～6岁加强免疫1剂；法国采用2、3、4月龄基础免疫3剂，12～18月龄、6岁、11岁、16岁各加强免疫1剂。

（2）OPV免疫程序：儿童2、3和4月龄时服用，间隔至少4周各服1次，并在4岁时加强1剂。

（3）IPV/OPV序贯免疫程序：通常采用IPV-OPV序贯免疫程序，现多数国家或地区对适龄儿童先接种1~2剂IPV，再接种≥2剂OPV。少数国家儿童2、3、4月龄各接种1剂IPV，12月龄接种1剂OPV。

（4）中国脊髓灰质炎疫苗免疫程序：2月龄和3月龄接种2剂IPV，4月龄接种1剂二价口服脊髓灰质炎疫苗（bOPV）。

（5）三种脊髓灰质炎疫苗免疫程序比较（表8-2）：

表8-2　三种脊髓灰质炎疫苗免疫程序的优缺点

特征	OPV程序	IPV程序	IPV/OPV序贯程序
VAPP	1/140万受种者	无	比OPV低50%~75%
其他严重不良反应	无	无	无
全身免疫	高	高	高
黏膜免疫	高	较低	高
疫苗病毒二次传播	是	否	一些
出现cVDPV	是	否	可能降低
需要额外注射或就诊	否	是	是
免疫程序的依从性	高	可能降低	可能降低
未来联合免疫	不可能	可能	可能（IPV）
目前成本	低	高	中

［根据CDC. 美国预防脊灰IPV/OPV免疫程序介绍. 免疫咨询委员会建议. MMWR 46（RR-3）：1-25，1997. 编写。］

5．接种途径

（1）IPV接种途径有皮下注射和肌内注射两种。若以百白破疫苗（DTP）为基础含有IPV的多价疫苗通常采用肌内注射。婴儿注射的最佳部位是大腿前外侧中部，儿童为上臂三角肌。

（2）OPV接种途径为口服，禁止注射。对接种OPV后30分钟内出现呕吐的儿童应重复接种。

6．接种禁忌及注意事项

（1）IPV接种禁忌：对IPV组分为产生严重过敏反应者或以前接种疫苗产生过严重过敏反应者。哺乳、儿童腹泻、伴有发热的轻微上呼吸道疾病、以前接种该疫苗发生中-重度的局部反应、正在接受抗生素治疗或急性疾病恢复期，均不是IPV疫苗接种的禁忌。

IPV接种慎用征：中度或重度急性疾病患者；妊娠者。

（2）OPV接种禁忌：①已知对该疫苗的任何组分，包括辅料及硫酸庆大霉素过敏者；②患急性疾病、严重慢性疾病、慢性疾病的急性发作期、发热者；③免疫缺陷、免疫功能低下或正在接受免疫抑制剂治疗者；④妊娠期妇女；⑤患未控制的癫痫和其他进行性神经系统疾病者。

OPV接种慎用征：家庭和个人有惊厥史者、患慢性疾病者、有癫痫史者、过敏体质者。

7．疫苗不良反应 IPV和OPV均有很好的安全性。

（1）IPV：常见反应有发热，注射部位局部反应（触痛、红肿），全身不良反应（烦躁、呕吐、嗜睡、进食障碍、腹泻）；偶尔有注射部位局部反应（硬结），全身不良反应（皮疹）；极罕见有注射部位局部反应（淋巴结肿大），过敏反应（荨麻疹、血管性水肿、过敏性休克），中度一过性关节痛和肌痛，惊厥和一过性的感觉异常。

（2）OPV：常见反应有发热、腹泻、烦躁（易激惹）和呕吐。偶尔有皮疹、寒战、无力、骨肉疼痛和关节痛。少见有感觉异常（刺痛感、四肢发麻）、局部麻痹（轻度瘫痪）、神经炎（神经性发炎）及脊髓炎。极罕见反应有脊髓灰质炎疫苗相关病例（vaccine associated paralytic poliomyelitis，VAPP）。

8．OPV接种相关问题

（1）疫苗相关脊髓灰质炎（VAPP）病例：主要见于OPV服苗者，其危险性（在受种者或受种者的接触者中）为每1 000万OPV服苗者中出现少于3个VAPP，即<3/1 000万剂。WHO最近对全球VAPP造成的负担进行评估表明，每年有250～500例VAPP发生。

（2）疫苗衍生脊髓灰质炎病毒（vaccine derived poliovirus, VDPV）病例：指该病毒与原始疫苗株病毒相比，VP1区全基因序列的差异介于1%～15%之间（有≥9个碱基发生变异），多见于脊髓灰质炎野病毒传播被阻断的国家，多发生在脊髓灰质炎疫苗接种率低的地区。VDPV株对接种脊髓灰质炎疫苗的个体不构成威胁。VDPV株分成免疫缺陷VDPVs（iVDPVs）和循环VDPVs（cVDPVs）两种。

（3）脊髓灰质炎疫苗重组株（vaccine recombinant poliovirus, VRPV）病例：指服用OPV后不同型别的疫苗株病毒在服苗者体内发生毒株间的重组。VRPV毒力高于Sabin疫苗株，有一定的致病性，可在当地的适龄人群中造成循环。VRPV病例主要发生在疫苗接种率较低的地区，1997—1999年在贵州和云南发生的VRPV病例中，疫苗0剂次儿童占37.3%，未全程免疫者占33.3%。

（4）格林巴利综合征（Guillain–Barré syndrome, GBS）：虽有报道开展OPV大规模接种活动增加了格林巴利综合征发生的风险；但诸多研究均没有获得接种OPV与格林巴利综合征的因果关系。

9．脊髓灰质炎疫苗免疫效果 IPV和OPV均有良好的免疫原性，均能有效地激发机体的体液免疫、细胞免疫和黏膜免疫。

（1）疫苗免疫应答

1）IPV免疫应答：IPV是抗原灭活疫苗，其免疫应答取决于抗原浓度、免疫次数、免疫间隔、初次免疫年龄，以及使用包含IPV的产品类型（单独使用未添加佐剂的IPV单苗与添加佐剂的IPV联合疫苗）。在初次进行脊髓灰质炎灭活疫苗（IPV）全程免疫时，高水平的母传脊髓灰质炎病毒抗体在初次免疫过程中会减弱抗体应答水平，并降低血清阳转率，在1岁以内接种3剂IPV可以将这种影响减少至最低。接种1剂次IPV后，受种者的血清保护率为90%、血清阳转率为50%，对Ⅰ型脊髓灰质炎病毒产生有限的临床效果为36%（95% CI：0～67%）。接种2剂次IPV后，Ⅰ型脊髓灰质炎病毒的血清保护率范围为89%～100%，Ⅱ型为92%～100%，Ⅲ型为70%～100%。接种3剂次IPV后的免疫应答水平明显优于2剂次，按照2-3-4、3-4-5、2-4-6月龄免疫程序接种效果良好。研究证实IPV抗麻痹型脊髓灰质炎的效力为80%～90%，对所有型别的脊髓灰质炎的效力为60%～70%（表8-3）。

表8-3 1岁以内接种2剂或3剂IPV的免疫原性

免疫程序	I型		II型		III型	
	阳转率/%	GMT	阳转率/%	GMT	阳转率/%	GMT
2-4	89~100	17~335	92~100	17~709	70~100	50~1200
2-4,12-18	94~100	495~2629	98~100	1518~6637	97~100	1256~4332
2-4-6	96~100	143~2459	96~100	78~2597	95~100	187~3010
3-4-5	85~100	110~475	98~100	92~944	86~100	89~1244
2-3-4	97~100	143~595	99~100	91~561	95~100	221~1493

注：GMT：几何平均滴度；OPV：口服脊髓灰质炎病毒疫苗；IPV：灭活脊髓灰质炎病毒疫苗。

（根据Stanley A.Plotkin, Walter A.Orenstein, Paul A. Offit. 疫苗. 6版. 杨晓明，王军志，时念民，等译. 北京：人民卫生出版社，2017. 编写。）

IPV联合疫苗免疫应答：因为联合疫苗中添加了铝佐剂，所以含有IPV的联合疫苗所诱导的抗脊髓灰质炎病毒的免疫应答水平高于IPV疫苗单独使用时的应答水平。

2）OPV免疫应答：OPV与自然暴露于脊髓灰质炎病毒类似，可引发复杂的免疫反应，包括细胞免疫、体液（全身）免疫和黏膜（局部）免疫。完成三剂的OPV接种后，≥95%受种者可产生对所有三型脊髓灰质炎病毒的持续40年或终身的保护性抗体。OPV诱导的体液免疫应答并不完全是血清型特异性反应，还有一定程度的交叉反应（异型交叉）。OPV还可诱导受种者鼻及十二指肠广泛应答，分泌中和性抗体IgA。实践证实OPV在预防麻痹性疾病方面的效力≥90%。OPV不仅能降低脊髓灰质炎的发病，还能防止脊髓灰质炎的暴发流行，消除脊髓灰质炎季节性的流行模式。

完成3剂次OPV接种，不仅有效地保护受种者免于脊髓灰质炎病毒侵袭，还能间接对受种者的接触者免疫起保护作用。70%~90%婴儿OPV免疫后可排出脊髓灰质炎疫苗株病毒，将病毒传播其接触者并产生免疫应答，显示出OPV强的群体保护效果。

3）IPV-OPV免疫效果：IPV-OPV序贯免疫程序在控制VAPP及野病毒所致脊髓灰质炎中的有效性和强化作用很大，其诱生的抗脊髓灰质炎抗体持久性与IPV或OPV免疫类似。序贯免疫程序的免疫原性与所用疫苗种类、接种年龄、接种剂次数及剂次间隔有关。IPV/OPV序贯免疫具有良好的免疫原性，已经建立并逐步应用于全世界。

IPV/OPV序贯免疫的优势有：①免疫程序将使受种者中发生VAPP病例概率降低95%。由于2剂IPV诱导的黏膜免疫应该能降低疫苗株病毒的传播，在某种程度上降低接触者中VAPP的发生；②连续使用OPV将产生有效的肠道免疫，因而提高人群对输入性脊髓灰质炎野病毒传播的抵抗能力；③疫苗株病毒存在传播的机会，从而能免疫那些没有常规免疫的人群（免疫覆盖达到高水平时，这种方式并不重要）；④2岁以内儿童根据单独IPV程序要求接种数减少，提高受种者接种的依从性；⑤免疫程序要求卫生保健提供者对2种脊髓灰质炎病毒疫苗进行储备，有利于家长及提供方做出选择。

（2）黏膜免疫应答：IPV和OPV均能诱导咽部和肠道黏膜免疫应答，可产生分泌型保护性中和抗体IgA，在抵抗脊髓灰质炎病毒感染方面起重要作用。与IPV相比，OPV诱导的咽部和肠道免疫反应强，分泌IgA多，因此OPV在减少脊髓灰质炎病毒循环方面有很大优势。IPV/OPV序贯免疫诱导的黏膜免疫反应与分泌IgA与OPV免疫类似，显著优于IPV

免疫。免疫三剂IPV、OPV或IPV/OPV序贯免疫程序后，局部（鼻咽部）和全身抗体应答水平见表8-4。

表8-4 3剂IPV、OPV或序贯程序免疫后儿童血清中和抗体或者鼻咽部IgA水平

抗体阳转率及 GMT	OPV-OPV-OPV			IPV-IPV-IPV			IPV-IPV-OPV		
	I型	II型	III型	I型	II型	III型	I型	II型	III型
血清IgG（%）	100	100	100	96	100	100	100	100	100
IgG GMT	1 470	3 578	1 522	1 954	5 835	5 187	3 044	1 0693	2 348
鼻咽部IgA（%）	100	100	100	89	91	89	75	81	81
IgA GMT	69	97	129	24	25	31	19	22	23

注：GMT：几何平均滴度；OPV：口服脊髓灰质炎病毒疫苗；IPV：灭活脊髓灰质炎病毒疫苗。

（根据Faden H, Modlin J, Thomas ML, etal. J Infect Dis. 162：1291-1297, 1990. 编写。）

（3）免疫持久性：IPV和OPV初始免疫时已建立良好的免疫反应和免疫记忆，因此没有必要加强免疫。研究证实按照IPV、OPV及IPV/OPV序贯免疫程序完成脊髓灰质炎疫苗预防接种后，受种者体内产生能持续40年或终身的保护性抗体。研究还证明未接种过疫苗的个体对1剂IPV虽仅产生较低的免疫应答水平，但是以前接种过疫苗的个体，即使开始接种时仅提供部分剂量疫苗，受种者都会产生回忆免疫应答。

10．脊髓灰质炎疫苗使用建议

（1）IPV

1）婴儿免疫：全球近60个国家或地区推荐IPV或IPV联合疫苗作为婴儿预防脊髓灰质炎常规疫苗或纳入常规免疫程序。

2）儿童免疫：准备去脊髓灰质炎流行地区或疫区，或者以前未经接种而需要进行应急接种的儿童。推荐免疫程序为：间隔1个月免疫两剂，6个月后再加强1剂（若时间紧迫，至少间隔1个月）。

3）成年人免疫（包括旅行者）：推荐接种IPV人群：①无免疫史且OPV排毒期的儿童接触密切的成年人；②首次去脊髓灰质炎流行地区或疫区旅行的成年人；③从事脊髓灰质炎野病毒株研究的实验室人员；④卫生保健工作者；⑤患有先天性或者获得性免疫缺陷的患者；⑥接受全身性甾类激素治疗或者化疗的患者。

（2）OPV：在脊髓灰质炎地方性流行或近期脊髓灰质炎地方性流行的国家或地区，WHO建议按4剂次OPV免疫程序开展预防接种，即在0（出生）、6、10和14周龄各接种1剂OPV。在经常发生输入性病例或脊髓灰质炎野病毒地方性循环的地区、或大部分婴儿早期暴露于三种型别的脊髓灰质炎病毒的地区，WHO建议儿童尽早按4剂次OPV开展预防接种，首剂要尽早接种，最早在新生儿接种首剂OPV。

三 公共卫生

（一）消灭脊髓灰质炎策略

全球消灭脊髓灰质炎的策略主要包括：①在1岁以内婴儿中达到并保持≥3剂次OPV

或IPV高常规免疫覆盖率；②国家免疫日期间为所有低年龄儿童（≤5岁）实施加强2剂次IPV/若干剂次OPV接种以迅速阻断脊髓灰质炎病毒的传播；③针对脊髓灰质炎病毒最可能存在低水平持续传播的地区开展"扫荡式"免疫活动；④建立灵敏的流行病学和实验室监测系统，包括开展急性弛缓性麻痹（acute flaccid paralysis, AFP）病例监测。

1. 常规免疫 运行良好的常规免疫接种活动为1岁以内婴儿提供有效的OPV、IPV、IPV/OPV，对脊髓灰质炎的控制及全球消灭脊髓灰质炎行动有非常重要的作用。

2. 国家免疫日 12月15日是国家免疫日（National Immunity Days, NIDs），主要是为消灭脊髓灰质炎而设立的。一个国家在全国范围对高危险年龄组0～4岁儿童开展2剂次（间隔1个月）脊髓灰质炎疫苗加强免疫，以尽可能快地阻断脊髓灰质炎地方性流行。通常包括一年两轮的国家免疫日（隔1个月），至少连续三年开展加强免疫接种，其目标是捕捉未免疫或未完成免疫程序的儿童以及提高已免疫儿童的免疫水平。

3. "扫荡式"免疫活动 为消除疫源地最后潜在的或已知的脊髓灰质炎野病毒循环，开展"扫荡式"免疫活动（"Mopping-up" campaigns）是非常重要的。"扫荡式"免疫活动是在所有脊髓灰质炎地方性流行国家实现阻断脊髓灰质炎病毒最终传播链的重要组成部分。

2011年8月新疆和田发生输入性脊髓灰质炎野病毒株疫情，为快速有效地阻断疫情，在新疆适龄人群中开展OPV"扫荡式"免疫活动，建立有效的免疫屏障，为再次证实中国无脊髓灰质炎状态打下坚实的基础。

4. AFP病例和脊髓灰质炎野病毒监测 AFP病例和脊髓灰质炎野病毒监测对最终达到证实无脊髓灰质炎状态有着重要的指导作用。所有脊髓灰质炎地方性流行或近期流行国家均建立AFP监测系统。AFP病例监测系统包括AFP病例调查和临床标本的脊灰病毒学研究。开展AFP监测主要是确保监测系统的灵敏性达到最大程度，即能监测到所有可能的脊髓灰质炎病例（包括非典型表现）。开展AFP监测还有助于监控脊髓灰质炎病例监测质量。

（1）急性弛缓性麻痹（AFP）定义：是指临床表现为急性起病，以肢体运动障碍为主并伴有肌肉弛缓性麻痹（软瘫）的一组疾病。

（2）AFP病例监测定义：任何15岁以下的出现急性软瘫的儿童。为便于AFP病例快速报告，中国卫生部于1994年专门下发文件，规定了14种属AFP病例的病种，即：脊髓灰质炎；格林巴利综合征；横贯性脊髓炎，包括脊髓炎、脑脊髓炎、急性神经根脊髓炎；多神经病，包括药物性多神经病、有毒物质引起多神经病、原因不明多神经病；神经根炎；外伤性神经炎，包括臀肌药物注射后引发的神经炎；单神经炎；神经丛炎；周期性麻痹，包括低钾性、高钾性及正常钾性的周期性麻痹；肌病，包括全身型重症肌无力、病毒性或原因不明性肌病；急性多发性肌炎；肉毒中毒；四肢瘫、截瘫或单瘫（原因不明）；短暂性肢体麻痹。

（3）四种常见急性弛缓性麻痹（AFP）：病例为脊髓灰质炎、格林巴利综合征、外伤性神经炎和横贯性脊髓炎。四种常见AFP病例的诊断特征见表8-5。

表8-5　四种常见AFP病例诊断的不同特征

特征	脊髓灰质炎	格林巴利综合征	外伤性神经炎	横贯性脊髓炎
麻痹	24～48h出现至完全麻痹	数小时至10d	数小时至4d	数小时至4d
发热	出现弛缓性麻痹时伴高热，麻痹进展停止时体温正常	不常见	通常在弛缓性麻痹前、中、后发生	罕见
弛缓性麻痹	"麻痹递减"，即近端重于远端	"麻痹递增"即远端重于近端	非对称性麻痹，仅影响单个肢体	对称性麻痹，多发生在下肢
肌张力	患肢肌张力减低或消失	肌张力减退	患肢肌张力减低或消失	患肢肌张力减低
深部腱反射	减弱或消失	消失	减弱或消失	下肢早期消失，后期亢进
感觉	严重肌痛、背痛、无感觉变化	痉挛、麻刺感、手掌及脚掌麻木	臀肌疼痛；体温低	下肢感觉消失
脑神经受累	仅涉及延髓时表现	经常出现，影响第Ⅶ、Ⅸ、Ⅹ、Ⅺ及Ⅻ神经	无	无
呼吸功能不全	仅涉及延髓时表现	细菌性肺炎加重严重病例病情	无	有时有
自主症状和体征	罕见	常见血压变化、出汗、脸红及体温波动	患肢低体温	有
脑脊液	炎性	蛋白-细胞分离	正常	正常或细胞轻度增高
膀胱功能障碍	罕见	短暂（一过性）	无	有
第3周时神经传导速度	异常：前角细胞疾病（最初2周内正常）	异常：减慢传导、肌肉运动幅度降低	异常：轴突损伤	正常或异常，无诊断标准
3周时肌电图	异常	正常	正常	正常
3个月～1年后遗症	严重，不对称性萎缩，随后发展为骨骼畸形	对称性远端肌肉萎缩	仅患肢中等程度萎缩	多年后软瘫萎缩

（根据Global Programme for Vaccine and Immunization. Field Guide for Supplementary Activities Aimed at Achieving Polio Eradication. Geneva, Switzerland: WHO，1997．编写。）

（二）消灭脊髓灰质炎面临挑战

1. 局部地区脊髓灰质炎呈现流行态势　消灭脊髓灰质炎是一项全球统一的伟大行动。消灭脊髓灰质炎策略在绝大多数国家和地区取得成功，但仍存在脊髓灰质炎地方性流行的国家对全球消灭脊髓灰质炎构成特殊的挑战，如阿富汗和巴基斯坦，这些地区OPV覆盖率较低，不能有效地产生免疫屏障，很难阻断脊髓灰质炎野病毒的传播，对已取得无脊髓灰质炎状态的国家或地区存在脊髓灰质炎野病毒输入的风险。

2. 停止使用OPV阻断脊髓灰质炎野病毒传播已取得重大进展，促使全球消灭脊髓灰质炎行动也进入最后的准备阶段。停止IPV和OPV预防接种，尤其是OPV，是消除脊髓灰质炎行动的目标之一。

全球范围内同时停止OPV接种需要满足6个条件：①已经阻断脊髓灰质炎野病毒的传

播并遏制脊髓灰质炎野病毒，是最重要的先决条件；②保持全球脊髓灰质炎监测和报告能力；③建立全球单剂OPV储备及应对能力；④IPV免疫相关要求已经用于有生物危害的场所；⑤OPV停止全球同步；⑥遏制Sabin株脊髓灰质炎病毒。

3. 实验室脊髓灰质炎病毒保存与遏制　最后全球无脊髓灰质炎证实的条件之一就是要有效限制任何实验室脊髓灰质炎野病毒的储存。与消灭天花规划形成对比，天花病毒被保存在一组限定的实验室，但是脊髓灰质炎病毒，包括脊髓灰质炎野毒株和疫苗株，仍被实验室用来开展血清学研究或疫苗研制，因此实验室储存的脊髓灰质炎病毒对全球消灭脊髓灰质炎构成危险。

（四）展望

继人类消灭天花以来，脊髓灰质炎是人类有望通过预防接种消灭的第二个传染病。发达国家通过开展脊髓灰质炎疫苗预防接种有效地控制脊髓灰质炎。1988年全球实施消灭脊髓灰质炎行动以来，全球脊髓灰质炎发病率显著下降。目前全球实现消灭脊髓灰质炎目标还面临着诸多问题，只要长期坚持以脊髓灰质炎疫苗预防接种为主的综合性防控措施，消灭脊髓灰质炎的目标就一定能实现。

思考题

1　脊髓灰质炎疫苗的种类、免疫原性与安全性如何？

2　AFP病例监测的种类主要有哪些？

3　全球消除脊髓灰质炎的策略包括哪些内容？

（杨曦　温宁　陈园生）

学习要点

1. 熟悉麻疹、流行性腮腺炎和风疹的疾病特征；
2. 掌握麻疹-流行性腮腺炎-风疹疫苗的免疫策略。

麻疹（measles）、流行性腮腺炎（mumps）和风疹（rubella）均是一类病毒感染的呼吸道传染病，人是唯一宿主，传染性很强，在疫苗使用前均为儿童中常见的疾病，周期性出现暴发流行，造成人类健康的巨大损失。这三种疾病的病毒抗原型别单一且稳定，其针对预防的疫苗安全有效，并可以制成麻疹-流行性腮腺炎-风疹联合疫苗（麻腮风疫苗）进行协同预防控制。

 一 麻疹

（一）疾病简介

麻疹病毒属副黏病毒科、麻疹病毒属，是RNA病毒，只有一个血清型，但有数个基因型。中国本土流行主要为H1基因型，近年来有B、D等输入基因型麻疹的报道。

麻疹主要临床特征为发热、出疹，潜伏期10～14天（7～21天）。典型病例于口颊黏膜上产生灰白色的小点，称柯氏斑（Koplik斑），在出疹前1～2天出现，可持续至出疹后1～2天，柯氏斑可用于早期临床诊断麻疹。麻疹常见并发症包括肺炎、中耳炎、腹泻、脑炎等，部分维生素A缺乏的患者还会出现角膜损伤导致失明。

（二）流行病学

麻疹患者是唯一传染源。人群普遍易感，患病后均可获得持久的免疫力，再次感染发病罕见。麻疹的传染性很强，感染后以显性发病为主。通过呼吸道飞沫在人与人之间传播，也可悬浮于空气中，以气溶胶形式实现空气传播。麻疹病毒在前驱期的传染性强，患者在出疹前4天至出疹后4天均具有传染性，如并发肺炎者传染期会延长至2周。

麻疹曾是导致儿童死亡最多的疫苗可预防疾病。在使用疫苗前，每个人在儿童或青少年时期几乎都患过麻疹，因此麻疹在世界各地广泛流行，每年发生3 000万～4 000万病例，大约造成80万人死亡。估计在过去的150年中，麻疹造成的死亡人数达2亿，在所有疫苗可预防疾病中位居前列。麻疹疫苗广泛应用，尤其是扩大免疫规划后，麻疹的发病与死亡明显减少。通过实施控制麻疹行动，2019年中国报告麻疹2 974例，发病率降至历史最低的0.21/10万。中国麻疹流行特征改变可以归纳为：发病强度即发病率、死亡率均大幅度下降，大范围的暴发流行明显减少或消失，高发的季节性也变得不明显，传播流行方式从儿童为主的传播模式转变为成人、医院感染接触等为主，20岁以上成人病例所在比例从原来不到10%上升至40%以上，局部地区成人病例比例更为突出（达到70%以上），局部小范围暴发和国外基因型输入时有发生。

二 流行性腮腺炎

（一）疾病简介

流行性腮腺炎病毒属于副黏病毒科腮腺炎病毒属。抗原结构稳定，只有1个血清型，但有多个基因型，中国流行性腮腺炎的病毒流行株为F基因型，近年来也有G基因型的报道。

流行性腮腺炎临床上以腮腺非化脓性肿胀、疼痛伴发热为主要症状。流行性腮腺炎病毒有时能够侵犯多个脏器和中枢神经系统，由此导致出现多种临床症状，其并发症以脑膜炎以及睾丸炎（男性）、乳腺炎（女性）为常见，亦可引起脑炎、心肌炎、耳聋、胰腺炎、卵巢炎等，但均很少见。

（二）流行病学

流行性腮腺炎的早期患者及隐性感染者均为传染源。传播途径是空气传播或飞沫传播，也可通过直接接触感染者的唾液传播。在腮腺炎症状出现前7天到后9天具有传染性（在症状出现前或刚出现症状的前5天传染性最强）。人群普遍易感，患病后可获得持久的免疫力。

2004年纳入法定传染病报告以来，全国流行性腮腺炎年报告发病率为20/10万左右，发病季节呈现规律的双峰分布，高峰分别在4—7月和11—次年1月。高发年龄从为4～7岁的学龄前儿童转为小学年龄段为主（7～14岁）。一些发达国家出现了流行性腮腺炎的局部暴发，所涉及的人群均为年龄稍大的人群，主要在部队、大学中出现暴发。中国这几年包括中学生、大学生以及成人的流行性腮腺炎病例比例明显上升，暴发时有报道。

三 风疹

（一）疾病简介

风疹病毒属被膜病毒科风疹病毒属。只有1种血清型。近10年来全球流行的风疹病毒株主要有9个，中国主要为1E和2B。按感染风疹病毒的时间有后天性风疹和先天性风疹2种，两者的临床表现不完全相同。

1. 后天性风疹（获得性风疹） 潜伏期14～23天，前驱期有低热和类似感冒的症状，常因症状轻微或时间短暂而被忽略。发病时以发热、皮疹及耳后、枕下、颈部淋巴结肿大和疼痛为特征，淋巴结肿大通常在出疹前1周并持续1周左右。风疹症状较轻，是一种自限性疾病，并发症也少见，且一般成人比儿童容易出现并发症。风疹发病后，部分成人主要是女性中可出现短暂的关节痛和关节炎等。

2. 先天性风疹综合征（congenital rubella syndrome，CRS） 孕前或妊娠期妇女感染后，风疹病毒可以通过胎盘传递，引起胎儿感染，会表现出多种畸形，主要表现为神经传导性耳聋、白内障、视网膜色素病变和动脉导管未闭，以及肝脾大、肝炎等症状。胎儿致畸危险与妊娠月份密切有关，母亲妊娠前期的3个月内感染风疹病毒，胎儿致畸率为80%~90%；妊娠>4个月感染则很少出现胎儿致畸。因此孕妇妊早期（孕周4个月内）感染风疹病毒最危险，容易引起早产、死产。患有先天性风疹综合征的新生儿一出生就可能有一些临床表现，也可在生后2个月至20年内发生"CRS三联征"（失明、耳聋、先天性心脏病）和小头畸形等。

（二）流行病学

患者是唯一传染源。风疹主要通过呼吸道飞沫传播。本病具有高度传染性。患先天性风疹综合征的婴儿出生后排毒可长达数月。

风疹疫苗未常规使用前，该病在全球范围内呈地方性流行，每隔5~9年发生一次流行，CRS发生率为0.6~2.2/1 000活产儿，且大范围内的风疹流行会导致高水平CRS的发病率。如美国1964—1965年间的流行，估计有1 250万的风疹病例，超过2万名CRS病例。通过使用风疹疫苗，许多国家持续、高接种率的风疹免疫，已经明显地减少或几乎清除风疹和CRS。风疹在中国也呈周期性流行，有时甚至发生暴发。如1998年全国大流行时，上海市报告发病数达58 104倒，发病率为451.57/10万。2004年风疹纳入法定传染病报告以后，2005年开始报告发病率逐年上升，至2008年达到近年来最高峰，2009年、2010年有所下降，2011年短暂回升后一直保持持续下降趋势，2017年全国共报告风疹1 605例，报告发病率0.12/10万。2018年全国风疹疫情略有上升，发病3 930例，发病率0.28/10万。从病例年龄构成比来看，近几年来中国5~19岁构成风疹病例的发病主体，占50%左右，其次20岁及以上人群占30%。

四 麻疹-流行性腮腺炎-风疹疫苗

（一）被动免疫

麻疹、流行性腮腺炎和风疹的被动免疫可以分成两种情况：一是先天性的来自母亲通过胎盘传给婴儿的母传抗体；二是使用被动的免疫制剂，治疗性的免疫球蛋白制品。

婴儿从母体出生后获得保护性抗体持续时间从0（即母亲没有相应抗体）到数月，一般持续到6个月左右。如母亲通过野病毒感染后获得抗体，其子女获得的母传抗体持续时间相对较长；如母亲仅仅依靠疫苗接种获得抗体，其子女的母传抗体则较早消失。随着麻腮风疫苗广泛使用，当前育龄期女性的抗体多数来自于疫苗接种，因此6月龄的婴儿一般很少能检测到母传抗体。此外，婴幼儿中通过母传途径获得流行性腮腺炎抗体水平，要明显低于麻疹病毒和风疹病毒母传抗体水平，且下降速度更快。

免疫球蛋白制品可以直接提供麻疹保护，对于有疫苗接种禁忌或暴露后超过3天（错过应急接种疫苗最佳时间）的高危感染人群，可以肌内注射含有相应疾病抗体的免疫球蛋白制品进行暴露后免疫保护。然而，当前的免疫球蛋白或γ球蛋白对预防流行性腮腺炎、风疹或其并发症的价值有限甚至是无效的。此外，由于免疫球蛋白制剂是从献血的血浆中提取制备，既往献血者自然野病毒感染比例高，其血液中的麻疹抗体滴度要显著高于疫苗接种获得抗体，因而随着通过疫苗接种获得免疫的人群比例不断增加，免疫球蛋白制剂中的麻疹抗体滴度也下降，导致暴露后使用免疫球蛋白的保护水平降低。另外，血清免疫球蛋白也有报道用于暴露于风疹病毒的孕妇，来预防胎儿感染，但效果不明确。

（二）主动免疫

1.现有疫苗种类 麻腮风疫苗也可分为减毒活疫苗和灭活疫苗，但目前广泛使用过的疫苗仅为减毒活疫苗。20世纪60年代初，一种经甲醛灭活并以铝作为佐剂的麻疹灭活疫苗在美国获得审批，但由于灭活疫苗的免疫效果持续时间短且许多接种者易发生非典型麻疹症状，疫苗使用4年后便不再被推荐进行使用。甲醛灭活流行性腮腺炎的疫苗也由于保护期短等原因，而被停止使用。

目前全球广泛在使用的针对麻疹、流行性腮腺炎和风疹疫苗均是减毒活疫苗，包括单价的麻疹疫苗（measles attenuated live vaccine, MV）、流行性腮腺炎疫苗（mumps attenuated live vaccine, MuV）、风疹疫苗（rubella attenuated live vaccine, RV），以及麻疹-风疹联合减毒活疫苗（measles and rubella combined attenuated live vaccine, MR）、麻疹-流行性腮腺炎联合减毒活疫苗（measles, mumps combined attenuated live vaccine, MM）、麻疹-流行性腮腺炎-风疹联合减毒活疫苗（measles, mumps and rubella combined attenuated live vaccine, MMR）等。各种疫苗对相应疾病产生的效果和接种后的不良反应均无明显差异。目前应用最广泛的是麻腮风疫苗，可同时预防麻疹、腮腺炎和风疹3种疾病。

国际上麻腮风疫苗含有的病毒株主要有：麻疹疫苗株主要来源于Edmonston株，包括Schwarz、Edmonston-Zagred、Moraten和AIK-C株等，其他还有Leningrad-16、CAM-70株等；流行性腮腺炎疫苗株采用Jeryl Lynn、Urabe Am9、Rubini、Leningrad-Zagred株等，风疹疫苗株采用RA27/3株、Takahashi株和Matsuura株，主要以RA27/3株为主，后两种主要在日本等国家使用。2005年，美国批准麻疹-腮腺炎-风疹和水痘四联疫苗，该四联疫苗中的麻疹、腮腺炎和风疹病毒种类和滴度与麻腮风疫苗完全相同，主要推荐用于第2剂麻疹类疫苗的复种。

中国使用的主要有麻疹疫苗、腮腺炎疫苗、风疹疫苗、麻疹-风疹联合疫苗（麻风疫苗）、麻疹-腮腺炎联合疫苗（麻腮疫苗）和麻疹-腮腺炎-风疹联合疫苗（麻腮风疫苗）六种。中国生产的麻腮风疫苗采用相同的毒株，分别为：麻疹疫苗毒株为沪191、腮腺炎疫苗毒株为S79、风疹疫苗毒株为BRD-Ⅱ。麻疹沪191株是1960年中国自主分离并研制成功的麻疹疫苗减毒株，1966年经过中国药品生物制品检定所的全面检定，被批准为麻疹减毒活疫苗生产用病毒株。1991年该毒株得到进一步纯化，目前国内大部分企业使用该纯化毒株进行麻疹疫苗生产。中国流行性腮腺炎疫苗为S79株由上海生物制品研究所建立，来源于美国Jeryl Lynn株，1984年被批准用于生产，是目前国内腮腺炎疫苗的主要疫苗株。风疹BRD-Ⅱ株是北京生物制品研究所于1979年从一名典型风疹的患儿咽拭子标本中分离得到风疹病毒后，经二倍体细胞2BS株连续传24代减毒成功而研制出的。

2.机制与程序 麻腮风疫苗在免疫成功的受种者体内可以产生模拟病毒体外感染相似的感染，但一般是不明显或轻微的、无传染性的感染过程。作为减毒活疫苗，麻腮风疫苗可诱导与自然感染相当的体液免疫和细胞免疫。尽管疫苗免疫后产生的免疫反应比自然感染快，但通常疫苗免疫后产生的抗体滴度要比自然感染的低、持续时间也较短。

与自然感染类似，接种疫苗免疫反应也包括体液免疫、细胞免疫和产生干扰素三个方面。接种疫苗后，麻疹特异性抗体出现的时间随着检测方法选择的不同而不同，但中和抗体才具有最重要的临床保护意义。接种疫苗后，血清和鼻腔分泌物中均能检测到IgG、IgM和IgA抗体。抗体水平及短期内持续时间基本与自然麻疹感染一致，疫苗接种后2~6周内血清中就能检测到IgM抗体，其水平在3周左右达到最高，不久后就逐渐消失。虽然血清中也可检测到少量的IgA抗体，但此抗体主要存在于鼻腔分泌物中。血清中IgA和IgM抗体持续时间较短，IgG抗体却可持续数年。自然感染过程中，细胞免疫的作用非常重要，由于没有标准化的细胞免疫检测方法，对于麻疹疫苗接种后的细胞免疫机制研究报道较少。根据现有的研究结果，接种减毒活疫苗后，机体产生的细胞免疫与自然感染相同，但水平低于后者；且与体液免疫的反应不同，即使体内存在被动抗体，细胞免疫也会发生，即6、9和12月龄接种后的细胞免疫水平类似。暴发调查也显示，1周岁前接种疫苗是免疫失败的一个危险因素，提示在年龄较小的儿童中，疫苗引发的细胞免疫反应也许不具保护作用。正如前面所述，接种疫苗产生的抗体滴度水平通常低于自然感染，但疫苗引发的免疫可因再次接种或暴露于野毒而得到加强。

第二剂麻腮风疫苗接种，主要是为首次接种后没有产生保护性抗体（原发性免疫失败），或者是免疫成功后其抗体滴度已降至较低的人群（继续性免疫失败），提供再次免疫。这对于维持高抗体水平的人群免疫屏障以达到消除麻疹和风疹尤为重要。同时，WHO也推荐对于流行性腮腺炎的保护至少需要2剂次疫苗的接种。第二次接种麻腮风疫苗表现为体内抗体滴度水平的快速升高，免疫反应的出现会比初免时更快，抗体出现比初免要提前1周左右，抗体上升的水平可能会超过四倍，且通常没有临床感染症状，表现为免疫效应的继续增强。但是对已经有一定免疫力的人群，再次接种麻腮风疫苗引发的机体免疫反应取决于首次接种疫苗的效果。与首次接种相比，第二次接种后5~6天IgG抗体便会出现，并于12天达到峰值。对于已经有免疫力的人再次接种后IgM抗体通常不会出现。

全球不同区域和国家对麻疹、风疹和腮腺炎这三种传染病的免疫预防投入不均衡，而且使用疫苗种类差别很大。WHO的194个成员国中，有102个国家已采用2剂麻腮风疫苗程序。绝大多数经济发达国家，包括WHO美洲区和欧洲区国家常规免疫全部采用联合疫苗，这两个区域实施2剂麻腮风疫苗免疫程序的国家数占全球（102个）的74.5%。剩下的绝大多数国家采用开展常规接种第一针麻疹成分疫苗，再通过定期"补充免疫活动"（supplementary immunization activities, SIAs），以确保适龄儿童获得2剂麻疹成分疫苗免疫。

中国从1965年开始普遍推广使用液体剂型麻疹疫苗，1978年将麻疹疫苗纳入计划免疫给8月龄儿童接种1剂。1986年开始将麻疹疫苗改为有效期较长的冻干疫苗，实施对8月龄和7周岁的儿童实施2剂次免疫程序。2005年，卫生部对麻疹疫苗免疫程序进行修订，第1剂次年龄仍为8月龄，第2剂次提前到18~24月龄进行；同时，将接种剂量从0.2ml调整到0.5ml。

2007年，中国将流行性腮腺炎、风疹疫苗纳入免疫规划实施免费接种，采用联合疫苗免疫策略：8月龄接种麻风疫苗，18~24月龄接种麻腮风疫苗。2020年6月起，8月龄接种麻腮风疫苗。为加强对流行性腮腺炎和成人麻疹控制，部分省市增加了省级麻疹疫苗接种，如北京、上海、天津和山东等省市在4～6岁儿童中另外增加1剂麻腮风疫苗接种；浙江省增加初三学生麻风疫苗接种，并于2018年将8月龄麻风疫苗改为麻腮风疫苗接种。

3. 免疫原性、效力、效果和持久性 麻腮风疫苗是全球公认的免疫效果最好的疫苗之一，单价的麻疹、流行性腮腺炎和风疹疫苗，或作为联合疫苗组合使用均有相似的免疫效果和安全性。麻疹、腮腺炎以及风疹减毒活疫苗的使用已经有40～60年的历史，全球100多个国家应用实践已充分证实了疫苗的安全有效。麻腮风疫苗接种后1个月，90%以上的受种者对3种疾病均可产生有效的免疫应答；接种2剂后，保护率达到95%以上，且可以持续至少10年以上。由于细胞免疫检测方法尚未被广泛应用，抗体滴度仍然是衡量麻腮风疫苗保护效果最常用的指标。

麻腮风疫苗接种后的免疫效果主要与宿主（年龄、疾病状况和营养、免疫功能、遗传因素）、疫苗（疫苗株、接种剂量）以及接种技术等多种因素有关。初免年龄是影响受种者对麻腮风疫苗产生免疫效果的重要因素，疫苗免疫效果在一定范围内随免疫月龄的增加而增强。对8～9月龄儿童接种第1针麻疹疫苗后，血清抗体阳转率约90%；而11～12月龄儿童接种血清抗体阳转率则可以达到99%，接种产生的抗体亲和力也要更高，这对于麻疹病毒的保护性免疫力及持久性至关重要。对15月龄儿童接种时会比12月龄接种更加有效，但在15月龄之后接种的保护作用不会进一步提高。由于麻疹是这三个疾病中危害最大，是首先需要控制的传染病。为此，对于麻疹、流行性腮腺炎和风疹的免疫预防策略主要是根据麻疹防控需求来制定。从全球范围看，在麻疹流行程度较低、婴儿感染风险低的高接种率的国家，这些国家的第1剂麻腮风疫苗多数安排在12～15月龄接种，以确保疫苗免疫效果和持久性。在麻疹病毒持续传播且婴儿麻疹发病死亡的风险比较高的国家，一般推荐对较小月龄儿童进行初免，如8～12月龄等，以便于确保婴儿易感期较早地获得保护。

疫苗时代能否早期开展麻腮风疫苗接种依然存在争议。随着疫苗的广泛使用，麻疹、流行性腮腺炎和风疹疫情不断下降，使得当前人群获得抗体的途径主要依靠疫苗免疫。如前所述，疫苗接种获得抗体水平较自然感染低，加上缺乏外环境中病毒感染进行自然加强免疫的机会，导致成人抗体水平不足和母传抗体下降，因此出生于疫苗时代的母亲所生婴儿更易较早地成为麻疹、流行性腮腺炎和风疹等疾病易感者，也更易在早期即对疫苗产生免疫应答。由于发展中国家中的婴儿体内母传抗体消失较早，且由于麻疹流行强度较大，婴儿较早地暴露于麻疹病毒，因此WHO建议大多数发展中国家应将9月龄作为接种首剂麻疹疫苗的最佳年龄。这些因素也间接提升了早期（<12月龄）进行麻腮风疫苗免疫的效果和可能性，中国在2011年开展的一项前瞻、随机、开放（非盲）观察，结果显示8月龄与12月龄起始接种后1个月、10个月对麻疹、流行性腮腺炎和风疹抗体阳性率无差异。综合国内其他类似研究报道，8月龄儿童接种麻腮风疫苗的免疫原性较好，且国产疫苗与国外疫苗免疫效果无差异。

此外，麻腮风疫苗接种效果容易受到机体免疫抑制情况或体外循环抗体干扰，在接种麻疹疫苗时如果使用免疫球蛋白或其他含抗体的血液制品可能会中和麻疹疫苗的效力（时间可长达3～11个月），而导致免疫失败。同时，机体的健康状况也可能影响麻腮风疫苗免疫效果。一般认为，受种者在疫苗接种的时候患病，尤其是上呼吸道感染或营养不良，会使麻疹疫苗保护性抗体的产生受到影响，但各地对此研究得到的结论并不一致。

麻腮风疫苗免疫效果也具有高度的遗传性，宿主的特定类型的人类白细胞抗原（human lymphocyte antigen, HLA）等位基因与麻疹疫苗接种后诱导机体产生的体液免疫反应和细胞免疫反应有关联，麻腮风疫苗接种的体液免疫效果水平还与受种者的细胞因子及细胞因子受体SNPs的多态性相关。

正如前面所述，实施第2剂麻腮风疫苗接种（或称为复种），是弥补早期接种首剂免疫应答不足的有效策略。复种后，对于接种第1剂后无应答的儿童基本上都可以出现免疫力。对于体内已经存在保护性抗体的对象，复种可能无法实现足够的病毒复制增殖，体液免疫的加强免疫效果有限或抗体水平增长后持续时间不长。此外，对于较早（<12月龄）开始接种麻腮风疫苗的婴儿在接种第2剂疫苗后，体液免疫和细胞免疫应答均增强，虽然早期接种1剂疫苗可能未产生体液免疫，且引发的细胞免疫本身不具有保护性，但它可以为第2剂疫苗引发体液免疫打下基础，因此均有重要的现实意义。

在疫苗接种后的抗体持久性方面，1剂次麻疹和风疹免疫成功后，均可以获得较好抗体持久性，但1针腮腺炎疫苗的长期保护效力要低一些（可低至60%），因此流行性腮腺炎的长期有效保护，则至少需要2剂次的接种。通常认为，疫苗诱导的麻疹、风疹抗体浓度虽然经过一段时间后也会逐渐下降，并可能检测不到，但免疫记忆可持续存在，一旦再暴露于麻疹、风疹病毒，多数曾经接种过疫苗的人都会出现保护性免疫应答。中国早期对麻疹疫苗抗体长期持久性的观察表明，麻疹减毒活疫苗接种后15年依然维持较高抗体水平，阳性率维持在80%以上。但总体来说，麻疹免疫成功后抗体保护的持久性可以维持至少10年或更长。风疹疫苗保护作用甚至更好，1剂次免疫后抗体阳转率在95%以上，对风疹和CRS的预防具有良好效果，保护可以维持10～21年依然在95%以上。但是，流行性腮腺炎疫苗接种后保护效果，尤其抗体长期持久性要相对较差。研究显示麻腮风疫苗接种后对实验室确诊的流行性腮腺炎在15岁以下儿童中保护效果为：1剂次64%～66%，2剂次83%～88%。国外长期观察发现，在接种2剂麻腮风疫苗15年或以上大学生中，流行性腮腺炎病毒中和抗体要比近5年接种的学生低约50%。即使2剂次流行性腮腺炎疫苗接种后，每年发病风险会增加7%～10%。

虽然麻腮风疫苗接种后的保护持久性得到公认，但随着疾病流行水平的不断下降，外环境自然接触病毒机会不断减少。因而目前尚不能肯定的是，如果仅接种1剂次疫苗，且没有反复自然暴露的加强免疫作用，其麻疹、风疹抗体保护是否能维持数十年之久。

4. 暴露后免疫 麻疹暴露后72小时内接种相应麻疹减毒活疫苗（应急接种），则可以及时提供保护，预防疾病或其并发症的发生，其效果也得到国内外研究的证实。目前麻疹疫苗的应急接种已成为控制麻疹疫情、阻断其传播扩散的有效措施。应急疫苗接种开展的越及时、接触者的接种率越高，效果越明显。暴露时间超过72小时者也可应急接种，虽然接种疫苗不会加重麻疹的临床症状，但保护效果会下降。

然而，应急接种措施对于预防控制流行性腮腺炎和风疹暴露的效果有限。考虑到疫苗接种的益处（至少在疫苗接种后可以保护将来发病或提高抗体持久性），且即使已经被感染后接种疫苗也不会加重症状，因而流行性腮腺炎和风疹暴露后也应该开展应急接种工作。

确定应急接种的目标人群要考虑接触情况、人群免疫状况等因素，实际工作中可以根据病例的发病年龄、范围来划定接种的地区和对象年龄范围。通常对于已经有2剂次麻疹、风疹疫苗免疫史，或年龄＞60岁的对象可以不进行麻疹、风疹暴露后的应急接种。但对于流行性腮腺炎疫苗的应急接种，即使已有2剂次疫苗免疫史，如果学校发生暴发疫情，且暴露人群接种最后一剂流行性腮腺炎疫苗免疫时间间隔大于10年，出于对保护效果持久性的考虑，还是可建议应急接种第3剂次流行性腮腺炎疫苗。

5．安全性 麻腮风疫苗是非常安全的疫苗，接种后的一般反应通常较轻微且为一过性，主要表现为疫苗病毒复制带来的局部反应。中国应用麻腮风疫苗和其他含麻疹成分的疫苗多年，接种数量巨大，均未报告严重安全性问题。已经证实接种麻腮风疫苗与孤独症或孤独症相关病症无关。

6．适应证和禁忌 考虑到疫苗效果和疾病危害等因素，麻腮风疫苗通常是各国免疫规划疫苗中最优先接种的疫苗之一。为减少接种次数和漏种概率，通常推荐优先接种联合疫苗，如麻腮风疫苗。WHO推荐所有易感婴幼儿和成人均应该接种麻腮风疫苗，并需要完成2剂次免疫。对麻疹、流行性腮腺炎和风疹易感并有暴露可能的青少年和成人，包括医务人员、大中院校师生等，如不足2剂次应该补全接种2剂次麻腮风疫苗。

注射免疫球蛋白者应间隔≥3个月再接种含麻疹成分疫苗，已接种含麻疹成分疫苗者应在免疫后2周内避免使用免疫球蛋白。麻腮风疫苗接种的禁忌主要有对疫苗中任一成分过敏者；免疫功能缺陷或严重低下者；正在接受大剂量类固醇类激素、烷化剂或抗代谢物治疗的患者。要注意轻度感染一般不视作疫苗接种的禁忌，但如患者出现高热或其他提示严重疾病的体征，应暂缓接种。处于HIV早期感染和无症状的HIV感染者不是接种的禁忌。麻腮风疫苗是减毒活疫苗，妊娠期妇女、免疫缺陷患者不应接种；育龄妇女接种该疫苗后3个月内应尽量避免怀孕。

7．未来疫苗发展方向 现有的麻腮风疫苗的安全性和有效性已经得到证实，但也存在一定的局限性。如不能在部分人群（免疫失败者和患有接种禁忌的个体等）中接种疫苗产生有效保护，由于母传抗体的影响而不能在小于8月龄儿童中接种疫苗。此外，还存在疫苗免疫失败，即接种后体内产生的麻疹特异性保护抗体水平很低或产生抗体以后会逐渐消退，不足以长期保护个体免受感染。接种途径与自然感染方式的差异可能是影响免疫保护消除的一个因素，为此通过无创的鼻内接种（气雾吸入方式）麻腮风疫苗已经初步证明其有效性，不仅可以和皮下接种产生类似的体液免疫效果，还能诱导呼吸道黏膜中产生更高水平免疫保护的分泌性抗体（sIgA抗体）。气溶胶接种方式可以为公共卫生带来更多的益处，因此WHO正在深入研究这一接种途径疫苗。随着分子生物学技术的进步，为能早期接种疫苗且实现效果不受母传抗体等干扰，研究人员已经在探索生产亚单位灭活麻腮风疫苗，以及核酸疫苗技术。虽然婴儿接种灭活疫苗产生的抗体能否持续到育龄阶段尚存在质疑，但因为减毒活疫苗不能给孕妇接种，对于成年备孕妇女使用灭活疫苗可能是有效的。此外，已有较多研究关注当前疫苗株与疾病流行株之间抗原差异所导致的继发性免疫失败增加等问题，尤其在高接种率地区的麻疹、流行性腮腺炎的暴发中得到证实，为此全球很多国家也已经着力于研究与当前疾病流行株更为匹配的疫苗候选株，以提高匹配度，确保免疫效果。

理想的麻腮风疫苗应该具备以下几个特点：廉价、安全、热稳定性好、便于接种；即使存在母传抗体，在新生儿或较小月龄婴儿体内仍有良好的免疫效果（抗体滴度高和持续时间长）；免疫成功后，个体不会发生再次感染（减少继发性免疫失败免疫）。为此，更有效、保护更长久、使用更方便的麻腮风疫苗依然值得期待。

五　公共卫生

人是麻疹、流行性腮腺炎和风疹的唯一宿主，这三种病毒的传播只能在人与人之间进行，疫苗安全有效且可以形成免疫屏障。国际经验证明，消除麻疹、风疹是可以实现的，如美洲区已经通过WHO认证实现消除麻疹、风疹目标。

（一）人群效应

对于传染病来说，个体发病风险为其对疾病的易感性和暴露病毒风险的乘积。因此，接种麻腮风疫苗既可以产生个体免疫，即保护暴露于病毒的个人免于发病，也可产生群体免疫效应，即通过增加总人群中有免疫力人群的比例降低病毒的传播强度。正是基于疫苗的群体免疫效应不仅降低了免疫人群的感染风险，也降低了未免疫人群的感染风险。只要麻腮风疫苗接种达到人群的一定水平以后，便可以阻断疾病的传播。接种疫苗后人群发病率的降低，是衡量疫苗群体保护效果的最常用指标。考虑到疫苗效果和疾病传染性等因素，当前普遍认为需要保持2剂次麻腮风疫苗接种率在95%，才可以阻断人群中麻疹、流行性腮腺炎等疾病传播，实现消除的目标。

（二）卫生经济学评价

麻腮风疫苗接种投入少、产出多、效益高，是一项被当前所公认用于预防控制麻疹、流行性腮腺炎和风疹最为经济有效的手段。一项基于6个国家（乌干达、埃塞俄比亚、孟加拉国、塔吉克斯坦、哥伦比亚和巴西）的消除麻疹、控制麻疹效果的流行病学和卫生经济学模型测算表明，消除麻疹比控制麻疹发病具有更高的成本效益，2010—2050年，如实现消除麻疹需要花费78亿美元，可以减少3.46亿伤残调整寿命年（disability adjusted life years, DALY）的损失。目前全球致力于消除麻疹和风疹工作，通过经济学评价表明，从成本效益角度和社会学角度而言，在麻疹、风疹疫苗常规接种以后，将流行性腮腺炎疫苗纳入国家免疫规划，实现三个疾病的联合防控有更好的效益。

2004年美国对2剂麻腮风疫苗免疫策略开展卫生经济学评价，基于人群的疾病监测数据和疫苗覆盖率数据，以及疾病和并发症的医疗费用以及疫苗接种费用。该研究以2001年380万例初生婴儿作为出生队列，模拟未来40年内麻疹、腮腺炎和风疹的发病情况，以不接种疫苗为基准，结果显示，两剂麻腮风疫苗免疫策略带来的总经济效益的净现值分别为35亿美元（只考虑直接经济负担）和76亿美元（总经济负担），相应的成本效益比分别为1:14.2和1:26.0，证明麻腮风疫苗的成本效益非常高。

国内也有类似的麻腮风疫苗卫生经济学评价，浙江省2016年开展了对2剂次麻腮风疫苗替代现有免疫程序的卫生经济学评价，对假定的70万出生队列人群随访一个生命周期（75年），与现有国家免疫规划策略比，调整为8月龄和18月龄均接种麻腮风疫苗的成本效益比、增量成本效益比和增量净收益分别为2 012.51:1（元/例）、1:3.14和2 127.78万元，结果表明实施2剂次麻腮风疫苗具有卫生经济学意义。

（三）消除麻疹、流行性腮腺炎和风疹策略

全球致力于消除麻疹、风疹及控制腮腺炎，并取得显著进展。继消灭天花和接近消灭脊髓灰质炎后，儿童广泛接种疫苗已经使得麻疹及其并发症的发病率大幅降低。WHO倡议消除麻疹，并且认为这个目标是可行的。

WHO倡议结合消除麻疹同时消除风疹，并专门制定《2012—2020全球消除麻疹和风疹行动计划》，WHO美洲区于2002年、2009年分别正式通过认证实现消除麻疹、风疹目标。而中国所在的WHO西太区也在2017年地区委员会会议上通过尽早消除麻疹和风疹的决议，截至2018年11月WHO西太区已有9个国家和地区证实消除麻疹、5个国家和地区证实消除风疹。中国从2006年开始实施消除麻疹控制风疹行动计划，麻疹和风疹发病持续下降，2017年均达到历史最低水平。

接种疫苗是预防和控制传染病最经济有效的公共卫生干预措施，现有的研究均提示接种麻腮风疫苗具有较高的成本效益。尤其是风疹疫苗的接种，可以预防先天性风疹感染，但由于仅对儿童接种风疹疫苗后，可能会引起发病年龄后移导致先天性风疹综合征发病风险增加等因素，一些国家开展了包括成人在内的大规模风疹疫苗接种活动，如中学生接种麻腮风疫苗，不仅加速成人麻疹防控，还有效减低风疹尤其是先天性风疹综合征发病风险。

实践经验表明，高质量常规预防接种和/或增加定期的补充免疫活动，不仅能有效降低目标人群的发病水平，也能通过减少传染源，相应降低非目标人群的发病率，全球很多国家已经借此实现消除麻疹和风疹目标。但是，在进一步推进消除麻疹、风疹和控制流行性腮腺炎的进程中，也面临许多困难与挑战：包括小月龄儿童和成人等非常规疫苗接种对象的发病问题，城市化进程和高人口密度以及流动人口增加疾病传染，疾病流行株与疫苗株的抗原性及基因差异等影响减低免疫效果和持久性保护等，这些问题也必须要取得突破性的研究成果。

总之，从人类健康和社会发展角度来说，消除麻疹、风疹和控制流行性腮腺炎是可以实现的目标，这也正是各国政府、群众与卫生工作者所期望的。但也需要根据已有的国际经验和理论技术，针对存在的问题与困惑，结合实际寻求技术突破，通过疫苗接种等联合防控策略，努力争取尽早实现消除的目标。

思考题

① 简述中国现行的麻疹-流行性腮腺炎-风疹相关疫苗的免疫程序；

② 简述如何开展麻疹暴露后免疫。

（何寒青）

<table>
<tr><td>第四节</td><td>流行性乙型脑炎疫苗</td><td></td></tr>
</table>

学习要点

1. 熟悉流行性乙型脑炎的流行特征；
2. 掌握疫苗在防控流行性乙型脑炎中的作用。

流行性乙型脑炎（epidemic encephalitis B，简称乙脑），又称日本脑炎（Japanese encephalitis），由乙脑病毒（Japanese encephalitis virus, JEV）感染所致。全球约有30亿人口居住在乙脑流行地区，目前临床上对乙脑主要采取对症和支持治疗，无特效的治疗药物。接种疫苗是预防和控制乙脑最有效的措施。中国20世纪50—70年代乙脑高发，1971年发病率达20/10万。20世纪70年代后期乙脑疫苗在中国广泛使用，有效地降低了乙脑的发病。1986年以后，中国乙脑发病率维持在1/10万以下，2018年发病率为0.129 6/10万。

一 疾病简介

（一）疾病概况

乙脑为人兽共患的自然疫源性疾病，主要由JEV引起以脑实质炎症为主的中枢神经系统损伤。JEV为嗜神经病毒，属虫媒病毒乙组的黄病毒科，呈球形，是具有包膜的单股正链RNA病毒，仅有一个血清型，但根据该病毒E蛋白基因序列差异，可分为Ⅰ～Ⅴ5个基因型。2000年之前中国主要流行基因Ⅲ型JEV，2001—2005年间为基因Ⅲ型和基因Ⅰ型共同流行，2005年以后则主要为基因Ⅰ型。2009年基因Ⅴ型在西藏墨脱县被首次分离到，目前中国大陆地区尚无分离到基因Ⅱ型和Ⅳ型的报道。

人群对JEV普遍易感，感染后可获得较为持久的免疫力。本病潜伏期为4～21天，一般为10～14天。感染JEV后，绝大多数为隐性感染或症状较轻，显性与隐性感染之比为1：300～1：2 000，仅有少数患者出现中枢神经系统症状，主要表现为突发高热、寒战、头痛、呕吐、意识障碍、抽搐和病理反射征阳性等。根据病情可分为轻型、普通型（中型）、重型和极重型（暴发型），轻型患者可顺利痊愈，通常情况下中型患者不会留有后遗症，部分重型患者会留有不同程度的后遗症，极重型患者病死率高，幸存者常会留有严重的后遗症。后遗症主要包括失忆、认知障碍、行为障碍、癫痫、运动无力或者瘫痪以及语调和协调障碍等。在有意识障碍的典型乙脑患者中有5%～20%的病例可出现急性弛缓性麻痹。在全球，乙脑病例主要为10岁以下儿童，其中2～6岁组发病率最高。在中国，病例主要为15岁以下人群，近年来成年人发病比例有所上升，病例呈高度散发，集中发病和家庭聚集性发病少见。

（二）流行病学

乙脑主要在亚洲地区和西太平洋地区传播。目前最早有记载的乙脑暴发发生在1871年的日本，1934年日本学者成功分离出JEV，1938年又在三带喙库蚊中分离到该病毒，证实蚊是本病的传播媒介。1935年和1949年，日本和北京先后在乙脑患者标本中分离到原型的JEV Nakayama株、Beijing-1株和P3株，这些毒株在后来被广泛用于生产疫苗。

乙脑主要通过蚊虫叮咬传播。库蚊、伊蚊和按蚊的某些种都可传播本病，其中三带喙库蚊（culex tritaeniorhynchus）是中国以及亚洲大部分地区的主要传播媒介。三带喙库蚊在稻田、沼泽、池塘、水池等水体孳生，主要在户外活动，并在夜间叮咬吸血。环状库蚊（culex annularis）是西太平洋地区的主要传播媒介。蚊子感染JEV后10～12天就能传播病毒，实验研究发现，当气温低于20℃时，JEV就不能进入蚊子的唾液腺内，26～31℃时蚊子的活动能力和所带病毒量均明显增加。蚊不但可以携带病毒越冬，还可经卵传代，因此蚊不仅是乙脑的传播媒介也是长期储存宿主。此外，被感染的候鸟、蠛蠓、蝙蝠也是JEV的越冬宿主。

热带地区乙脑全年均可发病，亚热带地区主要集中在3—10月发病，温带地区则主要在5—9月发病。中国病例多出现在7—9月，南方地区比北方地区发病高峰早1个月。这主要与蚊虫繁殖、气温和降雨量、降雨天数等因素有关。居住在农村地区、家庭拥挤、接触到家畜、养猪、夜晚的户外活动、未安装空调等是导致乙脑发病的危险因素。

猪、牛、羊、马、犬等家畜，鸡、鸭、鹅等家禽以及鸟类可感染JEV成为传染源。特别是幼猪，由于其感染率高，感染后血中病毒数量多，病毒血症期长，是本病的主要传染源。鸟是JEV的扩增宿主，也是主要的传染源，并且成为该病能够较长距离传播的可能因素。人感染JEV后，可出现短暂的病毒血症，但病毒数量少，不是本病的主要传染源。目前未在人血中分离到JEV也未见经输血传播病例的报道。

流行性乙型脑炎疫苗

（一）被动免疫
目前还没有商业化的用于预防乙型脑炎病毒感染的被动免疫制剂。

（二）主动免疫

1. 现有疫苗及接种 20世纪30年代，苏联和日本开始生产灭活鼠脑乙脑疫苗，随后美国、中国、法国、韩国、印度等多个国家和地区陆续开展乙脑疫苗的研发，包括灭活鸡胚疫苗、高度纯化的鼠脑灭活疫苗、原代地鼠肾细胞灭活疫苗、减毒活疫苗、重组（嵌合）活疫苗等。目前使用的乙脑疫苗均基于乙型脑炎病毒基因Ⅲ型，有灭活疫苗（鼠脑提纯、Vero细胞、原代地鼠肾细胞）、减毒活疫苗和重组（嵌合）活疫苗3类（表8-6）。其中，乙脑病毒地鼠肾细胞减毒活疫苗（SA14-14-2株）是中国自主研发并在1989年上市，目前该疫苗除在国内大规模使用外，也已出口到韩国、尼泊尔、印度、斯里兰卡、泰国等国家。

表8-6 目前全球获得上市许可的乙脑疫苗

疫苗类型	培养基质	病毒株
灭活	鼠脑	Nakayama，Beijing-1（P1）
	Vero	Nakayama
	Vero	P1
	原代地鼠肾细胞	P3
	Vero	SA14-14-2
	Vero	P3
减毒活疫苗	原代地鼠肾细胞	SA14-14-2
重组（嵌合）活疫苗	Vero	SA14-14-2

　　不同国家和地区乙脑疫苗的接种程序差别较大。在乙脑已经成为当地突出公共卫生问题的国家，WHO建议应该将乙脑疫苗纳入国家免疫规划，并制订了乙脑疫苗推荐接种程序（表8-7）。

表8-7 WHO推荐的乙脑疫苗接种程序

疫苗类型	推荐的接种程序			未能按推荐月龄接种	
	第1剂接种年龄	基础免疫	加强免疫**	接种剂次***	加强免疫
Vero细胞灭活疫苗	6月龄	2剂次，通常间隔4周*	—	2剂次，通常间隔4周	不推荐
减毒活疫苗	8月龄	1剂次	—	1	不推荐
重组疫苗	9月龄	1剂次	—	1	不推荐

注：*：不同生产企业的基础免疫程序有所不同；**：目前尚无明确的加强免疫建议；***：之前接种的疫苗仍然有效。

　　中国儿童乙脑疫苗的免疫程序为：减毒活疫苗共接种2剂次，即8月龄、2周岁各接种1剂，接种剂量0.5ml，上臂外侧三角肌下缘皮下注射；灭活疫苗，共接种4剂次，8月龄间隔7～10天接种2剂次，2周岁、6周岁再各接种1剂次，接种剂量0.5ml，上臂外侧三角肌下缘皮下注射。对于2007年国家扩大免疫规划后出生的14岁及以下适龄儿童，未接种乙脑疫苗者，如果使用减毒活疫苗补种，应补齐2剂次，接种间隔至少12个月；如果使用乙脑灭活疫苗进行补种，应补齐4剂，第1剂与第2剂接种间隔为7～10天，第2剂与第3剂接种间隔为1～12个月，第3剂与第4剂接种间隔≥3年。青海、新疆和西藏地区无免疫史的居民迁居其他省份或在乙脑流行季节前往其他省份旅行时，建议接种1剂减毒活疫苗。

　　2．免疫机制　接种乙脑灭活疫苗后，含有病原相关分子模式的疫苗抗原激活固有免疫应答，诱导获得性免疫应答，产生高度特异性的血清IgG抗体和细胞免疫。接种减毒活疫苗后，病毒颗粒通过脉管网络快速分散并到达靶组织，并在多处激活树突状细胞，激活的树突状细胞向相应的引流淋巴结迁移，并促发T细胞和B细胞多位点激活，产生保护性抗体和细胞免疫。

　　3．免疫效果　不同类型乙脑疫苗都具有良好的免疫原性。8～12月龄接种1剂乙脑减毒活疫苗后28天血清保护率为90.6%～92.1%。对乙脑不同流行程度地区1～3岁、6～12

岁儿童接种1剂乙脑减毒活疫苗后，在非流行地区，抗体阳转率为85%~100%；在低流行地区，抗体阳转率为91%~98%；在高流行地区，抗体阳转或抗体4倍及以上升高率为93%~95%。基础免疫接种2剂乙脑地鼠肾灭活疫苗后抗体阳转率为96.9%，有93.1%的免疫前抗体阳性者在免疫后抗体呈4倍及以上升高。基础免疫接种2剂乙脑Vero细胞灭活疫苗后1个月，在非流行地区血清保护率为93%~99%；在流行地区血清保护率为95.7%（95% CI：87.3%~100%）。接种1剂乙脑重组（嵌合）活疫苗1个月后，乙脑流行地区的9~18月龄儿童血清保护率为99.3%（95%CI：96.2%~100.0%），36~42月龄儿童血清保护率为89.7%（95%CI：75.8%~97.1%）。

不同类型乙脑疫苗保护效力有所不同，其中鼠脑提纯灭活疫苗抗体衰减速度最快，减毒活疫苗抗体维持时间最长。乙脑鼠脑提纯灭活疫苗在2剂次初次免疫后第1年内抗体水平逐渐下降，第2年保护效力可从80%降至50%；此外，多个研究发现，该疫苗不论接种多少剂，抗体都会很快衰减。在初次免疫乙脑Vero细胞灭活疫苗后的12~15个月期间，58%~83%的接种者体内中和抗体滴度仍然高于1∶10，初次免疫12个月进行加强免疫后中和抗体滴度较加强免疫前增加40倍，且持续至少1年；加强免疫后，大部分接种者保护性抗体水平至少可维持4年。乙脑减毒活疫苗，接种1剂后的12~15个月疫苗保护率可一直维持在98%，随访5年的疫苗保护率仍维持在96%以上；接种2剂后，保护性抗体水平至少可维持11年。目前乙脑重组（嵌合）活疫苗长期保护时间的数据有限，对流行地区儿童该疫苗免疫后5年随访发现血清保护率从第1年的82.2%下降到第5年的65.6%；非流行地区接种疫苗后的血清保护率第1年为95%，第5年仍然达到93%。

乙脑疫苗的广泛使用已经使乙脑发病率呈持续下降的趋势，当然经济社会的发展和生活环境的改善也有助于减少发病。随着疫苗的广泛接种，韩国、日本已经基本消除乙脑。泰国1970年开始实施蚊媒控制措施但对乙脑发病率影响不大，仍在3/10万~5/10万波动，1986年开始常规接种乙脑疫苗，1997年该国发病率已降至1/10万以下。中国在2007年将乙脑疫苗纳入国家免疫规划后，2010年全国308县10岁以下儿童乙脑发病率从2007年的7.53/10万下降至2009年的4.35/10万。利用中断时间序列分析方法和分段回归模型对中国贵州省1990—2014年乙脑发病率进行分析显示，大规模预防接种后乙脑发病率立即下降，并产生了乙脑发病率逐年下降的长期作用。

4. 安全性 目前获得上市许可的乙脑灭活疫苗（鼠脑提纯、Vero细胞、原代地鼠肾细胞）、减毒活疫苗和重组（嵌合）活疫苗都具有较好的安全性，不良反应主要为皮疹、发热、头痛、接种部位的红肿和疼痛等，严重的不良反应包括高热惊厥、血小板减少性紫癜、神经炎、假性脑膜炎等。乙脑减毒活疫苗已经广泛使用超过20年，2009—2012年，中国共报告6 024例不良反应，其中严重不良反应70例，考虑到超过7 000万剂次疫苗的接种，疫苗的安全性是可以接受的。乙脑鼠脑提纯的灭活疫苗过敏反应报告率为3.6~8.4/100 000剂。乙脑Vero细胞灭活疫苗上市后的调查显示不良反应发生率为10.1/100 000剂。

5. 适应证和禁忌 乙脑疫苗适用于6月龄及以上人群。由于孕妇避免使用活疫苗，因此孕妇和哺乳期女性应首选接种灭活疫苗，但无意间接种乙脑减毒活疫苗或重组（嵌合）活疫苗不是终止妊娠的指标。大多数前往有乙脑病例报告国家（地区）进行短期商务活动或旅行的人，不必接种乙脑疫苗。对于在乙脑流行季节赴流行地区的旅行者，如符合下列任一条件，则建议接种乙脑疫苗：①旅行期＜1个月，但有参加露营、徒步、钓鱼、打猎、骑行、务农等户外活动；②长时间在郊区或农村活动，特别是傍晚和夜间；③居住地无空调、纱窗、蚊帐等；④前往正在暴发乙脑地区；⑤乙脑流行季节在流行地区逗留1个月甚至更长时间；⑥在乙脑流行地区旅行但尚不确定目的地、活动、停留时间。

不同类型乙脑疫苗的接种禁忌不同。对疫苗任何成分过敏是所有类型乙脑疫苗的接种禁忌。此外，乙脑鼠脑灭活疫苗的接种禁忌主要还有：对明胶或其他啮齿目动物的产品过敏者；有急性播散性脑脊髓炎、格林巴利综合征病史者。如果首次接种乙脑原代地鼠肾细胞灭活疫苗后发生超敏反应者不能继续接种该疫苗。

乙脑减毒活疫苗的接种禁忌还包括：患急性疾病、严重慢性疾病、慢性疾病的急性发作期和发热者；抗生素过敏；患脑病、未控制的癫痫和其他进行性神经系统疾病者；免疫缺陷、免疫功能低下或正在接受免疫抑制治疗者；孕妇；HIV感染儿童、HIV感染母亲所生的HIV感染状况不详的儿童以及不推荐在乙脑流行季节接种乙脑减毒活疫苗。此外，育龄妇女注射乙脑减毒活疫苗后，应至少在3个月内避免怀孕；注射免疫球蛋白者应间隔3个月及以上再接种乙脑减毒活疫苗；乙脑减毒活疫苗与其他减毒活疫苗接种的时间间隔至少为4周。

6. 未来疫苗发展方向　目前乙脑鼠脑灭活疫苗虽仍在部分国家和地区使用，但未来将会逐渐被其他生产工艺的疫苗所取代。1997年中国开始用麻疹沪191减毒株和乙脑SA14-14-2减毒株研发麻疹-乙脑二联减毒活疫苗，先后进行生产工艺和安全性的研究，但目前尚未上市。此外，用金丝雀痘病毒以及高度减毒的痘苗病毒作为载体的痘病毒载体疫苗；构建牛痘-乙型脑炎病毒重组体，去除JEV衣壳基因的基因工程疫苗目前都在研发阶段，有些已经在小鼠等动物实验中取得较好的安全性和免疫原性。

🔯 三　公共卫生

（一）经济学评价

据WHO估计，全球每年约有67 900例乙脑病例，死亡约13 600～20 400人，损失709 000个伤残调整寿命年（DALY）。由于许多国家和地区缺乏对乙脑的系统监测与报告，实际的疾病负担被低估。中国和印度的调查显示，减少1例乙脑病例可节约1 200～21 928美元。泰国将乙脑灭活疫苗纳入免疫规划后据估计每10万人可减少124例病例，节约72 922美元（包括治疗费、伤残费等）。中国上海的调查显示，接种乙脑减毒活疫苗每10万人可减少6 456个伤残调整寿命年，可节约512 456美元。

（二）疾病控制策略

接种乙脑疫苗是防控乙脑、保护易感人群的根本措施。由于乙脑不能通过人-人传播，无法产生群体性免疫屏障，个人的预防接种对于疾病的预防至关重要，亚洲多个国家通过广泛的疫苗接种成功控制人间乙脑的流行。WHO建议，在乙脑呈地方性流行的地区，最有效的预防接种策略是先在主要的目标人群中开展一次乙脑疫苗的大规模接种，然后再将该疫苗纳入免疫规划。生活在乙脑高发或流行地区的居民应常规接种乙脑疫苗，并在疾病流行前1个月完成。发生暴发后，必要时可在疫情发生地区对适龄人群开展乙脑疫苗的应急接种。使用蚊帐、蚊香、驱避剂、穿长袖衣裤等防止被蚊叮咬，清除蚊虫孳生地，使用杀虫剂灭蚊，重点做好牲畜棚（特别是猪圈）等场所的灭蚊工作是预防乙脑的关键措施。此外，防蚊隔离治疗乙脑患者至体温正常、人畜居住场所分开、给幼猪接种兽用乙脑疫苗等都是防控乙脑的有效措施。

思考题

① 简述乙脑的防控措施；

② 简述乙脑疫苗在防控乙脑中的作用。

（张泽武）

学习要点

1. 掌握甲型肝炎疫苗免疫接种程序；
2. 掌握甲型肝炎疫苗接种效果。

甲型病毒性肝炎（简称甲型肝炎）是由甲型肝炎病毒（hepatitis A virus, HAV）引起的经肠道传播的感染性疾病，常呈现暴发式流行。欧洲于17世纪和18世纪最早记录了甲型肝炎暴发。在第一次世界大战期间的英国、法国、德国和罗马尼亚军队和第二次世界大战期间的法国、美国、英国等军队中均发生大规模的甲型肝炎暴发。自开展甲型肝炎疫苗预防接种以来，甲型肝炎发病率呈现大幅度下降，在适龄儿童中的感染率下降更为明显。

一 疾病简介

（一）疾病概况

HAV呈球形，直径约27nm，无囊膜，属于小RNA病毒科。衣壳由60个壳微粒组成，呈20面立体对称，每一壳微粒由VP1、VP2、VP3和VP4等4种多肽组成。单股正链RNA核酸是HAV核心部位，有传染性，既是遗传信息的物质基础，同时兼具信使RNA功能。HAV RNA有7 400～7 500个核苷酸。HAV只有1个血清型，分为7个基因型。感染人类的HAV基因型有Ⅰ、Ⅱ、Ⅲ和Ⅶ，感染猿猴类的HAV基因型有Ⅳ、Ⅴ和Ⅵ。

HAV易污染食物和水，在环境中可存活数月至数年，在贝类、水、土壤或海底沉淀物中存活时间更长。

人感染HAV后，其临床症状与感染年龄关系密切。与成年人相比，儿童感染后临床症状较轻和发病率较低；≤5岁儿童感染HAV后无症状者占50%～90%，而成人感染后出现临床症状占70%～95%。感染HAV后幼儿很少出现黄疸，而成年人出现黄疸症状者多。

HAV感染潜伏期平均30天。人感染HAV后，可出现发热、乏力、食欲减退、恶心、呕吐、腹胀、腹泻、皮肤发黄，尿呈褐色，大便色浅，检查肝脏有肿大和触痛或叩痛体征。肝功能检查显示谷丙转氨酶（ALT）异常。患者血清抗-HAV抗体呈阳性或滴度明显升高。症状轻重各异，轻症病程1～2周，重症可致数周或更长。血清HAV特异性免疫球蛋白M（immunoglobulin M, IgM）是HAV感染性指标。人HAV感染后的结局主要有隐性感染（无症状，无血清转氨酶升高）、亚临床感染（无症状，伴血清转氨酶升高）以及临床感染（有症状）。急性甲型肝炎有典型症状（如黄疸和尿色变深）和非典型症状（无症状和无黄疸）。

（二）流行病学

人群普遍易感，曾感染HAV或甲型肝炎疫苗免疫者对HAV具有较好的抵抗力。甲型肝炎患者或潜伏期的HAV感染者是HAV的主要传染源。HAV的主要传播途径是粪-口传播，人-人传播、食源性和水源性传播、血源性传播和垂直传播也是HAV的传播途径。

HAV感染呈全球分布，全球每年HAV感染者约140万人，不同地区HAV感染流行特征差异较大。全球根据人群HAV感染率分成HAV感染高流行地区、中流行地区和低流行地区。①HAV高流行地区主要见于最不发达国家，如非洲、亚洲、中美洲和南美洲的部分地区。儿童HAV感染率高，临床症状轻或无。②HAV中流行地区主要见于卫生状况和生活条件较好的国家或地区，HAV不易传播，HAV感染的主要年龄组大于高地方性流行的地区。年龄大的儿童、青少年和青年人HAV感染率高，幼儿感染率较低，但甲型肝炎报告总发病率通常高于高发病地区。③HAV低流行地区主要见于美国、加拿大、西欧和其他发达国家或地区，儿童感染HAV概率非常低，发病率普遍很低，甲型肝炎暴发通常发生在社区和儿童保育中心等人群或特定风险的人群，如从高或中等地方性流行地区返回的旅行者和注射毒品者。

中国是HAV感染高流行地区，1992年全国病毒性肝炎血清流行病学调查结果显示，全人群HAV感染率近80.9%，5岁及以下儿童感染率＞60%，6～10岁儿童感染率达80%。自甲型肝炎疫苗接种以来，中国甲型肝炎报告病例数和发病率快速下降。自1991年甲型肝炎报告病例数63.8万例下降到2018年的1.6万例，报告发病率从55.69/10万下降到1.17/10万，≤15岁儿童报告病例数和发病率下降最明显。

二　甲型肝炎疫苗

（一）被动免疫

开展甲型肝炎疫苗预防接种之前，HAV免疫球蛋白（以前称为丙种球蛋白或免疫血清球蛋白）是暴露后预防甲型肝炎的主要方式。

（二）主动免疫

1. 疫苗发展史　早期甲型肝炎疫苗是来自HAV体外细胞培养，福尔马林灭活的全病毒疫苗。中国现有甲型肝炎疫苗有甲型肝炎灭活疫苗和甲型肝炎减毒活疫苗。

1991年葛兰素史克公司研制出甲型肝炎灭活疫苗，1995年获FDA批准上市。1995年美国默沙东公司和法国赛诺菲巴斯德公司先后研制出甲型肝炎灭活疫苗。

1992年中国浙江医科院研制液体甲型肝炎减毒活疫苗，1996年获得生产文号；2000年冻干甲型肝炎减毒活疫苗获得生产文号。北京科兴生物制品有限公司和中国医学科学院医学生物研究所于2002年和2003年先后批准上市，2017年通过WHO预认证。

2. 疫苗种类　甲型肝炎疫苗主要有灭活疫苗、减毒活疫苗。

（1）灭活疫苗：甲型肝炎灭活疫苗的稳定性好，在2～8℃条件下可保存2～3年。冷冻会破坏疫苗，引起佐剂颗粒聚集。被冷冻的灭活疫苗应予以丢弃。

（2）减毒活疫苗：将HAV株接种人二倍体细胞，经培养、收获细胞悬液（病毒液），加适宜保护剂后冻干而制成。疫苗溶解后应为透明、澄清液体；如有混浊、有摇不散的沉淀、异物或西林瓶裂纹者，均不宜使用。

冻干甲型肝炎减毒活疫苗稳定性好，8℃以下避光保存1.5年。

3．免疫机制

（1）灭活疫苗：甲型肝炎灭活疫苗进入体内，经APC抗原呈递，激发机体细胞介导的免疫反应，产生抗HAV的保护性抗体和记忆性免疫细胞。

（2）减毒活疫苗：甲型肝炎减毒活疫苗免疫机制类似于HAV自然感染致病机制即甲型肝炎减毒疫苗病毒进入体内，经血流到靶器官肝脏，在肝细胞增殖，从而激发机体的细胞免疫和体液免疫，产生抗HAV的保护性抗体和记忆性免疫细胞。

4．免疫程序

（1）灭活疫苗：甲型肝炎灭活疫苗接种两针18月龄接种第一针，2岁接种第二针，间隔6个月。

（2）减毒活疫苗：甲型肝炎减毒活疫苗接种1针，18月龄儿童接种。

5．疫苗效力和效果　甲型肝炎灭活疫苗和甲型肝炎减毒活疫苗，都具有高度的免疫原性，都是预防控制HAV感染最经济、最有效的措施，免疫效果非常显著，尤其是在甲型肝炎发病率高且呈周期性暴发的地区。甲型肝炎灭活疫苗预防接种后2周可产生抗HAV的保护性抗体，甲型肝炎减毒活疫苗预防接种后3~4周可产生抗HAV的保护性抗体。

国外研究结果表明，按免疫程序接种2剂次甲型肝炎灭活疫苗后，受种者抗HAV抗体阳转率≥94%（95%CI：79%~100%）。中国现场研究结果显示：接种甲型肝炎灭活疫苗和甲型肝炎减毒活疫苗后，受种者抗HAV抗体阳转率均在97%~100%，几何平均滴度（GMT）在1 107~2 477 mIU/ml。中国2008—2016年甲型灭活疫苗2剂针报告接种率为99.6%，甲型肝炎减毒活疫苗报告接种率为98.7%，接种甲型肝炎灭活疫苗地区的儿童甲型肝炎报告发病率下降78%，接种甲型肝炎减毒活疫苗地区的儿童甲型肝炎报告发病率下降82.3%。有报道受种者接种甲型肝炎减毒活疫苗2个月和15年的血清抗体阳转率分别为98.5%和81.3%；接种甲型肝炎灭活疫苗后10年，其血清抗体阳转率99.09%，抗体保护持续达25年以上。

6．疫苗安全性　甲型肝炎灭活疫苗和甲型肝炎减毒活疫苗均具有很好的安全性。最常见的反应是轻度反应，持续时间短暂，如发热、注射部位反应、皮疹和头痛。较严重不良反应发生率非常低，主要有格林巴利综合征、转氨酶升高、特发性血小板减少性紫癜和儿童惊厥发作。上市后报告的罕见不良反应极低，主要有晕厥、黄疸、多形红斑、过敏反应、臂丛神经病变、横断性脊髓炎、脑病和其他反应等。

7．适应证和禁忌　甲型肝炎疫苗接种不得用于下列人员：既往对甲型肝炎疫苗有重度反应史，或者对疫苗或其任何成分过敏者。尚未确定甲型肝炎灭活疫苗在孕妇中使用的安全性。因为甲型肝炎灭活疫苗是以灭活HAV研制而成的，所以理论上对胎儿的风险很低。

甲型肝炎减毒活疫苗禁忌：①身体不适，腋温超过37.5℃者；②急性传染病或其他严重疾病者；③免疫缺陷或接受免疫抑制剂者；④过敏体质者。

8．疫苗低、无应答和加强免疫　影响甲型肝炎疫苗免疫原性的因素主要有疫苗种类、个体因素（年龄、性别及健康）及生活习惯等。甲型肝炎疫苗接种后，约2%的受种者为低应答和无应答者，对该人群可更换疫苗种类或加强疫苗预防接种。

由于甲型肝炎灭活疫苗和减毒活疫苗均可产生细胞免疫反应，细胞记忆性免疫应答既迅速又强烈，时间为1周，而HAV感染平均潜伏期为4周，因此对甲型肝炎疫苗免疫应答正常人群不提倡加强免疫。但对HIV感染、慢性疾病（肝病、透析患者等）、免疫抑制剂治疗者和年龄较大的特殊人群，可定期用甲型肝炎灭活疫苗加强预防接种（1针剂）。

9．疫苗群体免疫效应　甲型肝炎疫苗具有良好的群体免疫效应，即对全国或部分地区的一个或多个年龄队列儿童实施甲型肝炎疫苗常规接种后，甲型肝炎发病率显著降低，未免疫人群甲型肝炎发病率亦明显下降。甲型肝炎疫苗存在强的群体免疫效应，如在美国部分地区的幼儿中实行常规接种的5年内，观察到所有年龄组甲型肝炎发病率显著下降，这也表明儿童接种疫苗也有强群体免疫效应。又如以色列对18～24月龄儿童预防接种后3年内，甲型肝炎发病率下降95%，未补种的其他年龄组甲型肝炎发病率也明显下降。西班牙Catalonia地区对12岁儿童常规接种后，人群甲型肝炎发病率降低58%。模拟美国反映发病率和疫苗接种率相关性的模型研究估计，减少病例中的1/3是源于疫苗群体免疫效应。中国通过儿童实现甲型肝炎疫苗免疫规划以来，全人群甲型肝炎报告发病率从1991年的55.69/10万下降到2018年的1.17/10万，儿童下降更明显，充分显示了甲型肝炎疫苗群体免疫效应，甲型肝炎疫苗接种率越高，其群体保护效果越好。根据数学模型推算，甲型肝炎疫苗接种率≥85%时，可阻断人群甲型肝炎暴发或流行。

10．HAV暴露前后免疫预防　HAV暴露前，主要以接种预防性疫苗为主。HAV暴露后，应开展免疫球蛋白或甲型疫苗接种来有效控制疾病。与免疫球蛋白相比，甲型肝炎疫苗更具有公共卫生优势，其优点主要有诱导主动免疫和长期保护效果，更加容易接种，接受程度和可获得性更高。HAV暴露前后，建议用甲型肝炎疫苗进行预防接种，尤其是对于准备去HAV感染高中度流行地区的旅行者、维和部队志愿者、军事人员以及近期密切接触甲型肝炎患者的个体（表8-8）。

表8-8　关于国际旅行者的暴露前预防和暴露后免疫预防的建议

年龄/健康状况	免疫球蛋白（IG）剂量	甲型肝炎疫苗
国际旅行者的暴露前预防*		
＜12月龄婴儿，对疫苗过敏者或选择不接种疫苗者	逗留时间： ＜3个月：0.02ml/kg 3～5个月：0.06ml/kg ＞5个月：0.06ml/kg（对延长旅行者每5个月重复使用）	无：当婴儿12月龄时进行接种
12月龄～40岁人群	无	出发前尽快接种1剂疫苗
＞40岁人群，有特殊状况者	逗留时间： ＜3个月：0.02ml/kg 3～5个月：0.06ml/kg ＞5个月：0.06ml/kg（对延长旅行者每5个月重复使用）	出发前尽快接种IG和1剂疫苗
既往未接种者的暴露后预防		
＜12月龄婴儿，有特殊状况者[§]	暴露后≤2周：0.02ml/kg；暴露后＞2周注射的效力尚未确定	无：当婴儿12月龄时进行接种

续表

年龄/健康状况	免疫球蛋白（IG）剂量	甲型肝炎疫苗
12月龄~40岁的健康人	无	尽快接种疫苗
>40岁人群	暴露后≤2周首选0.02ml/kg	如果无法获得IG，可以使用疫苗

[根据Novack R，Williams I，Bell B. Update：prevention of hepatitis A after exposure to hepatitis A virus and in intermational travelers：update recommendations of the Advisory Committee on Immunization Practice（ACIP）. Morb Mortal Wkly Rep 56：1080-1084，2007. 编写。]

*对于暴露前预防，出发前≤2周注射IG。肌内注射的IG制剂绝不能静脉注射，静脉注射的IG制剂不适于甲型肝炎预防且其球蛋白浓度较低。甲型肝炎疫苗应在出发前尽快接种。如果同时接种，免疫球蛋白和疫苗应于不同部位接种。对于暴露后预防，应在暴露后2周内尽快注射IG。

小于1岁的儿童及疫苗禁忌人群应按0.06ml/kg注射IG，在暴露期间每5个月重复使用，首剂接种后6个月应接种第2剂以完成疫苗接种程序。

§特殊状况：免疫损害者、已诊断慢性肝病者和疫苗禁忌者，既往接种过1剂疫苗者应完成接种程序；既往接受过全程疫苗接种者无须进一步处置。

11．未来疫苗发展方向 全球正努力地研发口服甲型肝炎疫苗、基因工程疫苗以及联合疫苗等；寻求能保障单剂量甲型肝炎疫苗长期保护效果的佐剂，既能节省甲型肝炎疫苗接种的成本，也能有效地解决急需甲型肝炎接种地区的疫苗配送等问题。

 公共卫生

（一）经济学评价

国外诸多研究报道开展甲型肝炎疫苗预防接种在经济上是有利的。美国一项研究报道1岁时常规接种可导致单个美国出生队列中减少HAV病例183 806人和死亡32人，其成本效益比为173 000美元/寿命年和24 000美元/质量调整寿命年（quality-adjusted life-year，QALY）。中国研究显示开展甲型肝炎疫苗预防接种的成本效益比（BCR值）在1.5~17，在甲型肝炎暴发中开展疫苗预防接种，其BCR值可达25。若考虑甲型肝炎作为传染病防治具有外延性效益，那甲型肝炎疫苗预防接种的BCR值会更大。开展甲型肝炎疫苗预防接种的经济效益和社会效益巨大。

（二）疾病控制策略

预防控制HAV感染主要有三种策略：①HAV预防控制行为改变；②抗HAV抗体（丙种球蛋白）被动免疫；③甲型肝炎疫苗主动免疫。其中接种甲型肝炎疫苗是预防控制甲型肝炎最经济、最有效的措施。接种甲型肝炎疫苗不仅能有效保护受种者，还有群体保护效应。为控制中国HAV感染高流行态势，中国政府制订了以甲型肝炎疫苗预防接种为主的综合性防控措施，即通过大力开展健康教育与健康促进活动，提升广大群众HAV预防控制健康知识，逐步形成全社会健康生活方式的良好氛围，持续保障适龄人群甲型肝炎疫苗高接种率，将有效地降低中国人群HAV感染率和发病率。

 思考题

① 简述甲型肝炎疫苗的种类及优缺点；

② 简述中国甲型肝炎预防控制策略。

（宋渝丹 秦宇 陈园生）

第六节　肾综合征出血热疫苗

学习要点

1. 熟悉肾综合征出血热的流行病学特点及临床表现；
2. 掌握肾综合征出血热疫苗的免疫程序。

流行性出血热（epidemic hemorrhagic fever, EHF）是由布尼亚病毒科汉坦病毒属的各型病毒引起的，以鼠类为主要传染源的自然疫源性疾病。是以发热、低血压性休克、出血倾向及肾脏损害为主要临床特征的急性病毒性传染病。1982年WHO统一定名为肾综合征出血热（hemorrhagic fever with renal syndrome, HFRS）。

一　疾病简介

（一）疾病概况

汉坦病毒是一种负性单链RNA病毒，属于布尼亚病毒科汉坦病毒属。汉坦病毒至少有二十个以上血清型，在中国流行的汉坦病毒主要有两型，即汉坦病毒（引起姬鼠型出血热）和汉坦病毒（引起家鼠型出血热）。汉坦病毒不耐热，不耐酸，对一般有机溶剂和消毒剂敏感，56℃ 30分钟或100℃ 1分钟、γ射线及紫外线照射也可将其灭活。

肾综合征出血热潜伏期为5～46天，一般为1～2周，以两周多见，典型表现以发热、低血压性休克、充血出血及肾脏损害为主要症状，以发热、低血压休克、少尿、多尿与恢复期为五期典型病程。多数病例临床表现并不典型，或某期表现突出，或某期不明显而呈"越期"现象，或前两、三期重叠。本病临床表现可概括为：寒热脸红酒醉貌，头痛乏力像感冒；皮肤黏膜出血点，呕吐腹泻蛋白尿。

（二）流行病学

中国已查出53种以上动物可自然携带本病毒，在中国黑线姬鼠为野鼠型出血热的主要宿主和传染源，褐家鼠为中国家鼠型出血热的主要传染源，大林姬鼠是中国林区出血热的主要传染源。主要传播为动物源性，病毒能通过宿主动物的血及唾液、尿、便排出，鼠向人的直接传播是人类感染的重要途径。感染方式是多途径的，可有以下几种：接触传播、呼吸道传播、消化道传播、螨媒传播及胎盘垂直传播。人群普遍易感，隐性感染率较低，野鼠型多为3%～4%以下；但家鼠型疫区隐性感染率较高，有报告为15%以上，一般青壮年发病率高，二次感染发病罕见。病后在发热期即可检出血清特异性抗体，抗体持续时间长。

本病主要分布在亚洲的东部、北部和中部地区。中国疫情最重，近年来伴随家鼠型的出现，疫区也迅速蔓延，并向大、中城市、沿海港口扩散。全年散发，野鼠型发病高峰多在秋季，从10月到次年1月，少数地区春夏（5—7月）间有一发病小高峰。家鼠型主要发生在春季和夏初，从4月到6月。其季节性表现为与鼠类繁殖、活动及与人的活动接触有关。

中国根据疫区分布、宿主动物不同可分为三型：①姬鼠型：主要分布在农作物区和林区，传染源以黑线姬鼠为主。一般相隔几年有一次较大的流行。临床病情较重，经过较为典型。②家鼠型：疫区分布于城镇、市郊，以褐家鼠为优势鼠种，周期性尚不明确，可呈暴发式流行，流行强度明显大于野鼠型，性别、年龄差别小，临床病情一般较轻。③混合型：同地区同一时间有上述两型出血热的流行。人群分布以男性青壮年农民和工人发病较高，与接触传染源机会有关。

（三）发病机制

发病机制至今仍未完全阐明。病毒感染是引起发病的始动环节，IgE及其介导Ⅰ型变态反应参与肾综合征出血热早期发病过程，病毒直接作用及免疫损伤引起多器官损害。

（四）诊断

根据流行病学史、临床表现和实验室检查进行诊断。本病应与发热性疾病、出血性疾病、导致休克的疾病、肾脏损害的疾病相鉴别。

（五）治疗

本病治疗以综合疗法为主，早期应用抗病毒治疗，中晚期对症治疗。抓好"三早一就"（早发现、早休息、早治疗，就近治疗），把好"三关"（休克、少尿及出血关），对减轻病情、缩短病程和降低病死率有重要意义。

🔷 肾综合征出血热疫苗

（一）疫苗研制史

中国于1981年分离出汉坦病毒后，即开始研制肾综合征出血热灭活疫苗。1993—1994年先后研制出沙鼠肾细胞Ⅰ型灭活疫苗、乳鼠脑纯化Ⅰ型灭活疫苗、地鼠肾细胞Ⅱ型灭活疫苗，人群试验和大规模的现场应用证实3种单价疫苗均具有较好的安全性、血清学和防病效果。1996年研制出双价肾综合征出血热灭活疫苗（沙鼠肾细胞），1998年双价肾综合征出血热灭活疫苗（地鼠肾细胞）也研制成功并投入使用。

（二）现有疫苗及接种

目前在国内使用的出血热疫苗有4种，其中灭活疫苗有3种。

1. Ⅰ型肾综合征出血热灭活疫苗　将Ⅰ型出血热病毒（Z10株）接种原代长爪沙鼠

肾细胞培养后，在培养中血凝素抗原达高峰时，经超声波处理并离心后，用β-丙内酯灭活，加入氢氧化铝佐剂制成。

2．Ⅱ型肾综合征出血热灭活疫苗　亦称地鼠疫苗，用Ⅱ型出血热病毒（L99株）接种原代地鼠肾细胞，在病毒培养达高峰时收获，并经甲醛溶液灭活，加入氢氧化铝佐剂制成。

3．双价肾综合征出血热灭活疫苗　将Ⅰ型和Ⅱ型出血热病毒（Z10株和L99株）按1∶2的比例混合接种原代长爪沙鼠肾细胞培养后，在培养中血凝素抗原达高峰时，经超声波处理并离心后，用β-丙内酯灭活，加入氢氧化铝佐剂制成。

4．双价肾综合征出血热纯化疫苗（Vero细胞）　将Ⅰ型和Ⅱ型出血热病毒（Z10株和L99株）接种Vero细胞培养后，在培养中血凝素抗原达高峰时，经超声波处理并离心后，用β-丙内酯灭活后浓缩、纯化，加入氢氧化铝佐剂制成。

（三）免疫效果

中国自20世纪90年代初期开始使用出血热疫苗以来，对疫苗的安全性和有效性进行了大量观察。结果表明3种单价原制疫苗的流行病学效果，对人群的保护效果分别为93.72%（沙鼠苗）、93.19%（乳鼠脑苗）和97.40%（地鼠苗）。韩国自1991年接种乳鼠脑纯化疫苗以来韩国的HFRS发病率已显著下降。流行病学效果观察还显示，不同型疫苗有很好的交叉保护性，即Ⅱ型病毒疫苗能保护Ⅰ型或混合型疫区病毒的感染，反之亦然。双价疫苗的有效率大致与单价疫苗相似。经过6年多的临床观察，有关科学数据证明，接种后6年内保护率在90%以上。

（四）安全性

常见不良反应有：接种后，注射部位可出现疼痛、发痒、局部轻微红肿；全身性反应可有轻度发热、不适、疲倦等，一般不须处理可自行缓解。罕见不良反应有：短暂中度以上发热；局部中度以上红肿，一般3天内即可自行消退。极罕见不良反应有过敏性皮疹、过敏性休克、过敏性紫癜和周围神经炎。

（五）适应证和禁忌

接种对象为肾综合征出血热疫区的居民及进入该地区的人员，主要对象为10~60岁的高危人群。

禁忌：已知对该疫苗的任何成分，包括辅料、甲醛以及抗生素过敏者；患急性疾病、严重慢性疾病、慢性疾病的急性发作期和发热者；患未控制的癫痫和其他进行性神经系统疾病者；妊娠及哺乳期妇女。

三　公共卫生

（一）经济学评价

通过对出血热疫苗观察现场的预防接种成本效益分析结果提示，在发病率高于50/10万的疫区青壮年中进行疫苗接种存在经济学效益。

（二）疾病控制策略

采取灭鼠防鼠为主的综合性措施，对高发病区的多发人群和其他疫区的人群进行疫苗接种。出血热疫苗主要预防肾综合征出血热，Ⅰ型疫苗主要用于预防姬鼠型肾综合征出血热；Ⅱ型疫苗主要用于预防家鼠型肾综合征出血热；而双价疫苗既可以预防姬鼠型肾综合征出血热，又可以预防家鼠型肾综合征出血热。

思考题　　1　简述肾综合征出血热的病原学及临床表现；
　　　　　　2　简述肾综合征出血热疫苗的接种对象、免疫程序及不良反应。

（沈纪川）

学习要点

1. 熟悉水痘的临床特征；
2. 了解水痘疫苗免疫策略。

水痘（varicella, chickenpox）是由水痘-带状疱疹病毒（varicella-zoster virus, VZV）初次感染引起的急性呼吸道传染病。在无疫苗时代，人群普遍对VZV易感，儿童是主要发病人群，极易在学校和幼儿园中出现聚集性水痘疫情。20世纪70年代日本学者成功研制出水痘疫苗，随后在健康儿童和青少年中开始广泛使用，为预防水痘提供重要控制手段。

一　疾病简介

（一）疾病概况

VZV属于疱疹病毒科、人类疱疹病毒3型（human herpesvirus 3，HHV-3），人是唯一宿主。病毒为椭圆形颗粒，病毒核衣壳是对称结构的20面体，壳外有一层或多层脂蛋白包膜，包膜上有8种糖蛋白，其中gE糖蛋白是病毒主要抗原，具有高度的免疫原性，能诱导机体产生细胞免疫和体液免疫应答。VZV有多个基因型，但只有1个血清型。

VZV经上呼吸道黏膜或结膜侵入机体，在局部淋巴结复制数天，导致初次病毒血症，随后病毒传递至全身各组织器官，继而出现二次病毒血症。皮疹的分批出现与间隙性病毒血症相关，通常在皮疹出现后2~4天，特异性抗体产生，病毒血症消失，症状也随之缓解。

出疹前1或2天出现发热、乏力、不适、头痛等前驱期症状。皮疹首先出现在头部和躯干，然后波及四肢，呈现向心性分布。典型患者皮疹最初形态为红色斑性丘疹，后迅速发展为小水疱，疱液清亮，周围有红晕。随着病程进展，疱液由透明变浑浊，干燥后形成痂皮后脱落。皮疹分批出现，一般2周内痊愈，偶可出现皮肤感染、肺炎、脑炎等并发症。成人感染时症状较儿童更重，新生儿、免疫缺陷者、骨髓移植患者可出现严重的进行性水痘。

"水痘突破病例"成为使用疫苗后应关注的问题。"水痘突破病例"是指接种疫苗42天后感染VZV野病毒发病的水痘病例，这类患者的临床症状一般较典型水痘患者更轻，表现为病程短，无发热或仅有低热，皮损数量少且无疱疹等。

　　核苷类药物阿昔洛韦等可抑制包括VZV在内的人类疱疹病毒复制，目前健康儿童患水痘尚不推荐常规使用阿昔洛韦治疗，仅推荐高危人群使用（如大于12岁人群且患有慢性皮肤病或肺部疾病、长期接受水杨酸制剂治疗、接受短期或间歇性吸入类固醇激素治疗的人群）。

（二）流行病学

　　VZV病毒主要通过呼吸道飞沫和直接接触水痘疱疹液传播，也可通过被污染的用具传播。人是唯一传染源，潜伏期一般为12～21天，平均14天。传染期一般从皮疹出现前1～2天到疱疹完全结痂为止。免疫缺陷患者发生水痘时可能在整个病程中皆具有传染性。易感者接触带状疱疹患者后也可发生水痘。

　　水痘传染性极强，全球均有发生。在温带地区，无疫苗之前，几乎所有人都感染过VZV。水痘发病有明显的季节性，冬春季高发，每2～5年一个流行周期。在儿童密集的幼儿园和学校中常引起暴发。美国在将水痘疫苗纳入儿童免疫规划前，年发病率15.0～16.0/1 000，部分发达国家地区已逐步将水痘纳入法定传染病进行监测和管理。

　　中国目前尚未将水痘纳入法定传染病报告和管理。2005年颁布的《全国突发公共卫生事件相关信息报告管理工作规范（试行）》规定了水痘突发公共卫生事件的报告标准。部分地区如北京市和广州市等，将水痘纳入地方重点监测疾病，制定监测规范和报告要求。

 ## 水痘疫苗

（一）被动免疫

　　水痘-带状疱疹免疫球蛋白已在部分国家上市，中国尚无此类产品。

（二）主动免疫

　　1．现有疫苗及接种　全球目前均使用Oka疫苗株生产水痘减毒活疫苗。该疫苗株由日本学者在1974年分离、培养、传代获得。水痘减毒活疫苗于1986年上市，最初用于白血病患儿，后来逐渐扩大到健康儿童和青少年。2000年后国产水痘减毒活疫苗上市并一直作为非免疫规划疫苗使用。

　　近年来，中国不同地区陆续出台地方性水痘疫苗接种技术规范，明确适龄儿童应按程序接种2剂次水痘疫苗。天津、上海等地已尝试将水痘疫苗纳入所在地的儿童免疫规划。

　　2．免疫机制　减毒活疫苗诱导的保护是由细胞免疫和体液免疫共同产生。其中，VZV的结构蛋白及调节蛋白均可被CD4+和CD8+T淋巴细胞识别，共同介导细胞免疫。通常认为采用膜抗原荧光抗体试验（FAMA）方法检测抗体滴度≥1∶4时或者采用糖蛋白ELISA（gpELISA）方法检测抗体滴度≥5U/ml时，疫苗诱导产生的抗体对受种者产生保护作用。

　　3．免疫效果　国外疫苗上市前的临床试验报告，接种1剂疫苗后，绝大多数健康儿童可以在血清中检测到特异性水痘抗体，其中85%～89%的受种者可以达到保护性抗体水平（gp-ELISA≥5IU/ml）。接种2剂疫苗效力更佳，>99%的受种者抗体可以达到保护水平。

　　WHO针对水痘疫苗上市后的流行病学保护效果开展系统综述，结果表明儿童接种1剂疫苗对预防任何程度水痘的保护效果约为80%，预防中度或重度水痘病例的保护效果约为95%，预防重度水痘的保护效果约为99%；不同厂家疫苗的1剂次疫苗保护效果类似；儿童接种2剂水痘疫苗的保护效果优于1剂，对任何程度水痘的保护效果提升至93%。

国内的观察性研究也发现儿童接种1剂疫苗的保护效果高于80%，但随着时间延长，疫苗的保护效果下降。基于暴发现场的回顾性队列研究发现即使幼儿园和小学的1剂次疫苗接种率接近100%，也无法避免水痘暴发。

4．安全性　水痘减毒活疫苗在中国临床应用已20余年，但关于疫苗接种安全性报告文献较为有限。美国截至2006年共使用5 500万剂水痘疫苗，监测系统接报的不良反应报告发生率为52.7/10万剂，其中三分之二为发热、皮疹及接种部位红肿，严重不良事件报告率仅为2.6/10万剂。

5．适应证与禁忌　从全球范围来看，水痘疫苗的接种对象已经包括儿童、青少年和成人。由于疾病防控目标不同，各国水痘疫苗免疫策略和优先推荐人群各有差异。有的已经将疫苗纳入儿童免疫规划，有的推荐青少年和成人（包括育龄妇女、军人、大学生、国际旅行者等）接种，有的仅推荐高危人群（包括暴露人群、白血病患儿、HIV感染儿童、等待器官移植者、医护人员及免疫损害人群的家庭接触者）接种。

目前孕妇不能接种水痘疫苗，孕前3个月以内或孕期的任何时间不慎接种水痘疫苗导致的不良妊娠结局风险仍需要评估。

 ## 三　公共卫生

（一）经济学评价

学者对国际上1999—2011年发表的23篇水痘疫苗卫生经济学研究进行系统综述，研究结果支持水痘疫苗纳入儿童免疫规划进行常规接种，符合成本效益，是预防控制水痘最经济的手段。

（二）疾病控制策略

WHO于1998年首次发布《水痘疫苗立场文件》，认为水痘疫苗既可以在个体水平使用，以保护易感的青少年和成人，也可以纳入国家免疫规划覆盖全部儿童。纳入儿童常规免疫的前提是必须持续保持高接种率，否则可能导致发病年龄后移问题。

2014年WHO更新了立场文件，建议：在水痘成为重要公共卫生问题的国家，可考虑将疫苗纳入儿童常规免疫；纳入前应建立疾病监测系统、评估疾病负担，纳入后还需要持续开展监测；各国可以选择接种1剂次疫苗策略来降低发病，也可以选择2剂次疫苗策略以有效控制暴发；疫苗接种率应≥80%，否则可能会导致发病年龄后移，带来青少年和成人死亡率增加的风险。

（三）存在问题与发展方向

VZV可以导致水痘和带状疱疹两种疾病。水痘疫苗上市后出现的"水痘突破病例""疫苗对带状疱疹发病的中远期影响"等问题仍不清楚，未来的科学研究将围绕这些方面展开。已知无论是接种1剂次还是2剂次水痘疫苗，都有一定概率发生水痘突破病例。

突破病例可以持续传播，导致即使疫苗接种率达到高水平，水痘仍会发生并维持低流行。患过水痘的人成为VZV宿主，从理论上来说VZV难以被消除或消灭。如何确定合理的水痘疾病控制目标，需要深入研究。

水痘疫苗属于减毒活疫苗，本质上是模拟VZV弱毒力毒株的感染过程，存在疫苗株在人体潜伏并导致带状疱疹发生的可能性，目前已在接种水痘疫苗的白血病患儿中有报道。也有研究提出，如将水痘疫苗纳入常规免疫，将减少已患过水痘人群暴露于VZV野病毒的机会，继而减少机体细胞免疫应答机会，进而导致成年人带状疱疹发病率增高或发病年龄提前，目前尚不能排除这种假设。

思考题　｜　① 简述水痘疫苗的人群免疫策略；
　　　　　　② 水痘疫苗面临的科学问题有哪几个？

（索罗丹）

学习要点

1. 熟悉狂犬病的危害；
2. 掌握人用狂犬病疫苗接种程序。

　　狂犬病（rabies）是由狂犬病病毒（rabies virus）感染引起的一种动物源性传染病。狂犬病病毒主要通过破损的皮肤或黏膜侵入人体。临床表现分为狂躁型和麻痹型两种，典型的狂躁型狂犬病临床大多表现为特异性恐风、恐水、咽肌痉挛、进行性瘫痪等。目前，对于狂犬病尚缺乏有效的治疗手段，人患狂犬病后的病死率几乎100%。因此，所有持续、频繁暴露于狂犬病病毒危险环境下的个体，以及到高危地区旅游的旅客和居住在狂犬病流行地区的儿童，均推荐进行暴露前预防性狂犬病疫苗接种；且暴露后处置是暴露后预防狂犬病的唯一有效手段。

一　疾病简介

（一）疾病概况

　　狂犬病病毒属于单负病毒目弹状病毒科狂犬病病毒属。狂犬病病毒颗粒呈子弹状，长100～300nm，直径约75nm。病毒基因组长约12kb，为不分节段的单股负链RNA，从3'到5'端依次编码5种结构蛋白，分别为核蛋白、磷蛋白、基质蛋白、糖蛋白和依赖RNA的RNA多聚酶。

　　大多数人间狂犬病病例是由于被患狂犬病的动物咬伤所致，少数是由于被抓挠或伤口、黏膜被污染所致，因移植狂犬病患者捐赠的器官或组织发病也偶有报道，但病毒不能侵入未损伤的皮肤。如无重症监护，患者会在出现神经系统症状后1～5天内死亡。死因可能是由于控制循环和呼吸系统的中枢神经系统受累或功能障碍。

　　狂犬病在临床上可表现为狂躁型（约2/3病例）或麻痹型。由犬传播的狂犬病一般表现为狂躁型，而吸血蝙蝠传播的狂犬病一般表现为麻痹型。狂躁型患者以意识模糊、恐惧痉挛，以及自主神经功能障碍（如瞳孔散大和唾液分泌过多等）为主要特点。狂犬病的整个自然病程一般不超过5日。死因通常为咽肌痉挛而窒息或呼吸循环衰竭。

（二）流行病学

目前，99%的人间狂犬病发生在发展中国家，主要分布在亚洲、非洲和拉丁美洲及加勒比海地区。亚洲的狂犬病病例数居全球首位，估计年死亡人数达3万人。中国人间狂犬病的年发病数仅次于印度。

 狂犬病的被动免疫和主动免疫

（一）被动免疫

单独使用抗血清并不能预防狂犬病，因此不推荐单独使用，而应与疫苗联合使用，该方法可以提高保护效果。

1．被动免疫制剂的种类 目前国际上狂犬病被动免疫制剂可分为马源免疫球蛋白、马源纯化F（ab'）2片段制品和人源免疫球蛋白三种，前两种在国内习惯上沿用"马抗狂犬病血清"的名称。两者的优缺点比较见表8-9。

表8-9 马抗狂犬病血清和人源免疫球蛋白的优缺点

	马抗狂犬病血清	人源免疫球蛋白
医学伦理	无	存在
免疫用抗原要求	制备简单	制备要求高
来源限制	相对充足	来源受限
血源感染风险	无	潜在风险（如艾滋病等）
不良反应率	过敏反应甚至血清病	几乎无
使用花费	低	高
人体半衰期	14天	21天

2．被动免疫制剂注射 所有首次暴露的Ⅲ级暴露者，以及患有严重免疫缺陷、长期大量使用免疫抑制剂、头面部暴露的Ⅱ级暴露者均应使用狂犬病被动免疫制剂。被动免疫制剂应尽早使用，最好在伤口清洗完成后立刻开始。如未能及时注射，在第一剂狂犬病疫苗接种后的7天内均可使用。

3．被动免疫制剂的保护效果 WHO狂犬病专家咨询委员会通过现场观察肯定了疫苗与被动免疫制剂的联合应用效果。1954年伊朗一起疯狼咬伤18人的事件中，5人仅单用疫苗，最终3人患狂犬病死亡；而暴露程度相似的另外13人采用疫苗联合抗血清治疗，最终仅1人患病死亡。

（二）主动免疫

1．主动免疫的方法及程序 主动免疫即人用狂犬病疫苗（简称"狂犬病疫苗"），分为两种，即暴露前免疫和暴露后免疫。

（1）暴露前免疫

1）基础免疫：《狂犬病预防控制技术指南（2016版）》建议的免疫程序为：第0天、

第7天和第21天（或第28天）分别接种一剂，共接种3剂。WHO狂犬病疫苗立场文件（2018版）中建议接种程序为：第0天、第7天，共接种两剂；对于免疫缺陷人群建议在第21天到第28天内再接种第三剂。

2）加强免疫：定期加强免疫仅推荐用于因职业原因存在持续、频繁或较高的狂犬病病毒暴露风险者（如接触狂犬病病毒的实验室工作人员和兽医）。免疫程序：接触狂犬病病毒的实验室人员每6个月监测一次血清中和抗体水平；兽医、动物疫控部门等每2年监测一次血清中和抗体水平。当血清中和抗体水平<0.5 IU/ml时须加强接种1剂。

（2）暴露的定义与分级：狂犬病暴露是指被狂犬、疑似狂犬或者不能确定是否患有狂犬病的宿主动物咬伤、抓伤、舔舐黏膜或者破损皮肤处，或者开放性伤口、黏膜直接接触可能含有狂犬病病毒的唾液或者组织。此外，罕见情况下，可以通过器官移植或吸入气溶胶而感染狂犬病病毒。

按照暴露性质和严重程度将狂犬病暴露分为三级（表8-10）。

表8-10　狂犬病暴露后免疫预防处置

暴露类型	接触方式	暴露程度	暴露后免疫预防处置
I	符合以下情况之一者： 1. 接触或喂养动物； 2. 完整皮肤被舔舐； 3. 完好的皮肤接触狂犬病动物或人狂犬病病例的分泌物或排泄物	无	确认接触方式可靠则不须处置
II	符合以下情况之一者： 1. 裸露的皮肤被轻咬； 2. 无出血的轻微抓伤或擦伤	轻度	1. 处理伤口； 2. 接种狂犬病疫苗
III	符合以下情况之一者： 1. 单处或多处贯穿皮肤的咬伤或抓伤； 2. 破损的皮肤被舔舐； 3. 开放性伤口或黏膜被唾液污染（如被舔舐）； 4. 暴露于蝙蝠	严重	1. 处理伤口； 2. 注射狂犬病被动免疫制剂（抗狂犬病血清/狂犬病人免疫球蛋白）； 3. 注射狂犬病疫苗

[根据中国疾病预防控制中心. 狂犬病预防控制技术指南（2016）. 2016年1月. 编写。]

（3）暴露后免疫

1）基础免疫：对于Ⅱ级和Ⅲ级暴露者，WHO推荐且目前仍在全球广泛应用"5针法"（即在第0天、第3天、第7天、第14天、第28天共接种五剂）。1984年，南斯拉夫的Zagreb公共卫生研究院针对不同种类狂犬病疫苗，进行不同间隔接种的免疫程序及优化接种程序的探索研究，结果显示，于0天左右上臂三角肌各接种1剂，7、21天再分别接种1剂的免疫程序所产生的中和抗体时间较早，且水平也较高，此免疫程序被称为"2-1-1"程序。

2）加强免疫（再次暴露）：①对于曾经接受过疫苗全程接种者，如3个月内再次暴露，在符合2013年WHO报告中提及的各项条件（即：对于曾接受过全程暴露前或暴露后预防接种者，在接种完成3个月内发生暴露或再暴露，如致伤动物健康且已被免疫，并能进行10日观察，则在确保给予正确伤口处理的前提下，可推迟加强免疫）时，可推迟加强免疫；②超过3个月以上再次暴露者，须第0天和第3天各接种1剂疫苗；③若使用效力不确定的疫苗、之前未全程接种或暴露严重的Ⅲ级暴露者，在再次暴露后则须全程进行疫苗接种。

2．细胞培养的疫苗种类

（1）人二倍体细胞疫苗（human diploid cell vaccine, HDCV）：20世纪60年代早期，工作人员选用人二倍体细胞株WI-33用于病毒培养，以避免使用原代组织培养产生的问题，如对动物蛋白过敏。人二倍体细胞疫苗因此被研制出来。该疫苗含有浓缩和纯化的病毒，与鸭胚疫苗、乳鼠大脑或成年动物大脑组织疫苗比较，可以在实验动物和人类中诱发更强烈的免疫应答。经多中心临床人体观察，该疫苗接种后不良反应发生率低、症状轻，免疫效果好。但人二倍体细胞增殖慢，病毒产量低，疫苗成本高，价格贵，尚不能得到广泛应用。

（2）纯化Vero细胞疫苗（purified Vero cell culture rabies vaccine, PVRV）：全世界一直致力于生产成本更低，安全性和效果与HDCV相当或者有所提高的疫苗。被称为Vero的传代非洲绿猴肾细胞系已经用于细胞基质培养病毒疫苗，纯化Vero细胞狂犬病疫苗由法国Merieux研究所于1985年获得生产许可，人体观察不良反应轻、效果好，与人二倍体细胞疫苗有着同样的安全性和效果。而且由于培养的狂犬病病毒滴度高、疫苗产量大、价格低，在世界范围得到广泛的应用。

（3）原代地鼠肾细胞疫苗（primary hamster kidney cellculture vaccine, PHKCV）：原代地鼠肾细胞培养疫苗由莫斯科脊髓灰质炎和病毒脑炎研究所，以及中国包括武汉生物制品研究所在内的几个研究所制造。中国于1980年批准PHKCV的使用，该疫苗大多以冻干浓缩制剂的形式提供。PHKCV耐受性良好，可对证实的狂犬病病毒暴露产生保护作用。

（4）纯化鸡胚细胞培养疫苗（purified chick embryo cellculture vaccine, PCECV）：人们对纯化鸡胚细胞培养疫苗和HDCV对动物和人类的暴露后保护效果进行评估比较，两种疫苗产生的保护作用无明显差异。根据不同厂家的临床观察，其不良反应较轻微，免疫效果、安全性和有效性均较好。

3．疫苗的血清学效果评价

（1）暴露前程序：研究显示，接受3针狂犬病疫苗，所有接种者的血清抗体均阳转，但抗体滴度与年龄增长呈负相关。中国使用国产纯化人Vero细胞疫苗按照0、7、21天各1针的程序进行暴露前免疫，结果显示，受试者血清中和抗体阳转率为100%，几何平均滴度（geometric mean titer，GMT）为15.87 IU/ml。

（2）暴露后程序

1）"5针法"程序保护性研究：对1976—2008年间发表的12篇狂犬病疫苗研究进行Meta分析。全部研究共包含1 000名受试者，所有受试者在第1针疫苗免疫后14天均产生中和抗体。对2～67岁健康人群按"5针法"免疫程序分别接种国产和进口冻干Vero细胞疫苗，接种后7天、14天两种疫苗血清抗体水平无显著性差异，且首剂接种后45天的抗体阳转率均达100%，14、45天血清中和抗体GMT均大于0.5 IU/ml，两种疫苗间无统计学差异。经实验室确诊为狂犬病的犬只咬伤的7例暴露者使用5针法免疫后，全部获得保护。一项使用"5针法"免疫的持续5年的疫苗持久性研究显示，接种后产生的中和抗体具有良好持久性及免疫记忆效应。

2）"2-1-1"程序的保护性研究：研究结果显示，分别采用人二倍体细胞疫苗、原代牛肾细胞疫苗、纯化鸡胚细胞疫苗、Vero细胞疫苗按"2-1-1"程序免疫，第7天抗体阳转率分别为65%、38%、83%和78%，14天时全部阳转，抗体水平达到高峰，GMT为

17.0～54.9 IU/ml，继续观察至28天抗体水平基本保持不变。与0、7、21天各接种1针相比，抗体水平较高。与5针程序相比，"2-1-1"程序第7天抗体阳转率和血清抗体水平均更高，第14天和42天抗体水平无差异。

4．疫苗效果　早期著名的狂犬病疫苗的保护性研究案例之一，是伊朗对45例被狂犬病动物致伤的患者接种6针次疫苗并联合注射抗狂犬病血清，所有接受暴露预防处置者均存活。出于伦理的考虑，对狂犬病疫苗有效性的研究不可能设置安慰剂对照，而仅可通过以往经验和案例记载估算，如不经疫苗免疫，预计有35%的严重致伤者将患狂犬病死亡。后续在德国、美国以及泰国的狂犬病严重暴露后免疫研究均得到类似的结果。

5．禁忌及安全性　暴露后狂犬病疫苗使用无任何禁忌。对于暴露前预防，对疫苗中任何成分曾有严重过敏史者应视为接种同种疫苗的禁忌。

不同种类狂犬病疫苗的安全性和耐受性整体较好。不良反应的出现与狂犬病疫苗的纯度、制备工艺、处方成分及剂型有关，并可能与产品各批次间的差异相关。

6．未来疫苗发展方向　现代生物技术的发展为新型疫苗的研究提供了更多可能性，如重组疫苗、DNA疫苗、多肽疫苗等，个别重组疫苗已应用于野生动物。例如，临床试验结果显示，含有狂犬病G蛋白的痘苗和金丝雀痘病毒载体疫苗接种2剂可产生中和抗体，但抗体水平低于人二倍体细胞疫苗。

公共卫生

（一）经济学评价

国内学者通过建立暴露前及暴露后预防方案的狂犬病发病（死亡）及成本的决策树模型，进行成本效果分析和敏感性分析。结果表明在每10万人中，暴露前预防可避免12人发病，暴露后预防可避免8人发病，暴露前预防避免1例发病的成本为273.34万元，暴露后预防避免1例发病的成本为19.60万元，前者为后者的14倍。

（二）疾病控制策略

所有持续、频繁暴露于狂犬病病毒危险环境下的个体均推荐进行暴露前预防性狂犬病疫苗接种。暴露后按暴露的等级进行及时干预。

思考题

① 简述狂犬病疫苗的接种程序；
② 简述狂犬病暴露后分级和方法。

（姜宁　陶方方）

第九节　流行性感冒疫苗

学习要点

1. 熟悉流感疾病负担和疫苗效果；
2. 掌握流感疫苗优先接种人群、接种剂次和接种时机。

流行性感冒（简称"流感"）是由流感病毒引起的严重危害人类健康的急性呼吸道传染病。人类历史上共发生五次（1889年、1918年、1957年、1968年和2009年）有确切记载的流感大流行。其中，1918年西班牙流感大流行导致全球约1/3人口感染，至少5 000万人死亡。流感的季节性流行每年可在学校和养老院等人群聚集场所引起暴发，对孕妇、婴幼儿、老人和慢性基础疾病患者等危害尤其严重。接种流感疫苗是预防流感的最有效手段。

一　疾病简介

（一）病原学

流感病毒属于正黏病毒科，是单股、负链、分节段的RNA病毒。根据病毒核蛋白和基质蛋白，分为甲、乙、丙、丁（或A、B、C、D）四型。其中，甲型流感病毒最先发现，于1933年首次被分离出。病毒表面的血凝素（hemagglutinin, HA）和神经氨酸酶（neuraminidase, NA）在病毒感染复制过程中扮演着至关重要的角色。根据HA和NA的蛋白结构及基因特性，甲型流感病毒可分为多种亚型。目前，已发现18个HA亚型（H1-18）和11个NA（N1-11）亚型。

流感病毒存在两种形式的变异：抗原漂移（antigenic drift）和抗原转变（antigenic shift）。抗原漂移是流感病毒在复制过程中HA基因和NA基因发生点突变后累积产生的结果，在甲、乙型流感病毒中均可出现，可导致流感反复流行，即季节性流感。抗原转变是不同型别、亚型病毒同时感染一个细胞时，发生基因重配，导致病毒基因组出现较大的突变，仅发生于甲型流感病毒，可产生新的亚型，导致流感大流行。本节仅讨论季节性流感及相关疫苗。

（二）临床特点

流感一般表现为急性起病、发热，伴畏寒、寒战、头痛、肌肉和关节酸痛、极度乏力、食欲减退等全身症状，常有咽痛、咳嗽，可有鼻塞、流涕、呕吐、腹泻等症状。流感大多为自限性，常与普通感冒表现相似，但其发热和全身症状更明显。孕妇、低龄儿童、老人以及某些特定基础疾病患者等发生严重并发症的风险较高。重症病例可出现病毒性肺炎、继发细菌性肺炎、心血管和神经系统等肺外表现及多种并发症。奥司他韦、扎那米韦、帕拉米韦等神经氨酸酶抑制剂是治疗甲、乙型流感的有效药物，早期尤其是发病48小时之内应用抗流感病毒药物能显著降低流感重症和死亡的发生率。

（三）流行病学

流感患者和隐性感染者是季节性流感的主要传染源，主要通过飞沫传播，也可以通过口腔、鼻腔、眼睛等黏膜直接或间接接触传播。常见潜伏期为1～4天（平均2天），从潜伏期末到发病的急性期都有传染性。

流感活动强度和优势毒株在不同时期和不同地区存在差异。在温带地区，流感流行呈现每年冬春季周而复始循环的季节性；热带地区尤其在亚洲，流感的季节性呈高度多样化。中国A型流感的年度周期性随纬度增加而增强，北纬33度以北地区每年1—2月单一年度高峰；北纬27度以南地区，每年4—6月单一年度高峰；两者之间的中纬度地区，每年1—2月和6—8月双周期高峰。而B型流感在中国大部分地区呈单一冬季高发。

全人群对流感病毒普遍易感，流感的季节性流行在人群中导致较重的健康和经济负担。全球每年5%～10%的成人和20%～30%的儿童罹患流感，导致300万～500万重症病例，29万～65万死亡。孕妇、婴幼儿、老年人和慢性基础疾病患者等高危人群，患流感后出现严重疾病和死亡的风险较高。医务人员由于其职业特点，在日常诊疗活动中接触流感患者的机会较多，因而感染流感病毒的风险高于普通人群，且容易将病毒传播给就诊患者。

流感疫苗

（一）现有疫苗

随着流感病毒分离和培养技术的发展，流感疫苗的研发和生产工艺不断演变。A型流感病毒和B型流感病毒分别于1933年和1940年被首次分离到。1945年，通过鸡胚培养制成的全病毒灭活疫苗首次在美国获准使用。1968年流感病毒裂解疫苗上市。在裂解基础上使用额外的纯化步骤去除核衣壳和基质蛋白而成为亚单位疫苗。近年来，采用细胞（如犬肾细胞，即Madin-Darby canine kidney, MDCK细胞）培养技术和重组DNA技术制备的流感疫苗，其抗原多样性优于鸡胚培养，且生产时间短，产量更大。

目前国际上已上市的流感疫苗有灭活疫苗（inactivated influenza vaccine, IIV）、减毒活疫苗（live attenuated influenza vaccine, LAIV）和重组疫苗（recombinant influenza vaccines, RIV）。流感疫苗包括三价和四价两种类型，三价流感疫苗组分含有A（H3N2）亚型、A（H1N1）亚型和B型毒株的一个系（Victoria系或Yamagata系），四价流感疫苗组分含上述A型2个亚型和B型2个系。

中国批准上市的流感疫苗包括三价灭活疫苗（IIV3）和四价灭活疫苗（IIV4）。其中三价疫苗有裂解疫苗和亚单位疫苗，可用于≥6月龄人群接种，包括0.25ml和0.5ml两种剂型。0.25ml剂型含每种组分HA 7.5μg，适用于6～35月龄婴幼儿；0.5ml剂型含每种组分

HA 15μg，适用于≥36月龄人群。四价疫苗为裂解疫苗，适用于≥36月龄人群，为0.5ml剂型，含每种组分HA 15μg（表8-11）。此外，一种鼻喷三价流感减毒活疫苗已获得上市审批，适用人群为3~17岁，每剂0.2ml。

表8-11 不同类型流感疫苗的适用人群和接种剂次

疫苗类型	剂型	适用年龄	首次接种流感疫苗			既往接种过流感疫苗	
			6~35月龄	36月龄~8岁	≥9岁	6~35月龄	≥36月龄
IIV3*	0.25ml	6~35月龄	2剂次	/	/	1剂次	/
	0.5ml	≥36月龄	/	2剂次	1剂次	/	1剂次
IIV4**	0.5ml	≥36月龄	/	2剂次	1剂次	/	1剂次

注：IIV3*：三价灭活疫苗，IIV4**：四价灭活疫苗。/：不适用。

（二）免疫机制

流感疫苗诱导体液免疫和细胞免疫。体液免疫中，流感疫苗接种主要诱导针对HA和NA的抗体。与特异性的抗体应答相比，细胞免疫能识别病毒表面或内部单位的更多保守位点，对不同亚型病毒有更好的交叉反应。接种灭活流感疫苗对抗原类似毒株的保护作用可维持6~8个月。

（三）免疫效果

IIV在健康成人中免疫原性良好。国内随机对照试验的系统综述表明，接种国产与进口流感病毒裂解疫苗后的血清抗体阳转率无显著差异。接种IIV4后对IIV3未含的B型流感产生的抗体几何平均滴度（GMT）显著高于IIV3，即IIV4具有更好的免疫原性。

流感疫苗的效力和保护效果与受种者年龄和免疫功能、流感优势循环毒株和活动强度、疫苗株与流行株的抗原匹配程度，以及疫苗种类等密切相关。系统综述显示，在健康成人中，IIV可预防59%（95% CI:51%~66%）的实验室确诊流感。国外研究提示，8岁以下儿童首次接种时，接种2剂次比1剂次能提供更好的保护作用。国内研究也提示，6~35月龄儿童接种2剂次流感疫苗的效果优于仅接种1剂次；2008—2009年、2009—2010年度接种2剂次的疫苗效果分别为61.0%（95% CI：44.1%~72.8%）和73.4%（95% CI：54.7%~84.3%），但接种1剂次未显示明确保护效果。因此，低龄儿童首次接种流感疫苗应接种2剂，才能获得更大程度的保护。

（四）安全性

接种流感疫苗是安全的。常见不良反应主要表现为局部反应（接种部位红晕、肿胀、硬结、疼痛等）和全身反应（发热、头痛、头晕、嗜睡、乏力、肌痛、周身不适、恶心、呕吐、腹痛、腹泻等）。不良反应通常是轻微的，几天内自行消失，极少出现重度反应。

（五）适应证和禁忌

1. 适应证 人群对流感病毒普遍易感，《中国流感疫苗预防接种技术指南（2018—2019）》建议所有≥6月龄者每年接种流感疫苗，并推荐以下人群为优先接种对象：6月龄～5岁儿童、60岁及以上老年人、慢性病患者、医务人员、6月龄以下婴儿的家庭成员和看护人员以及孕妇或准备在流感季节怀孕的女性。尽管2012年WHO流感疫苗立场文件将孕妇列为第一优先接种人群，但由于中国缺乏孕妇接种流感疫苗的安全性评价数据，中国上市的部分流感疫苗产品说明书仍将孕妇列为禁忌。

首次接种流感疫苗的6月龄～8岁儿童应接种两剂次，间隔≥4周；以前接种过1剂或以上流感疫苗的儿童，则建议再接种1剂。≥9岁人群：仅须接种1剂。关于不同剂型苗接种剂次的说明详见上文表8-11。

2．禁忌 对疫苗中所含任何成分（包括辅料、甲醛、裂解剂及抗生素）过敏者。患伴或不伴发热症状的轻中度急性疾病者，建议症状消退后再接种。上次接种流感疫苗后6周内出现格林巴利综合征，不是接种禁忌，但应特别注意。对鸡蛋过敏者，美国免疫实施咨询委员会（Advisory Committee on Immunization Practices，ACIP）自2016年开始建议亦可接种流感疫苗；《中华人民共和国药典》（2015版）未将对鸡蛋过敏者作为禁忌；《中国流感疫苗预防接种技术指南（2018—2019）》也认为对鸡蛋过敏者可接种。

（六）未来疫苗发展方向

流感病毒亚型多，易发生抗原变异，因此疫苗组分须每年更新，且每年进行接种，以有效针对新流行毒株。通用流感疫苗是目前全球研究热点，期望通过接种针对不同型别、亚型流感病毒产生交叉免疫保护，且免疫持久性更好。目前正在研究的通用流感疫苗主要包括基于NP、M1、M2和HA蛋白以及多肽的疫苗，尚处于早期临床试验阶段。临床前和早期临床试验结果显示，通用流感疫苗可产生较好的免疫原性，但是否可以有效地预防疾病尚无定论。

 ## 公共卫生

（一）卫生经济学评价

国内外大量研究证明，接种流感疫苗能有效减少流感相关门急诊、住院和死亡人数，继而降低治疗费用，产生明显的经济效益。此外，接种流感疫苗的经济效益还包括减少发病和死亡所致的生产力损失。儿童作为流感传播链中的关键人群，经常将流感病毒传给家庭成员，或作为传染源带入学校和社区。儿童接种流感疫苗除可对受种者自身产生直接保护效果外，也可对其他未接种者产生良好的间接保护效果，降低未接种人群感染风险。

（二）全球和中国流感疫苗接种现状

截至2015年，全球超过40%的国家/地区将儿童和/或老年人等的流感疫苗接种纳入免疫规划。流感疫苗在中国是属于非免疫规划疫苗，自费、自愿接种。尽管逐渐有少数地区（如北京、克拉玛依和深圳）由政府财政支持为部分高危人群提供免费流感疫苗接种，或将流感疫苗接种纳入医保个人账户支付范畴，但覆盖人口非常少，全国流感疫苗总体接种率仅约2%。提高中国流感疫苗接种率任重而道远。

（三）疾病控制策略

每年接种流感疫苗是预防流感最有效的手段。此外，"社会疫苗"措施也发挥至关重要的作用，例如保持良好的个人卫生习惯是预防流感等呼吸道传染病的重要手段（如勤洗手）。在流感流行季节，老年人与慢性病患者尽量避免去人群聚集场所，避免接触呼吸道感染患者。家庭成员出现流感患者时，要尽量避免相互接触。学校、托幼机构等集体单位中出现流感样病例时，患者应居家休息，减少疾病传播。

国家卫生健康委发布的《2019—2020年流行季流感防控工作方案》强调，流感防控要坚持党政主导、部门协作、动员社会、全民参与的工作机制，坚持预防为主、防治结合、中西医协同、依法科学、联防联控的策略，实施"强化监测预警、免疫重点人群、规范疫情处置、落实医疗救治、广泛宣传动员"的举措，紧密结合"社会疫苗"措施以及预防接种措施，以保护群众身体健康，推进健康中国建设。

思考题

① 简述出现流感反复流行（季节性流感）和流感大流行的原因；

② 为什么每年都需要接种流感疫苗？

（杨娟；审校：冯录召）

第十节 **轮状病毒疫苗**

学习要点

1. 熟悉轮状病毒感染的症状和流行特征；
2. 掌握轮状病毒疫苗可预防疾病及其适用人群。

轮状病毒感染在全球广泛流行，是引起婴幼儿感染性腹泻的主要原因。轮状病毒感染具有高度传染性，在中国主要在秋冬季发病，故又称为秋季腹泻。

一 疾病简介

（一）疾病及病原体简介

轮状病毒（rotavirus, RV）最早是在1973年，由Ruth Bishop在做电子显微镜研究时所发现。由于其在电镜下形似车轮，故命名为"轮状病毒"，它是一种双链核糖核酸病毒，属呼肠孤病毒科。轮状病毒群特异性抗原内壳蛋白为A、B、C、D、E、F、G七个群，其中A群病毒是婴幼儿腹泻最重要的致病病原体。轮状病毒的基因组由11条独特的核糖核酸双螺旋分子组成，每一个基因都可以编码成一种蛋白质，分别编码6个结构蛋白（VP1～VP4，VP6，VP7）和5个非结构蛋白（NSP1～NSP5）。外部衣壳含有两种重要蛋白：VP7（又称G蛋白）和VP4（又称P蛋白），它们决定了病毒的血清型，并可诱生可能与免疫保护相关的中和性抗体。根据VP7和VP4的特异性，可将轮状病毒分为G型和P型2个血清型。G型由血清型数字命名（如G1），P型由血清型数字（如P1A）或括号内的基因型数字命名（如P[8]）。迄今发现27种G血清型和35种P血清型，其中至少11种G和12种P血清型能感染人类，常见血清型别为G1、G2、G3、G4、P1A即基因型P[8]、P1B即基因型P[4]。轮状病毒对理化因子有较强的抵抗力，56℃下1小时不能灭活，pH 3～10环境保持稳定；在自然界及物体表面可存活较长时间。

轮状病毒感染的潜伏期很短，为1～3天。感染的临床特征各异，从无症状、轻微发病到严重时发生致命性胃肠炎、脱水及电解质平衡失调，主要取决于是否为初次感染。一次自然感染后，38%的儿童不会再次发生轮状病毒感染，77%的儿童不会发生轮状病毒性腹泻，87%的儿童不会发生严重腹泻。在任何年龄都可再次感染轮状病毒。随后的感染可产生更强的保护作用，一般症状比第一次感染轻，通常无症状，或者引起呕吐、低热，伴有或随后出现轻度腹泻。

轮状病毒感染以急性胃肠炎表现为主，症状包括发热、呕吐、腹痛以及无血色水样腹泻，腹泻物为白色米汤样或黄绿色蛋花样稀水便，有恶臭，不含血或黏液。46%的感染儿童体温为37.9～39℃，31%的感染儿童体温在39℃以上。胃肠道症状一般在3～7日内消退。严重的轮状病毒感染还可引起肠道外感染，如肺炎、支气管炎、心肌炎、病毒性脑膜炎及惊厥；感染性休克、病毒血症等，是导致婴幼儿死亡的主要原因。由先天性免疫缺陷、骨髓或实质器官移植等原因造成免疫抑制的儿童，可能出现严重或者持久的轮状病毒性胃肠炎，也可能出现多器官系统（尤其是肾脏和肝脏）的功能异常。

（二）流行病学

轮状病毒感染具有高度传染性，5岁以下的儿童几乎全部感染过轮状病毒。轮状病毒的传染源为患儿及无症状带病毒者。传染期5～8天，潜伏期在1～3天，平均为2天。RV主要通过粪-口途径传播，密切接触传播和呼吸道传播。另外，轮状病毒也可能通过污染物进行传播，如被轮状病毒污染的水、土壤、食物、日用品等。人群对轮状病毒普遍易感，婴幼儿感染常表现典型症状，高危人群主要是2月龄～3岁婴幼儿，原因是本阶段的婴幼儿胃肠道生理和免疫系统发育尚未健全，而且来自母体的抗体已降至最低。大龄儿童与成人对RV具有特异性免疫力，因此该人群发病水平低。

轮状病毒感染在世界各地广泛流行。全球每年因轮状病毒感染造成约200万住院病例及约2 500万门诊病例。估计全球每年因轮状病毒感染而死亡的人数为52.7万例，占5岁以下儿童全部腹泻死亡数的29%。在中国，5岁以下的儿童中，每28人中就有1人因为轮状病毒腹泻就诊，每120人中就有1人因为轮状病毒腹泻住院治疗，每2 100人中就有1人因为轮状病毒腹泻死亡。在气候随四季变化的地区，轮状病毒感染多发生于寒冷干燥的秋冬季节，在终年炎热的地区全年均可发生，突然的环境改变亦可能影响流行特征。

轮状病毒的流行株因年份和地域而异。2001—2008年全球轮状病毒流行株的监测结果表明，G1P[8]在非洲、美洲和欧洲地区最为常见，但在地中海地区最为流行的是G2P[4]，东南亚和太平洋地区最为流行的则是G9P[8]。1979—2005年，中国轮状病毒的流行株总体上以G1血清型为主，2001年以后则以G3型为主。P基因型则是以P[8]型为优势株。

⬢ 轮状病毒疫苗

（一）被动免疫

目前尚无用于预防轮状病毒感染的被动免疫制剂。

（二）主动免疫

1. 现有疫苗及接种　为预防轮状病毒感染引起的腹泻，多个国家开展了轮状病毒疫苗的研发。首个口服轮状病毒疫苗——恒河猴人重组轮状病毒四价疫苗Rotashield于1998年在美国上市，但由于服苗后短期内肠套叠风险性增加，疫苗在上市后1年撤出市场。尽管后续研究证实肠套叠与口服轮状病毒疫苗无关，但Rotashield也一直未被再次生产和人群应用。此后肠套叠的发病率成为评估新研发的轮状病毒疫苗的重要安全性指标。

目前使用的轮状病毒疫苗使用来自人或动物来源的病毒株包括非人轮状病毒毒株疫苗

（牛株RIT4237、牛株WC3、猴株RRV及羊株LLR）、动物-人重配轮状病毒疫苗（牛WC3株-人重配轮状病毒Rota-Teq、牛UK株-人重配轮状病毒及天然牛-人基因重配轮状病毒）、减毒人轮状病毒疫苗（人株G1P1A[8]）、基因工程亚单位疫苗（P4、P6、P8 VP8）和灭活轮状病毒疫苗（G1P[8]、G2P[4]）。目前在中国获得批准上市的轮状病毒疫苗有两种：兰州羊源轮状病毒（Lanzhou lamb rotavirus, LLR）疫苗及牛WC3株-人重配轮状病毒（Rota-Teq）疫苗。

LLR疫苗于2000年在中国上市，用于预防婴幼儿A群轮状病毒感染性腹泻。所用毒株为1985年从腹泻羔羊肠内容物和粪便中用新生小牛肾原代细胞培养分离和适应传代获得，为羊源G[10]P[15]型。接种对象为2～36月龄婴幼儿，推荐初次服疫苗年龄为2月龄，初次服疫苗后每年应服疫苗一次。

Rota-Teq疫苗于2006年2月获美国食品药品管理局批准在美国首先上市，2018年4月在中国获批上市。该疫苗含有由人和牛两个亲本株重配得到的5种病毒，毒株型分别为G1P7[5]、G2P7[5]、G3P7[5]、G4P7[5]、G6P1A[8]。

2．免疫机制 现有的轮状病毒疫苗研发主要集中于VP4、VP6、VP7和NSP4的研究。其中由第4和第9基因编码的病毒外壳结构蛋白VP4和VP7具有中和抗原活性，是刺激机体产生中和性抗体的主要抗原。

3．免疫效果 在4 000名6～24月龄婴幼儿中进行的临床研究结果显示，LLR疫苗可诱导产生G1-G4型血清中和抗体，阳转率为40%～60%，对轮状病毒性腹泻的保护效果为78%。河北正定县进行的研究表明，接种LLR疫苗对重症轮状病毒性胃肠炎发病的保护效果为35.0%（95% CI：13.0%～52.0%），其中对G3型的保护效果为52.0%（95% CI：2.0%～76.1%）。病例对照研究表明1剂LLR疫苗预防轮状病毒发病的保护效果为43.8%（95% CI：34.7%～51.7%）。对9个流行季节的发病数据分析表明，LLR疫苗可降低4岁以下儿童的轮状病毒性胃肠炎发病，并存在一定的群体免疫效应。

在4 040名6～12周龄健康婴儿中开展的Ⅲ期临床试验研究表明，RotaTeq对任意血清型引起的轮状病毒胃肠炎的总保护效力为69.3%（95% CI：54.5%～79.7%），其中对任意血清型引起的严重轮状病毒胃肠炎保护效力为78.9%（95% CI：59.1%～90.1%），对由疫苗株血清型引起的轮状病毒胃肠炎保护效力为69.9%（95% CI：55.2%～80.3%）。该疫苗对非免疫人群存在群体免疫效应，通过对适龄婴儿接种可以观察到，在不符合接种年龄的大龄儿童中轮状病毒胃肠炎发病率也大幅下降。

4．安全性 LLR疫苗不良反应轻微，以低热反应为主。北京、广西、浙江等地对儿童服苗后的安全性进行观察的结果显示，发热反应是最常见的不良反应，接种后低热和高热反应发生率在北京为6.25%和1.79%，广西为5.64%和0，浙江为8.51%和2.13%，具有良好的安全性。美国对RotaTeq的安全性进行监测，未发现RotaTeq免疫儿童的肠套叠及其他不良反应的发生率显著高于其他疫苗接种者。2001—2004年在全球12个国家及地区近7万名6～12周龄的婴儿中开展的随机对照双盲试验显示，服苗1年后疫苗组与安慰剂对照组肠套叠的发生率没有明显差异；除皮炎发生率在疫苗组较高外，未发现两组间其余不良反应发生率差异有统计学意义。

5．适应证和禁忌 LLR疫苗的接种对象为2～36月龄婴幼儿，推荐初次服疫苗年龄为2月龄。RotaTeq疫苗适用于6～32周婴幼儿，共3剂，6～12周龄口服第1剂。

对以前接种该疫苗或任何疫苗组分发生严重过敏反应、严重免疫缺陷疾病和有肠套叠病史儿童应禁忌接种。

 公共卫生

（一）经济学评价

不论使用何种疫苗，接种轮状病毒疫苗预防轮状病毒疾病是具有成本效益的。在对阿富汗和孟加拉国的研究表明，通过轮状病毒疫苗接种，每避免1个伤残调整寿命年（DALY）的成本和降低轮状病毒病死亡比例的估计值，分别为8～87美元和32%～44%。在肯尼亚的成本效益模型预测，到5岁前累积的估计性预防成本共计1 782 761美元（直接和间接成本），相应挽回48 585DALY。

（二）疾病控制策略

2009年，WHO推荐轮状病毒疫苗应纳入全球各国儿童常规免疫程序中，特别是在腹泻导致年龄<5岁儿童病死率≥10%的国家。引入轮状病毒疫苗时应当考虑各年龄段疾病的流行病学、疫苗覆盖率和接种时的实际年龄以及公共卫生影响和潜在风险。

在婴幼儿中开展轮状病毒疫苗普遍接种具有高的成本效果，应考虑将其纳入免疫规划；考虑到疫苗免疫费用、大规模组织实施的难度等因素，应加大力度鼓励进行基础性研究，包括致病机制和疫苗研发、评价等，尽快推出保护效果更好且更加便宜的口服减毒活疫苗，提高经济欠发达地区的免疫覆盖率，降低重症腹泻的发病和死亡，减轻社会和个人的经济负担。另外须进行高质量的流行病学效果监测。

思考题

① 简述轮状病毒疫苗在预防轮状病毒感染中的意义；
② 简述目前中国使用的两种轮状病毒疫苗的异同。

（叶丁　韩丽媛）

学习要点

1. 熟悉人乳头瘤病毒持续感染与宫颈癌的关系；
2. 掌握人乳头瘤病毒疫苗的适应证和免疫效果。

人乳头瘤病毒（human papilloma virus, HPV）是最常见的生殖道感染病毒，女性宫颈上皮持续感染特定型别的HPV可能导致癌前病变，如果不及时治疗，可能进展为宫颈癌。HPV疫苗通过基因重组技术以酵母菌、大肠杆菌或杆状病毒系统作为载体表达主要衣壳蛋白L1，自我组装形成HPV型别特异性的病毒样颗粒，并联合铝盐或AS04佐剂系统制备而成。HPV疫苗具有高度的免疫原性，可有效预防高危型HPV导致的癌前病变及宫颈癌。

 疾病简介

（一）疾病概况

HPV是一组无包膜的小DNA病毒，属乳头瘤病毒科。HPV感染在人群中普遍存在，能引起非生殖系统和生殖系统的上皮和黏膜病变。虽然大多数的HPV感染是良性的、自限性的，但是仍有部分型别的持续感染能导致上皮的恶性病变。

20世纪80年代，Zur Hausen从大多数的宫颈癌样本中分离出HPV DNA，后续的流行病学研究进一步证实宫颈癌是由高危型HPV在女性生殖道持续感染引起的疾病。虽然大多数（70%~90%）HPV感染无症状，1~2年内可自行消退，但是高危型HPV如果未发现及适当处理，持续感染可能会进展为感染部位的浸润性癌，主要是在生殖道。经过几个月至几年时间，持续性感染可能进展为腺细胞或鳞状上皮内的癌前病变。随着病变级别的上升，恢复和逆转的可能性降低，癌变进展的概率升高。从HPV感染进展为浸润性宫颈癌一般需要20多年，免疫力低下者的癌变进展时间较快，仅需5年。癌变进展的机制仍不完全清楚，但诱发条件和危险因素包括：感染的HPV型别、免疫状况（免疫功能低下、HIV感染或接受免疫抑制剂治疗者）、其他性病病原体共感染（单纯疱疹病毒、衣原体和淋球菌感染）、生育次数和较小年纪首次生育、吸烟等。

HPV感染也与男女口咽癌、肛门癌和其他疾病有关联，这些部位的癌症均是以HPV16感染为主。女性和男性低危型HPV感染会引起生殖器疣（尖锐湿疣或性病疣），生殖器疣好发于外生殖器及肛门附近的皮肤黏膜湿润区，特别是阴部黏膜、阴道口和肛门周围，并有包括瘙痒、异常表皮疼痛在内的局部症状。

宫颈HPV感染的诊断可基于宫颈拭子或阴道拭子检测HPV DNA。HPV DNA的检测可以自动化，并且具有高度的灵敏性。液基薄层细胞检测（TCT）和巴氏涂片是常见的宫颈癌细胞学检查技术。宫颈HPV DNA检测和宫颈癌细胞学检查都是宫颈癌筛查的重要手段，可视情况联合筛查提高筛查的准确性。WHO建议在30岁及以上的女性中筛查宫颈HPV感染情况，中国《子宫颈癌防控指南》建议筛查起始年龄在25～30岁。目前尚无治疗HPV感染的特异手段。筛查和治疗浸润前宫颈病变的效果非常好，可以有效预防宫颈癌前病变进展为宫颈癌。

（二）流行病学

HPV通过接触感染的生殖器皮肤、黏膜或体液，以及通过性行为（包括口交）传播。性接触是HPV传播的主要途径，几乎所有发生过性行为的人一生中都有可能发生一种或多种型别的HPV感染，而且有可能反复感染。根据一项荟萃分析的结果，全球细胞学检查正常的妇女宫颈HPV感染率估计为11.7%（95%CI：11.6%～11.7%），年轻组（<25岁）是感染高峰年龄，随着年龄增长，感染率逐渐下降。在中国，年轻的性活跃女性群体HPV感染率最高，高危型HPV的感染率为17.7%，感染的第一个高峰年龄是15～24岁；第二个感染高峰年龄是40～44岁。HPV 16和18型是全球宫颈癌中最常检出的型别。成年男性生殖器HPV感染率较高。

宫颈癌是全球15～44岁女性中第二常见的恶性肿瘤，据估计2012年女性新发HPV相关癌症大约为63万例，其中53万例（84%）为宫颈癌。宫颈癌全球每年导致大约26.6万人死亡，占当年所有女性癌症死亡的8%。在中国女性生殖系统恶性肿瘤中，宫颈癌的发病率和死亡率居第一位，据估计，2015年中国宫颈癌每年新发病例约10万，死亡人数约3万。罹患宫颈癌可能会为患者带来沉重的疾病负担，有研究显示中国宫颈癌患者直接经济负担为29 274元～75 164元/例。宫颈癌（包括鳞癌和腺癌）中检出的HPV中，最常见的是HPV 16和18型，全世界超过70%的宫颈癌病例都与持续感染这两种高危型HPV有关。在中国宫颈鳞癌患者中，HPV 16（76.7%）和HPV 18（7.8%）最常见，其次是HPV 31（3.2%）、HPV 52（2.2%）、HPV 58（2.2%）和HPV 33（1.0%）。

人乳头瘤病毒疫苗

（一）被动免疫

目前尚无用于预防HPV持续感染的被动免疫制剂。

（二）主动免疫

1. 现有疫苗及接种 2006年以来，全球已有3种预防性HPV疫苗上市，即双价、四价和九价HPV疫苗。四价疫苗于2006年首次在FDA和EMA（European Medicines Agency）注册，双价疫苗于2007年首次在EMA注册，九价疫苗于2014年首次在FDA注册。3种疫苗均以HPV L1衣壳蛋白作为抗原有效成分，诱导机体产生特异型L1抗体。L1衣壳蛋白利用基因重组技术在昆虫细胞-杆状病毒或酿酒酵母菌中表达而获得，自行装配形成病毒样颗粒，病毒样颗粒不含DNA，因此没有感染性。双价HPV疫苗和四价、九价HPV疫苗分别采用专利AS04佐剂系统和AAHS佐剂。双价、四价和九价HPV疫苗已分别于2016年7月、2017年5月和2018年4月获得中国国家药品监督管理局批准或有条件批准上市（表8-12）。

表8-12　目前上市的3种预防性HPV疫苗

	双价HPV疫苗	四价HPV疫苗	九价HPV疫苗
中国大陆上市时间	2016年7月	2017年5月	2018年4月
重组表达系统	昆虫细胞-杆状病毒细胞	酿酒酵母	酿酒酵母
疫苗佐剂	AS04：500μg氢氧化铝及50μg 3-O-去酰基-4-单磷酰脂A（MPL）	225μg无定形羟基磷酸硫酸铝（AAHS）	500μg无定形羟基磷酸硫酸铝（AAHS）
抗原成分	20μg HPV 16 L1蛋白和20μg HPV 18 L1蛋白	20μg HPV 6 L1蛋白、40μg HPV 11 L1蛋白、40μg HPV 16 L1蛋白和20μg HPV 18 L1蛋白	30μg HPV 6 L1蛋白、40μg HPV 11 L1蛋白、60μg HPV 16 L1蛋白、40μg HPV 18 L1蛋白和HPV 31,33,45,52,58 L1蛋白各20μg
推荐接种程序	0、1、6月（三剂次）	0、2、6月（三剂次）	0、2、6月（三剂次）
内地适用年龄	9~45岁女性	20~45岁女性	16~26岁女性
作用与用途	预防因HPV 16、18型所致的宫颈癌，CIN2/3和原位腺癌（AIS）及CIN1	预防因HPV 16、18型所致的宫颈癌，CIN2/3和原位腺癌（AIS）及CIN1	预防疫苗可预防型别引起的宫颈癌，癌前病变及不典型增生，CIN2/3和原位腺癌，CIN1和感染

2. 免疫机制　预防性HPV疫苗通过重组DNA技术表达L1蛋白，诱导机体发生体液及细胞免疫，并且VLP具有良好的免疫原性，可有效预防HPV感染。疫苗临床试验显示，第三剂次后4周抗体滴度达到峰值，之后第一年内逐渐下降，18个月后稳定在一个较高的滴度，疫苗接种后的血清特异性抗体滴度要比自然感染高1~4个log值。临床研究中尚未明确发现接种疫苗的人群出现突破病例，因此还不能确定与保护宫颈上皮内瘤样病变2级和3级相关的抗体最低水平，或防止持续感染的抗体最低水平。

3. 免疫效果　双价、四价和九价HPV疫苗都具有高度免疫原性，在初始血清阴性人群接种3剂疫苗后第一个月，疫苗型别的抗体阳性率均达到或接近100%，免疫应答在9~15岁女童最高。三种HPV疫苗均有随机对照研究或非随机对照研究表明，9~14岁女童接种2剂次（0，6月）HPV疫苗时，免疫原性不劣于15~24岁女性接种3剂次（0，1或2，6月）。

WHO的HPV疫苗立场文件认为，目前的证据表明3种注册的HPV疫苗在预防宫颈癌方面具有相似的效力。证据显示在疫苗接种推广后，大幅度降低了年轻女性中的高危型HPV感染率，以及年轻女性中宫颈细胞学异常的发病率下降。临床试验数据表明，在未感染受试者中，按照三针程序接种双价HPV疫苗和四价HPV疫苗预防HPV 16或18型引起的

CIN2/3或AIS（原位腺癌）的效力分别为94.9%和98.2%，并且同样可以观察到这两种HPV疫苗对于预防疫苗型别引起的CIN 1和持续感染具有很高的保护效力。根据临床试验和纳入免疫规划后的疫苗影响证据，双价和四价HPV疫苗对HPV 16和HPV 18以外的一些高危HPV型提供一定程度的交叉保护，特别是HPV 31、33和45型。

4．安全性 HPV疫苗安全性良好。WHO疫苗安全咨询委员会（GACVS）定期审查HPV疫苗的安全性证据，2017年，GACVS的最新安全性审查结论为：现有证据未提示HPV疫苗有任何安全性顾虑。注射部位局部反应十分常见，包括疼痛、红肿和肿胀，通常历时较短，并可自行消退。全身反应一般为轻度，具有自限性。除发热外，与接种疫苗可能相关的轻度全身不良反应包括头痛、头晕、肌肉酸痛、关节痛和胃肠道症状（恶心、呕吐和腹痛）。

5．适应证和禁忌 对疫苗中任一成分或辅料严重过敏或者之前接种HPV疫苗后出现严重过敏反应是接种HPV疫苗的禁忌。孕妇接种HPV疫苗的安全性数据有限，因此一般避免推荐孕妇接种HPV疫苗。如果孕妇意外启动了免疫程序，无须终止妊娠，只需要将其余的剂次推迟到分娩后。免疫系统受损者可能会降低对主动免疫的抗体应答，无论这种损害是由于使用免疫抑制剂、遗传缺陷、HIV感染还是其他原因所致。从现有证据来看，HIV阳性人群、自身免疫性疾病人群（包括系统性红斑狼疮、炎症性肠炎、青少年类风湿性关节炎等）、免疫抑制性疾病人群（血液干细胞移植、肝移植、肾移植、慢性肾病等）在接种HPV疫苗后，与健康人群比，个别免疫应答水平虽有差别，但对疫苗耐受性良好。由于HPV感染风险的存在，WHO依然推荐免疫功能低下或HIV阳性人群接种HPV疫苗。

6．未来疫苗发展方向 预防性疫苗：多个国家正致力于提高疫苗生产产能的研究，如HPV L1 VLP疫苗用酿酒酵母、大肠杆菌表达系统和甲基营养酵母菌种（如多形汉逊酵母、巴斯德毕赤酵母）表达体系等制备，并已进入临床前期研究或Ⅰ～Ⅲ期临床研究。HPV L2 VLP疫苗：以HPV次要衣壳蛋白L2为主要成分的预防性疫苗的研发也取得一定的进展。研究表明，接种氨基酸序列较为保守的L2蛋白能诱导产生涵盖多种HPV型别的保护力，但L2免疫原性相对较弱，极大限制了基于L2抗原的疫苗开发。

治疗性疫苗：治疗性疫苗是通过攻击已经建立的HPV感染和已存在的与HPV相关的下生殖道疾病而研制的疫苗。与预防性疫苗相比，HPV治疗性疫苗须运用一些来自早期HPV蛋白的抗原决定簇，例如E2、E6和E7，目前在研发中的治疗性疫苗包括HPV活载体疫苗、HPV多肽疫苗以及HPV DNA疫苗等。

三 公共卫生

（一）经济学评价

截至2018年5月15日，全球已有80个国家或地区将女孩接种HPV疫苗纳入国家免疫规划，有11个国家同时将男孩接种HPV疫苗纳入。在许多高收入国家，HPV疫苗在目标人群已经有了较高的覆盖率：美国13～17岁少女中62.8%接种至少一剂HPV疫苗；澳大利亚12～17岁少女中超过70%接种三剂HPV疫苗。

澳大利亚实施四价HPV疫苗广泛接种五年后，21岁以下和21～30岁诊断为生殖器疣的妇女比例分别下降93%和73%，在异性恋男性中也可以发现同样的趋势，这可能得益于疫苗的群体免疫效应。苏格兰和英格兰在学龄女孩中高覆盖率接种双价HPV疫苗后的长期随访观察发现，接种人群和未接种人群的HPV 16和18型感染率和宫颈病变（CIN2/3）有了显著下降。动态传播模型也提示HPV疫苗接种会产生很强的群体免疫，会导致未接种的男性和女性HPV感染及相关疾病长期大幅下降。

HPV疫苗的成本效果评估受疫苗价格、免疫规划项目成本、HPV流行率、每个人需要接种的疫苗剂次、癌症筛查和治疗的利用率的影响很大，尤其是资源有限的地区。全球成本效益分析显示，对青春期前的女孩接种通常具有成本效益。

（二）疾病控制策略

WHO鉴于宫颈癌的重要性，以及其他HPV相关疾病也是全球公共卫生问题，强调建议将HPV疫苗纳入国家免疫规划。宫颈癌在与HPV有关的肿瘤中占84%，HPV疫苗接种仍然是重点策略。所有3种注册的HPV疫苗（双价、四价和九价）都有良好的安全性、效力和保护效果。WHO推荐接种HPV疫苗的主要目标人群是性活跃之前的9～14岁女孩，应该优先考虑在该人群提高接种率。HPV疫苗接种不能完全取代日后的筛查，因为现有疫苗没有包括所有高危HPV型别。

宫颈癌的三级预防策略为：一级预防是开展健康教育和接种HPV疫苗；二级预防是对适龄妇女定期开展宫颈癌的筛查及对确诊患者及早治疗；三级预防是根据临床分期开展适宜的手术、放疗、化疗及姑息疗法。HPV疫苗最好在首次性行为之前接种，效果最佳，对已经发生性行为的妇女接种疫苗也有很好的保护作用。目前中国获准使用的疫苗接种对象是9～45岁女性，建议接种的重点人群为13～15岁女孩。

思考题

① 简述HPV疫苗预防宫颈癌的原理；

② 试述将性活跃之前少女列为HPV疫苗首要接种人群的意义。

（姜宁 吴夏秋）

学习要点

1. 熟悉EV71感染与手足口病的关系；
2. 掌握EV71疫苗可预防疾病及其适用人群。

肠道病毒71型（enterovirus type 71，EV71）疫苗可用于预防EV71感染所致的手足口病（hand, foot and mouth disease, HFMD）。2015—2016年，中国研发、生产的EV71灭活疫苗在全球率先上市使用。由于EV71病毒主要通过接触传播，儿童普遍易感且隐性感染比例高，常规卫生学预防措施实施难度大、防控效果不佳，EV71疫苗在人群中的应用为预防EV71感染和HFMD提供了重要手段。

一 疾病简介

（一）疾病概况

EV71是人类肠道病毒的一种，可引起多种疾病，其中以手足口病最为常见。1969年，EV71首次从美国加利福尼亚州发生中枢神经系统感染症状的婴儿粪便标本中分离到。1998年，中国从深圳HFMD患儿标本中首次分离出EV71。2007年以来，EV71感染相关疾病在中国广泛流行，特别是在婴幼儿人群中发病率高，并导致一定比例的患儿死亡。2008年中国安徽阜阳发生手足口病疫情，少数患儿病情凶险，迅速出现中枢神经、呼吸和循环等多系统损害而导致死亡，引起社会的广泛关注。

EV71为单股正链RNA病毒，属于小RNA病毒目小RNA病毒科肠道病毒属。基于全长VP1区核苷酸序列的差异，目前可将EV71分为A、B、C、D、E、F和G七个基因型。C4基因亚型为中国1998年以来EV71流行的优势基因型，其中的C4a分支则为2007年来引起中国较多重症和死亡HFMD病例的绝对优势亚型，中国的EV71疫苗是以C4a分支病毒株为基础研发的。

EV71感染临床表现差异较大，可呈隐性感染，也可发展为临床病例，其中以HFMD、疱疹性咽峡炎和神经系统感染最常见，部分患者可发生严重并发症，甚至导致死亡。EV71感染相关的HFMD，急性起病，发热，以口腔黏膜散在疱疹和手、足、臀部的斑丘疹、疱疹为主要特征。部分EV71感染患者表现为疱疹性咽峡炎，其特点是发热和口腔后部溃疡，包括前咽褶皱、小舌、扁桃体和软腭。

（二）流行病学

患者和隐性感染者均可排出EV71病毒，成为本病的传染源。EV71不仅可通过粪-口途径传播，还可通过接触患者的粪便、呼吸道分泌物（如打喷嚏的飞沫等）和疱疹液及被其污染的物品传播。出现症状前数天，患者血液、鼻咽分泌物和粪便中均已存在病毒，因此，患者潜伏期也具有传染性。通常以发病后一周内传染性最强。由于儿童普遍易感且隐性感染比例较高，接触传播途径容易实现，因此易引起暴发。有研究估计，HFMD暴发中EV71的基本再生数（R_0）的中位数为5.48，即HFMD暴发中，1个EV71感染HFMD病例可传染5.48个易感者。

20世纪70—80年代，EV71仅在欧美地区出现暴发。近20年来HFMD在亚太地区广泛流行，目前EV71流行范围已遍布全球。2008年5月，卫生部将HFMD纳入法定报告的丙类传染病，中国各地全年均有HFMD发生。2008—2015年中国HFMD实验室诊断病例中44%为EV71阳性，轻症、重症和死亡等不同严重程度病例中EV71构成比分别为40%、74%和93%，不同年度重症病例和死亡病例中始终以EV71为主。HFMD主要发生在5岁以下儿童，其中1岁组发病水平最高，年龄别发病率随年龄增长而下降。中国0~5月龄婴儿的EV71中和抗体阳性率随着年龄增长而迅速下降，从出生时78%（95% *CI*：72%~85%）降至5月龄的10%（95% *CI*：4%~16%）；6~11月龄婴儿的中和抗体阳性率维持在较低水平（10%~22%）。学龄前各年龄组儿童的EV71中和抗体阳性率随年龄增长而逐渐增高，从1岁的26%（95% *CI*：18%~33%）上升至5岁的70%（95% *CI*：62%~78%）。5岁后，各年龄组EV71中和抗体阳性率相对稳定。

EV71疫苗

（一）被动免疫

目前尚无用于预防EV71感染的被动免疫制剂。

（二）主动免疫

1．现有疫苗及接种 为防控EV71感染引起的HFMD及相关疾病的流行，多个国家或地区开展了EV71疫苗的研发，疫苗类型包括全病毒灭活疫苗、减毒活疫苗、亚单位疫苗、DNA疫苗、表位肽疫苗和重组病毒样颗粒疫苗等。全病毒灭活疫苗的研发进展最快，2015—2016年中国研发的全病毒灭活EV71疫苗在全球率先上市使用，使用C4株（疫苗株分别为FY7VP5、H07和FY-23K-B），该疫苗株的核苷酸全长同源性为96.9%~99.0%，VP1区为97%~98.8%，氨基酸同源性为98.4%~99.3%。

EV71灭活疫苗适用于6月龄至5周岁儿童，接种2剂次，间隔1个月，于上臂三角肌或大腿前外侧肌内注射。

2．免疫机制 EV71疫苗通过免疫细胞表达的识别受体病原相关分子模式识别途径启动固有免疫应答，从而诱导获得性免疫应答，产生保护性抗体和细胞免疫。

3．免疫效果 灭活EV71疫苗具有良好的免疫原性和保护效力，两剂次EV71疫苗接种后28天，血清抗体阳转率为88.1%~100%，对于EV71感染相关HFMD的保护效力为90%~97.45%，对于EV71引起的相关疾病的保护效力为80.4%~88.0%。关于EV71疫苗免疫持久性研究数据有限，根据对Ⅲ期临床研究对象的跟踪观察，接种后56天到8个月，EV71中和抗体滴度有所下降，8～14个月抗体水平处于相对稳定状态，但抗体阳性率未见下降。免疫后两年中和抗体水平和临床保护效力仍然维持在较高水平。EV71隐性感染产生的抗体不会影响EV71疫苗的保护效果。疫苗株对EV71不同基因型和亚型具有交叉保护作用，但对柯萨奇病毒A16感染HFMD和其他肠道病毒感染HFMD无保护效力。

EV71疫苗在群体水平上的间接保护效果、总保护效果和综合保护效果尚须通过进一步研究进行评估。研究显示2剂次EV71疫苗对重症手足口病病例的保护效果为100%，1剂次和2剂次对轻症病例的保护效果分别为69.8%和83.7%。根据决策模型评估，接种EV71疫苗每年在中国可避免567 500例HFMD、40 000例疱疹性咽峡炎、1 093 500例门诊病例、95 500例住院病例、435例死亡病例和14 000例残疾调整生命年。

4．安全性 EV71疫苗具有良好的安全性。EV71疫苗接种后的局部反应主要表现为接种部位发红、硬结、疼痛、肿胀、瘙痒等，以轻度为主，持续时间不超过3天，可自行缓解。全身反应主要表现为发热、腹泻、食欲减退、恶心、呕吐、易激惹等，呈一过性。

5．适应证和禁忌 考虑EV71母传抗体影响、EV71感染风险和疫苗效果等因素，建议≥6月龄儿童及时接种EV71疫苗，尽早发挥保护作用。由于5岁以上儿童和成人的发病率很低，其使用EV71疫苗成本效益欠佳，因此不推荐5岁以上人群接种EV71疫苗。

EV71疫苗接种的禁忌主要有：对EV71疫苗任何一种成分过敏者；发热、急性疾病期患者及慢性疾病急性发作者；严重慢性疾病，过敏体质者。

6．未来疫苗发展方向 HFMD可由多种病原引起，EV71是引起HFMD重症病例和死亡病例的主要病原体，但不是唯一病原体。由于血清型间缺乏相互的交叉保护，接种EV71疫苗难以控制柯萨奇病毒A16、柯萨奇病毒A6及柯萨奇病毒A10引起的HFMD暴发和流行，而柯萨奇病毒B组等病毒流行引起的病毒性心肌炎和脑炎仍会给婴幼儿和儿童健康带来严重威胁，因此急须研发覆盖病原更广的手足口病多价疫苗。

三 公共卫生

（一）经济学评价

EV71引起的相关疾病具有严重的经济负担。据估算，中国每年由EV71感染发病所致重症和轻症HFMD病例的费用（直接医疗费用和间接费用）分别为1.8亿元和10亿～20亿元。由于存在漏报漏诊，疱疹性咽峡炎和部分神经系统感染未纳入报告，且未计算长期后遗症病例，EV71感染所致疾病的总经济负担将比上述估计值更高。

（二）疾病控制策略

EV71疫苗的使用是预防和控制EV71感染最经济有效的手段之一，在保护受种者个体的同时还可以产生群体免疫效应。保持良好的卫生习惯，避免感染者与易感人群接触可切断EV71感染的传播途径。此外，及时报告病例有利于尽早地发现疫情，早期开展调查处置，从而避免EV71感染疫情的扩散和蔓延。

思考题

1 简述EV71疫苗在手足口病预防中的意义；

2 简述EV71疫苗接种起始月龄制订的依据。

（刘艳）

第十三节　带状疱疹疫苗

学习要点

1. 掌握带状疱疹疫苗的适用人群；
2. 熟悉水痘-带状疱疹病毒与带状疱疹的关系。

　　带状疱疹疫苗用于成人预防带状疱疹及其相关并发症。带状疱疹（herpes zoster, HZ 或shingles）是由长期潜伏在脊髓后根神经节或颅神经节内的水痘-带状疱疹病毒（varicella-zoster virus, VZV）经再激活引起的感染性皮肤病，除皮肤损害外，常伴有神经病理性疼痛。带状疱疹常出现在年龄较大、免疫抑制或免疫缺陷的人群中，严重影响患者生活质量。接种带状疱疹疫苗是预防带状疱疹及其并发症的重要措施。

 疾病简介

（一）疾病概况

　　带状疱疹的主要病原体为水痘-带状疱疹病毒（VZV）。该病毒可经飞沫和/或接触传播，原发感染VZV后主要引起水痘发病。水痘-带状疱疹病毒可沿感觉神经轴突逆行，或经感染的T细胞与神经元细胞的融合，转移到脊髓后根神经节或颅神经节内并潜伏。当机体免疫功能降低时，水痘-带状疱疹病毒特异性细胞免疫下降，潜伏的病毒被激活，大量复制，通过感觉神经轴突转移到皮肤，穿透表皮，引起带状疱疹。

　　带状疱疹的主要临床表现为身体一侧的疱疹，典型的局限于一个皮节，常伴有神经根疼痛。患者常出现显著的疼痛和不适，病程一般2~3周。带状疱疹无皮疹症状者较为罕见。最常见的并发症是带状疱疹后神经痛（post-herpetic neuralgia, PHN）。

（二）流行病学

　　带状疱疹是世界范围内的感染性疾病，全球普通人群带状疱疹的发病率为3~5/1 000人年，亚太地区为3~10/1 000人年，并逐年递增。带状疱疹的住院率为2~25/10万人年，死亡率为0.017~0.465/10万人年，复发率为1%~6%。50岁后随年龄增长，水痘-带状疱疹病毒特异性细胞免疫功能逐渐降低，带状疱疹的发病率、住院率和病死率均逐渐升高。美国一项研究显示85岁及以上人群带状疱疹住院率是30岁以下人群的75倍。导致带状疱疹患者住院和死亡的一个主要危险因素是免疫抑制，30%的住院带状疱疹患者和52%的死亡病例伴有1项或多项免疫系统受损情况。在中国，目前尚缺乏大样本流行病学调查。2011—2013年广东50岁及以上人群带状疱疹年发病率分别为4.1/1 000人年、3.4/1 000人年和5.8/1 000人年。2010年中国台湾全年龄组带状疱疹发病率为4.97/1 000人年，住院率约为2.93%。

带状疱疹患者从出现皮疹至结痂均具有传染性，疱疹的破损处含有高浓度的水痘-带状疱疹病毒，可形成气溶胶而传播，易感人群感染后可引起水痘发病。由于传播途径不同，带状疱疹的传染性小于水痘。一项研究表明同一家庭中，带状疱疹病例接触者中的15.5%发生水痘，而水痘病例接触者中的71.5%发生水痘。因此，带状疱疹患者应隔离直至疱疹结痂，密切接触者应进行医学观察，水痘易感人群可应急接种水痘疫苗，以预防发生水痘。

 带状疱疹疫苗

（一）被动免疫

目前尚无用于预防带状疱疹的被动免疫制剂。

（二）主动免疫

1．现有疫苗及接种 2006年，带状疱疹减毒活疫苗首次于美国获得FDA批准上市，现已在超过60个国家被批准用于≥50岁人群皮下接种1剂来预防带状疱疹。带状疱疹减毒活疫苗为水痘-带状疱疹病毒的冻干减毒制品。预防带状疱疹的疫苗与水痘疫苗均是基于水痘-带状疱疹病毒的减毒活病毒（Oka株），它们的区别在于每剂疫苗的病毒噬斑形成单位（plaque forming unit，PFU）数量和注射剂量的不同，带状疱疹减毒活疫苗含有不低于19 400 PFU。

重组带状疱疹疫苗是一种含有重组糖蛋白E和新型佐剂（AS01$_B$）的两剂亚单位疫苗。该疫苗于2017年在加拿大和美国获批上市应用，2018年在欧洲和日本也获得注册批准，用于50岁及以上人群，预防带状疱疹及其并发症。与带状疱疹减毒活疫苗相比，该疫苗属于亚单位疫苗，可用于免疫功能低下人群。该疫苗通过肌内注射方式接种，共2剂（每剂0.5 ml），接种间隔2～6个月。该疫苗于2019年5月在中国批准上市。

2．免疫机制 带状疱疹减毒活疫苗可增强水痘-带状疱疹病毒特异性的CD4细胞的增殖和反应。重组带状疱疹疫苗是以水痘-带状疱疹病毒糖蛋白gE作为抗原，并联合AS01$_B$佐剂系统制备的亚单位疫苗，可诱导产生抗原特异性细胞免疫和体液免疫应答。

3．免疫效果 接种带状疱疹减毒活疫苗可以显著降低带状疱疹及其感染后神经痛的风险。一项针对≥60岁人群的随机对照试验发现，带状疱疹减毒活疫苗预防带状疱疹总有效性为51.3%，预防疱疹感染后神经痛的效力为66.5%。分年龄组分析表明，60～69岁人群预防带状疱疹的效力（64%）高于≥70岁人群（37%）。另一个临床试验表明，50～59岁人群疫苗效力较高（70%）。在766 330名≥65岁人群的大规模队列研究中，该疫苗预防带状疱疹的有效性为48%，预防疱疹感染后神经痛的为59%。针对该疫苗保护持久性的研究结果表明，接种带状疱疹减毒活疫苗后第1年的效力显著下降，并且在接种疫苗后6年，疫苗效力＜35%。在接种疫苗后7～8年，疫苗效力为21%～32%。基于对超过38 000名60岁及以上成年人的大型研究表明，带状疱疹减毒活疫苗将带状疱疹的风险降低51%，发生带状疱疹后神经痛的风险降低67%，而且免疫效果持续5年以上。

带状疱疹减毒活疫苗的保护作用随着时间的推移会逐渐减弱，而重组带状疱疹疫苗则提供相对持久的保护。研究显示，50岁及以上老年人群接种重组带状疱疹疫苗9年后，疫苗的细胞免疫和体液免疫应答高于基线值（中位数分别为3.4倍和7.4倍）。在一项Ⅲ期多中心临床研究表明，年龄≥50岁和≥70岁的受试者的疫苗效力为97.2%和91.3%。疫苗接种后第1年的疫苗效力为97.6%，接种后3年的效力为84.7%。在≥50岁的成人中预防带状疱疹后遗神经痛的效力为91.2%，在≥70岁的人群中为88.8%。

4．安全性 带状疱疹疫苗的临床安全性良好，接种后的局部反应主要表现为接种部位的带状疱疹样皮疹、红斑、疼痛/压痛和隆起等，全身反应主要表现为肌痛、疲劳和头痛。大多数局部或全身反应均为轻到中度，持续时间为1～3天。

5．适应证和禁忌 带状疱疹疫苗推荐用于50岁及以上的成人，预防带状疱疹及其相关并发症。

带状疱疹减毒活疫苗不适用于免疫抑制人群、活动期肺结核患者、哺乳期女性和孕妇。重组带状疱疹疫苗接种的禁忌主要为对任意一种疫苗成分过敏的人群。正在接受或近期接受（如48小时内）针对疱疹病毒的抗病毒药物治疗的人群不适宜接种疫苗。

6．未来疫苗发展方向 带状疱疹可在免疫功能抑制者中引起较高的死亡率和病死率，如先天性或获得性细胞介导的免疫缺陷，包括急性白血病患者、接受化学治疗（化疗）、放射治疗（放疗）或高剂量激素的患者。在免疫功能低下人群中评估重组带状疱疹疫苗的安全性、免疫原性和效力的研究正在进行。同时，一种用于严重免疫损害患者的加热灭活疫苗正在研究中。

 ## 公共卫生

（一）经济学评价

现有的成本效益研究仅来自高收入国家，发现65～70岁人群接种带状疱疹减毒活疫苗时，根据质量调整生命年（QALY）计算，11个国家中有10个具有成本效益。接种重组带状疱疹疫苗与未接种相比，对于≥50岁的免疫功能正常的成人，每获得1个质量调整生命年平均花费31 000美元。

（二）疾病控制策略

提高50岁及以上易感人群的抵抗力是预防带状疱疹的重要措施。接种带状疱疹疫苗适用于50岁及以上人群，可显著降低带状疱疹疾病负担。在人群逐渐老龄化和病例向大年龄组推移的国家，考虑到疾病负担和疫苗接种的收益，可决定是否常规接种带状疱疹疫苗。

思考题

① 简述带状疱疹疫苗在预防带状疱疹中的意义；
② 简述现有的两种带状疱疹疫苗的异同。

（孙晓慧 朱凤昌）

学习要点

1. 了解三种病原体导致疾病的流行病学特征；
2. 掌握三类疫苗的种类和特点。

病毒感染人类的历史由来已久，自古老的天花至新发的埃博拉病毒病，防控病毒性疾病始终是促进人类健康的重要策略之一。特别是近年来，新发突发传染病中至少有2/3由病毒引起，使得病毒性疾病防控受到全球极大关注。天花是目前唯一一种通过疫苗接种被成功消灭的传染病，其疫苗研发和免疫策略对其他病毒类疫苗的研发和应用具有重要的借鉴意义。此外，尚有一些新发或再发病毒性传染病，随着某些流行病学特征的变化，也日益成为重要的公共卫生问题，其疫苗相关研究须进一步加强。

 一　戊型肝炎疫苗

戊型肝炎疫苗可用于预防戊型肝炎，目前已上市的戊肝疫苗为HEV239，是基于大肠杆菌表达的30kD衣壳蛋白研制而成，主要用于16岁及以上易感人群的保护。

（一）疾病简介

1. 疾病概况　戊型病毒性肝炎（hepatitis E，HE）是由戊型肝炎病毒（hepatitis E Virus，HEV）感染导致的急性传染病，曾被称为消化道传播的非甲非乙型肝炎，占临床散发型肝炎的15%～20%。

HEV感染后潜伏期一般为15～60天，平均40天，可表现为临床型和亚临床型。成人感染以临床型多见，儿童则多为亚临床型。临床上急性肝炎（包括急性黄疸型肝炎和急性无黄疸型肝炎）多见，重症患者会出现意识不清、肝衰竭甚至死亡。近年来也有慢性肝炎和肝外表现的报道。3%～10%的急性戊肝患者可有病程超过6个月的迁延现象。

HEV属于戊肝病毒科戊肝病毒属，病毒颗粒呈球形，直径27～34nm，无包膜。目前HEV尚不能在体外组织培养，黑猩猩、食蟹猴、恒河猴、非洲绿猴、须狨猴对HEV敏感，可用于分离病毒。目前已从患者的胆汁和粪便中成功分离到HEV。

HEV只有1个血清型，但不同地区的HEV基因变异较大。HEV可分为若干基因型和亚型，可感染人类的主要有4个基因型。基因1、2型只感染人，基因3、4型为人兽共患病，猪是主要动物宿主。HEV各基因型有一定的地域性分布规律，不同地区的流行型别不同，目前中国从感染人群中分离的HEV主要为基因4型，少数为基因1型。

2．流行病学 戊肝的主要传染源是患者和隐性感染者。HEV侵入人体后，病毒经胃肠道进入血液，在肝内复制后释放到血液和胆汁中，并随粪便排出体外，潜伏期末和急性期初的粪便排毒量大，传染性最强。隐性感染者也可通过粪便排毒，因其无典型的临床表现，在流行病学上意义更大。

粪-口途径是戊肝的主要传播方式。绝大多数戊型肝炎流行为水型流行，系水源被粪便污染所致，发病高峰多见于雨季或者洪水后，其流行规模视水源污染程度而异。粪便污染食物或感染HEV的动物内脏或肉制品可引起食源性传播。静脉毒瘾者、有偿供血者、血透析患者、器官移植患者，以及多次接触血液者的HEV抗体阳性率高于一般人群，提示HEV可经血液或血制品传播，这与戊肝患者的病毒血症持续时间较长有关。HEV也可经日常生活接触传播，但传播效率较低。此外，还有报道HEV有经母婴传播的风险。

人群对HEV普遍易感，各年龄组均可感染。食品从业人员、野外工作者等人群感染HEV风险高，发病者多为青壮年。在一般人群中戊肝的平均病死率为0.5%～4%，孕妇、慢性肝病患者和老年人感染HEV后重症戊肝发生率及病死率较高，孕妇感染者病死率高达20%～30%。免疫力低下人群，如器官移植者、HIV感染者感染HEV可发展为慢性感染，甚至肝硬化。感染HEV后可产生保护性抗体，一般可持续20年以上。

在经济和卫生条件较差的国家和地区，戊肝一般呈全年散发，时有暴发，主要为水型流行。从全球分布来看，南亚和东南亚为高发区，其次为拉丁美洲部分国家和大多数非洲国家。戊肝在发达国家主要呈散发，动物源性为主，多数因食用被HEV基因3型污染的肉类引起。中国属戊肝地方性流行区，流行率在7%～15%之间。近年来，HEV的研究越来越受到人们的重视，已成为中国乃至全球关注的公共卫生问题。

（二）戊肝疫苗

1．被动免疫 将高滴度抗HEV血浆或血清输入非人灵长类动物中，然后用HEV进行感染，证实了HEV抗体的保护作用。因此暴露前给予高滴度的HEV抗体，在机体抵御后续病毒感染过程中具有保护作用。

2．主动免疫 动物实验表明HEV型间具有良好的交叉保护性，这为研制可预防所有型别HEV感染的疫苗提供了理论依据。

由于HEV很难进行细胞培养，因此利用各种系统表达的重组蛋白是诊断和预防免疫所用抗原的主要来源。HEV衣壳蛋白的编码序列高度保守，其相应的抗体寿命长，并且在不同的基因型之间有高度的交叉反应性，衣壳蛋白的抗体可以在体外中和HEV，并可预防非人类灵长类动物的戊型肝炎，因此是该衣壳蛋白最理想的戊肝疫苗的候选物质。

全长表达的衣壳蛋白疏水性强，难溶于水，因此作用不大。目前最有效的蛋白是利用大肠杆菌表达系统或杆状病毒-昆虫细胞表达系统获得的融合蛋白。这些截短的衣壳抗原的同型二聚体和病毒样颗粒形式，都具有高抗原性，适于进一步的疫苗研发。

来源于昆虫细胞的戊型肝炎疫苗有3种，第一种是62kDa的衣壳蛋白（氨基酸112～636）组成的疫苗，第二种是由56kDa的衣壳蛋白组成（氨基酸112～607），第三种是由53kDa的去顶端型蛋白组成（氨基酸112～578）。通过体外和体内试验对这3种候选疫苗进行初步评估后发现，56kDa的候选疫苗免疫原性和稳定性最好，可为免疫动物提供有效保护，两剂量免疫组的保护率为100%，单剂量免疫组的保护率为78%，保护作用与抗体水平有关。临床试验证实，接种两剂疫苗的有效率为85.7%，接种3剂疫苗的有效率为95.5%。

来源于大肠杆菌表达系统的候选疫苗有两种：23kDa和30kDa候选疫苗，后者的免疫原性更好，目前上市的戊肝疫苗"HEV239"即为基于大肠杆菌表达的30kDa候选疫苗。动物实验证实，该疫苗抵抗高剂量病毒攻击的有效性为75%，抵抗低剂量病毒攻击的有效性为100%，HEV239疫苗对于1、4基因型的HEV都有良好的保护作用。在血清反应阴性的成年人和学生中测试该疫苗的安全性和免疫原性，接种3剂疫苗的血清阳转率为100%。在随后开展的大规模随机双盲安慰剂对照的Ⅲ期临床试验中（志愿者为16～65岁人群），疫苗可对免疫人群提供有效保护，不良反应很少而且都很轻微。此后，在保持双盲的情况下，对疫苗的免疫原性、安全性和保护效力进行了4.5年的持续跟踪随访。结果显示，HEV239疫苗可诱导机体产生HEV抗体，并可提供至少4.5年的免疫保护力。HEV239于2011年12月在中国获批上市，接种对象为16岁及以上易感人群，并推荐用于HEV感染高风险人群，如慢肝患者、育龄期妇女、老年人、学生或部队官兵、餐饮业人员、畜牧养殖者、疫区旅行者等。

（三）公共卫生

戊型肝炎已呈现全球分布，但目前严重病例还只限于热带和亚热带地区的某些发展中国家，HEV尚未对发达国家的卫生负担造成明显影响。随着某些流行病学特征的变化，如基因3型或4型病毒的致病性增强，使得戊型肝炎有可能成为一种严重的疾病。同时，一些发达国家陆续确诊本土散发病例，戊型肝炎在发达国家中带来的健康负担需要被重新评估。即使是在戊型肝炎流行区，也缺乏戊肝疾病负担和相关死亡病例的精准数据，这成为了戊肝疫苗在临床和公共卫生领域应用的主要障碍。此外，尚缺乏儿童感染和发病的流行病学信息。因此需要开展基于准确的HEV检测的前瞻性研究，以确切评估戊肝在孕妇、新生儿和儿童人群中的发病率和病死率。同时需要提供戊肝疫苗在16岁以下儿童、孕妇和其他特殊人群中的安全性、免疫原性和有效性数据，以争取戊肝疫苗更为广泛的公共卫生应用，使之成为预防和控制HEV传播与发病的重要手段。

⬡ 腺病毒疫苗

常用的腺病毒疫苗为Ad4和Ad7两种，分别可用于预防相应型别的腺病毒感染，两种腺病毒疫苗的联合使用对急性呼吸道疾病的控制非常有效，主要被美国军队用于急性上呼吸道感染的预防。1996年腺病毒疫苗停止生产。2011年3月，Ad4和Ad7腺病毒疫苗重新被批准上市。

（一）疾病简介

1. 疾病概况 腺病毒可在人体的扁桃体、淋巴和肠道组织中长期潜伏存在，由于感染路径、血清型和宿主免疫状况不同，腺病毒感染可引发呼吸系统、胃肠系统、泌尿系统及眼部疾病，包括急性发热性呼吸道感染、咽结膜热、肺炎、流行性角结膜炎、胃肠炎和膀胱炎等。大多病情轻，呈自限性，罕有后遗症。

腺病毒可根据形态结构、免疫学特性和宿主范围划分为两个属：哺乳动物腺病毒属和禽腺病毒属。前者包括人腺病毒和哺乳类动物的腺病毒，它们有共同的群特异性抗原，主要感染多种脊椎动物，宿主谱比较广泛，可感染多种家养动物和野生动物。禽腺病毒属的代表株是鸡胚致死孤儿病毒（chicken embryo lethal orphan virus, CELOV），其血清学与哺乳动物腺病毒属有明显差异，且有不同的基因组结构。中国禽腺病毒感染率很高，有学者认为人感染腺病毒暴发可能来源于禽类。

腺病毒直径约为95nm，是目前已知最大和最复杂的无包膜DNA病毒之一。人腺病毒目前已确定68个血清型，分属于A～G 7个组。人类病毒C组、E组和部分B组病毒通常感染呼吸道，其他的B组病毒感染泌尿道，A和F组病毒主要感染胃肠道，D组病毒主要感染眼部。常引发呼吸道感染的Ad4和Ad7分别属于E组和B组。

2. 流行病学特征 腺病毒感染者是主要传染源。显性感染者发病初期感染性最强，而隐性感染者可持续排毒，且不易被察觉，在流行病学上具有重要意义。

导致呼吸道感染的腺病毒的传播途径主要是飞沫传播，感染者的呼吸道分泌物可在空气中保持半小时。眼部感染、胃肠炎和医院感染可能是由污染物、水或粪-口感染所致。

腺病毒暴发主要集中在高度密闭、拥挤和潮湿的环境。腺病毒也能在污水、游泳池和尘埃中稳定地存活，经空气或水源（游泳池水）传播，在家庭、医院和集体单位等群体中常可引起流行。

腺病毒的易感人群主要有免疫低下或者免疫抑制的儿童、老年人，以及生活在聚居环境的入伍新兵。腺病毒引起的流行性角结膜炎可发生在各年龄组。从年龄分布来看，婴幼儿中A组和C组腺病毒感染率更高；成人中Ad4、Ad8和B、D、E类的其他血清型感染率高。B、C组的所有型别以及Ad4和Ad19更易感染男性。

（二）腺病毒疫苗

1. 被动免疫 目前，尚未见报道为人群提供抗腺病毒相关疾病的被动保护研究。

2. 主动免疫 第一种腺病毒疫苗是Ad4和Ad7双价疫苗，经猴肾细胞培养和甲醛灭活制备。该疫苗于1957年进行小规模临床观察，结果显示使用该疫苗可使腺病毒感染的发病率下降98%。另一项对士兵的大规模临床观察显示，接种疫苗后，因腺病毒感染导致的住院率大幅度下降。1963年，因制备疫苗的毒株被猴空泡病毒40（Simian virus 40，SV-40）污染，该疫苗停止生产。

20世纪60年代，开发了4型和7型腺病毒的口服肠溶片疫苗。这类疫苗采用人胚肺纤维细胞（WI-38株）培养病毒，过滤去除颗粒状物质并进行冻干。制成的疫苗片剂中含有活病毒，并加入维持病毒和细胞生长的材料。Ad4片剂为白色，Ad7片剂为黄色，均为口服肠溶片。每片含至少$10^{4～5}TCID_{50}$的腺病毒。两种片剂可同时服用但不能咀嚼，只能直接吞服。呕吐和腹泻可干扰疫苗的有效性。该类疫苗在美国入伍新兵中常规使用，并未在其他人群中推广。被接种者体内产生针对腺病毒疫苗的型特异性中和抗体，可提供抗急性呼吸道疾病保护。

口服腺病毒疫苗后通常会连续4天从粪便中排毒，最长排毒期可持续6周。疫苗可诱导体液免疫应答，接种后2~3周，体内可检测到中和抗体。大多数体内无抗体的士兵在接种该疫苗后可产生中和抗体。但抗体滴度低于自然免疫后达到的水平。接种腺病毒疫苗的新兵显示出对该病毒引起的呼吸道疾病的抵抗力大大增强。腺病毒监测项目显示，两种腺病毒疫苗联合使用对急性呼吸道疾病的控制非常有效。多项临床观察结果显示，为新兵接种Ad4和Ad7疫苗，成功控制了由腺病毒引起的急性呼吸道疾病。1996年由于市场问题，腺病毒疫苗停止生产。

2001年美国做出恢复生产的决定。生产者仍采用WI-38细胞和原疫苗株尝试制备Adv4型和Adv7型腺病毒疫苗，该疫苗仍为肠溶片，并在志愿者中进行临床试验，表现出良好的安全性和有效性。2011年3月，该疫苗得到美国FDA批准。

（三）公共卫生

在疫苗前时代，腺病毒引起的急性呼吸道疾病在军事受训人员中发病率较高，就增加医疗费用和损失训练时间来说，其暴发造成很大损失。自常规接种Ad4和Ad7疫苗以后，腺病毒感染被有效控制，且具有较高性价比和安全性。国际的腺病毒防控策略均以实验室监测病原的流行变异趋势和积极接种疫苗为主，针对无疫苗使用的国家可通过增加聚集人员接触距离、减少传染源在人员中的传播和做好人员个人卫生等现场控制措施，有效控制呼吸道腺病毒的暴发。

三 天花疫苗

天花是最古老也是病死率最高的烈性传染病之一，1980年5月8日WHO确认全世界消灭天花。此后，各国陆续停止天花疫苗的常规免疫，仅使用国家储备疫苗用于保护实验室工作人员和军人，但是新型天花疫苗的研发仍在持续。天花疫苗目前主要作为国家战略储备。

（一）疾病简介

1. 疾病概况 天花的病原体为天花病毒，曾在全世界范围内流行，世界上最早的关于天花的证据来自公元前1000多年前木乃伊残骸上的皮肤脓疱，中国关于天花的最早记载见于晋代葛洪的《肘后备急方》。人群对天花病毒普遍易感，感染后可产生严重的病毒血症，主要临床特征有高热、全身不适、头痛、背痛、乏力等严重病毒血症表现，随之成批出现离心性斑丘疹。随着病程进展，皮疹变成小水疱、脓疱，脓疱呈圆形，触之坚硬，深埋于皮肤中。随后有皮屑形成，皮屑脱落后不留色素沉着，但皮损部位的皮肤通常有凹陷的瘢痕。65%~80%的幸存者留有瘢痕，以面部最为明显，系皮脂腺损伤后肉芽组织萎缩和纤维化所致，是天花最常见的后遗症之一。病情严重的患者会在第1周的后期或者第2周死亡。

WHO将天花分为5类，分别是普通型、平稳（恶性）型、出血型、疫苗改良型、无疹型。在未接种疫苗的人群中，普通型最常见。出血型比较少见，常见于孕妇，病死率较高，几乎100%影响到胎儿存活。无疹型天花见于免疫力较高的人群，临床非常罕见，实验室证明其可发生天花病毒感染，但无传染性。

天花病毒属于痘病毒科正痘病毒属，痘病毒是目前已知的病毒中体积最大、结构最复杂的一类，在光学显微镜下可见，细微结构的观察仍须依赖电子显微镜。由于天花已在全球被消灭，病原体仅保留在两个实验室：美国亚特兰大的疾病预防控制中心和俄罗斯新西伯利亚的国家病毒学与生物技术研究中心，并由WHO监督。因此直接以天花病毒为研究对象的实验已无法开展，很多有关天花病毒的病原学研究均通过其他正痘病毒进行。

2．流行病学 所有的天花患者均为传染源，人类是天花病毒的唯一自然宿主。天花病毒经呼吸道黏膜进入机体，以气溶胶形式进行传播，发热症状出现2～3天后即具备传染性，在出疹期可发生接触感染，以出疹后第1周传播力最强。出血型或恶性型天花患者排毒量较大。恢复期患者皮损脱落的结痂中也有病毒存在，但流行病学证据表明其在疾病传播中的作用有限，具体机制尚未阐明，可能与病毒紧密结合于纤维基质有关。由于出现发热症状后，多数患者已因高热和不适卧床休息，因此二代病例通常仅限于少数密切接触者，这在一定程度上限制了天花暴发的范围。

从时间分布来看，天花以冬春季节发病最高。一些社会习俗，如在干燥季节举行人口密集的节日和婚礼聚会，以及游牧者的季节性迁徙等，使天花的季节性变化更为明显。

天花病例的年龄分布取决于人群的免疫力，包括接种疫苗和通过自然感染获得的免疫力。在天花呈地方性流行的国家，男性和女性的感染机会没有差异。

1983年以后所有国家都停止了常规接种天花疫苗，因此目前全球大多数人口从未接种过疫苗，或者很久之前接种过疫苗，但免疫力已减弱，因此所有儿童和大多数成年人均为感染高风险人群。

（二）天花疫苗

1．被动免疫 天花免疫球蛋白（vaccinia immunoglobulin，VIG）是从接种了疫苗的成人血清中获得的，有研究发现，VIG可使天花密切接触者的发病率降低72.4%。由于制备和接种VIG成本很高，且面临很多实际困难，限制了VIG在预防应用中的研究，但VIG可用于治疗天花疫苗的不良反应。

2．主动免疫 关于天花的主动免疫可追溯到1000多年前，中国宋真宗时期就有接种"人痘"预防天花的记载。"人痘"接种法主要在民间流传。由于该法具有一定的感染风险，应用并不广泛，但其思想已非常符合医学免疫学的基本理论。18世纪后叶，英国医生Edward Jenner观察到挤奶工为患有牛痘的病牛挤奶后，手臂上也会出现"牛痘"，却不得天花，因此推测种"牛痘"可预防天花，并通过实验证实了这一猜想。20世纪40年代，天花疫苗研发成功。

早期的天花疫苗多为牛痘病毒，但起源不清，其可能是某些正痘病毒的杂交株，或通过多次人为控制条件下传代培养的结果，或是在自然界灭绝的其他正痘病毒在实验室存活下来的代表株。在20世纪60年代以前，没有使用种子批进行疫苗生产，使得疫苗株的鉴定非常复杂。即使病毒株名字一致或类似，且有共同的祖先，其传代史也不同。

1958年，WHO推荐采用种子批系统生产疫苗。自1967年开始，疫苗生产者逐渐开始应用统一的疫苗株。最常用的是英格兰李斯特研究院的Lister株，该株作为毒种在荷兰国立公共卫生研究所进行复制，由WHO分发；第2个疫苗株为纽约市健康委员会株（NYCBH），由位于英国拉德诺的惠氏实验室复制；中国使用的是天坛株；印度使用的是

Patwadanger株。这些疫苗是第1代天花疫苗，主要成分是活牛痘病毒，且是粗制品。从19世纪晚期到20世纪80年代生产的疫苗均为此类疫苗，其研发和使用为全球消灭天花提供了有力的保障。天花被消灭后，世界各国陆续停止了疫苗接种。

由于天花病毒可作为生物武器的潜在威胁，多个国家努力用新疫苗取代日益减少的旧疫苗储备，以保护大多数无免疫的人群。第2代天花疫苗是根据第1代疫苗株用细胞系生产的活病毒疫苗，产生的抗体滴度较高，并可诱导细胞免疫。代表疫苗包括埃尔斯特里-BN、ACAM2000、细胞培养天花疫苗（CCSV）等。基于NYCBH研发的新疫苗AVAM2000是目前美国政府储备的主要天花疫苗。

随着近代分子生物学的发展，人们对天花病毒基因组特征的认识更加深刻，操作基因组的能力也大大提高，这些都有利于进一步开发减毒疫苗。20世纪30年代，为降低严重不良反应的发生率，开始采用连续传代法对天花疫苗株进行减毒，相继开发了MVA、LC16m8、NYVAC等疫苗。

MVA为非复制型的牛痘活病毒，是由土耳其疫苗株（Ankara）在鸡胚成纤维细胞中经过500次以上的传代后获得。该疫苗可诱导较高水平的体液免疫和细胞免疫，可对免疫动物提供有效的保护。临床观察也证实了该疫苗的安全性和免疫原性。因此，对传统的有复制能力的疫苗有禁忌的人群，如免疫抑制者，可考虑使用该疫苗。

减毒株LC16m8是Lister株在兔肾细胞中经低温连续传代后制备，可在人体诱导产生中和抗体，并为免疫动物提供有效的保护。人体试验表明，其严重皮肤反应和发热明显少于其他株。该株疫苗已在日本注册，并被日本政府确认为国家的储备疫苗。

NYVAC株是20世纪80年代开发的一个新的减毒株，该毒株通过删除痘苗病毒哥本哈根株的18个非复制必需基因而获得，降低了对动物模型的致病力。NYVAC株有可能作为新的潜在疫苗。

这些减毒疫苗均为第1、2代疫苗自然传代减毒的疫苗，无论是否可在人体中复制，其致病性均大大降低，疫苗安全性得到明显提高，但效力有所下降，需要增加剂量并多次免疫后才能达到第1、2代疫苗的免疫效果。

第4代天花疫苗是使用基因工程技术改造的高度减毒疫苗、蛋白亚单位疫苗及DNA疫苗等，其免疫效果尚待评价。

（三）公共卫生

1. 天花的消灭　1950年泛美卫生组织首先承诺消灭天花，并使用商业化工艺生产的冻干疫苗进行大规模接种，10年后美洲地区大多数国家都消灭了天花。1959年5月第十二届世界卫生大会通过在全球范围内消灭天花的提议。

消灭天花行动有两个策略：第一，每个国家用于大规模接种的疫苗，要确保其效价和稳定性，并覆盖到80%以上的人群；第二，监测和控制策略，即发现病例后进行隔离并控制暴发，同时需要建立有效的病例报告系统，监测天花的发病率。由于天花病毒必须从一个人传播到另一个人才能存活，无隐性感染，也没有动物宿主，因此很容易确认天花发生的时间、地点和传播方式。一次暴发可被视为连续的病例传播链，控制的措施就是阻断这条链。因此监测和控制策略十分有效。一个国家一旦暴发天花，无论是否开展大规模的疫苗接种，都必须把重点放到监测和控制策略上。这样可以尽快发现并隔离患者，并为患者所有的接触者接种疫苗，以尽可能快地构建免疫屏障。

在消灭天花行动中，所有国家都投入大量资金，用于接种疫苗、救治患者、控制天花传播和采取检疫措施以阻止天花输入。天花消灭后，停止疫苗接种和检疫措施，每年节约的成本估计超过10亿美元。

2．天花病毒被作为生物武器的威胁　在天花消灭后，天花病毒在公共卫生领域最重要的问题是其被用作生物武器的威胁。

1763年，入侵的英军向印第安部落首领赠送天花患者用过的毯子和手帕，导致天花病毒在印第安部落迅速流行，达到了不战而胜的目的。这是历史上首次将天花病毒作为生物武器的记载。自2001年的"9.11"恐怖袭击和2001年秋季炭疽袭击事件后，美国联邦政府采购存储了大量的天花疫苗，以满足天花暴发时的接种需求。

除天花病毒外，痘苗病毒、牛痘病毒、猴痘病毒等正痘病毒均可感染人类。近年来在非洲和美国多次发生猴痘病毒病。猴痘病毒病除不易传染外，临床症状与天花非常相似。此外还有南美洲和德国的牛痘、印度和巴基斯坦水牛痘等人兽共患痘病毒病暴发，这些都引起了人们的思考与重视。天花疫苗已停用多年，人类现在对于天花病毒基本上已失去抵抗力。为防范天花病毒被作为生物武器及其他形式的自然暴发，有必要进一步认识其基因结构，开发和储备有效的疫苗和药物，做好预防、诊断和治疗的准备。

思考题

① 戊肝的流行病学特征有哪些？

② 简述目前上市的戊肝疫苗的种类和特点；

③ 简述腺病毒疫苗在相关疾病防控中的作用；

④ 简述天花疫苗的种类和特点；

⑤ 人类消灭天花后，是否可以停止天花疫苗的研发和储备？为什么？

（温红玲）

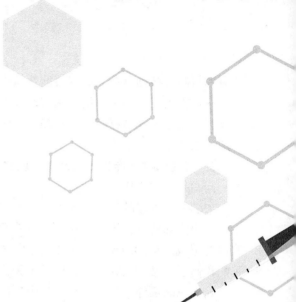

第九章

被动免疫

▍学习要点

1. 掌握被动免疫的概念及特点；
2. 熟悉常用的被动免疫制剂及应用。

被动免疫（passive immunity）是指将一个机体的血清、分子或淋巴细胞过继转移给另一个机体，使其被动地获得特异性免疫的抵抗力。它与主动免疫不同，其特点是效应快，不须经过潜伏期，一经输入立即可获得免疫力，但维持时间短。

被动免疫制剂

有4类生物制剂经常用于被动免疫：抗毒素、免疫球蛋白、单克隆抗体和细胞因子制剂。

（一）抗毒素

抗毒素（antitoxin）是用细菌外毒素或类毒素免疫动物制备的动物血清，具有中和外毒素毒性作用。一般选择健康马匹免疫，待马体内产生高效价抗毒素后，采血分离血清，或进一步提取免疫球蛋白制成。

由于抗毒素多为马血清，因此对于人体而言它是异源蛋白，注射后易形成局部和全身的过敏反应及其他不良反应，反复多次使用可能引起超敏反应。随着新的治疗手段的出现，抗毒素的使用逐渐减少，目前仅有白喉、破伤风、气性坏疽及肉毒4种抗毒素仍应用于临床。常用于治疗传染病的抗毒素种类见表9-1。

表9-1 常用于被动免疫的抗毒素

产品名称	缩写词/商标名称	主要用途
破伤风抗毒素（马）	TAT	治疗抗体缺乏症、免疫性血小板减少性紫癜、川崎病、其他免疫调节及炎性疾病
白喉抗毒素（马）	DAT	治疗抗体缺乏症，预防风疹和甲肝
肉毒抗毒素（马）	HBAT	治疗抗体缺乏症

（二）人免疫球蛋白

人免疫球蛋白（immunoglobulin, Ig）即抗体（antibody, Ab），是血液和组织液中的一类糖蛋白，由B细胞接受抗原刺激后增殖分化生成的浆细胞产生，能与相应抗原特异性地结合，是介导体液免疫的重要效应分子。人免疫球蛋白是从大量混合血浆或胎盘血中分离制成的免疫球蛋白浓缩剂，特异性免疫球蛋白是针对某种病原微生物制备的高效价抗体，用于特定病原微生物感染的预防。该制剂含有多种病原体的抗体。

人免疫球蛋白根据注射方式的不同分为两类：肌内或皮下注射免疫球蛋白和静脉注射用免疫球蛋白（表9-2）。

表9-2 常用于被动免疫的人免疫球蛋白

产品名称	缩写词/商标名称	主要用途
肌内注射或皮下注射用特异性HISGs		
乙型肝炎免疫球蛋白	HIBIG	预防乙肝
水痘-带状疱疹免疫球蛋白	VariZIG	预防或缓解水痘
狂犬病免疫球蛋白	RIG	预防狂犬病
破伤风免疫球蛋白	TIG	预防与治疗破伤风
牛痘免疫球蛋白	VIG	预防与治疗牛痘，预防天花

续表

产品名称	缩写词/商标名称	主要用途
静脉注射用特异性HISGs		
巨细胞病毒免疫球蛋白	CMV-IGIV，CMVIG	治疗与预防巨细胞病毒感染
静脉注射用乙型肝炎免疫球蛋白	HepaGam B	预防乙肝（包括肝移植后）
静脉注射用牛痘免疫球蛋白	VIG-IGIV	预防与治疗牛痘，预防天花
肉毒杆菌免疫球蛋白	BIG，Baby BIG	治疗婴儿型肉毒中毒

（三）单克隆抗体制剂

单克隆抗体是近年来研制的新型免疫制剂。它是由B细胞的单个克隆产生的高度均一、仅针对某一特定抗原表位的抗体，通常采用杂交瘤技术来制备。杂交（hybridoma）抗体技术是在细胞融合技术的基础上，将具有分泌特异性抗体能力的致敏B细胞和具有无限繁殖能力的骨髓瘤细胞融合为B细胞杂交瘤。单克隆抗体具有高特异性、高均一性，使用后不良反应小等优势，已经广泛应用于肿瘤、免疫类疾病、心血管及感染性疾病的治疗（表9-3）。但因制备技术复杂且费时费工，单克隆抗体的价格也较高。

表9-3　常用于被动免疫的单克隆抗体

产品名称	缩写词/商标名称	主要用途
帕利珠单抗	Synagis	预防呼吸道合胞病毒感染
阿达木单抗	Adalimumab	用于中度至重度活动性类风湿关节炎（RA）、牛皮癣及活动性强直性脊柱炎（AS）的治疗
曲妥珠单抗	Trastuzumab	转移性乳腺癌、乳腺癌辅助治疗或者转移性胃癌
利妥昔单抗	Rituximab	复发或耐药的滤泡性中央型淋巴瘤的治疗；先前未经治疗的CD20阳性Ⅲ~Ⅳ期滤泡性非霍奇金淋巴瘤；CD20阳性弥漫大B细胞性非霍奇金淋巴瘤（DLBCL）
西妥昔单抗	Cetuximab	转移性结直肠癌患者的治疗
贝伐单抗	Bevacizumab	用于结肠癌、直肠癌、非小细胞肺癌等肿瘤治疗
纳武利尤单抗	Nivolumab	用于治疗表皮生长因子受体（EGFR）基因突变阴性和间变性淋巴瘤激酶（ALK）阴性、既往接受过含铂方案化疗后疾病进展或不可耐受的局部晚期或转移性非小细胞肺癌（NSCLC）成人患者
依那西普	Enbrel	用于中度至重度活动性RA的成年患者，对包括甲氨蝶呤（如果不禁忌使用）在内的DMARD无效时，可用依那西普与甲氨蝶呤联用治疗。重度活动性AS的成年患者，对常规治疗无效时可使用依那西普治疗
英夫利昔单抗	Infliximab	用于类风湿性关节炎、中重度活动性克罗恩病、瘘管性克罗恩病、强直性脊柱炎的治疗

（四）细胞因子制剂

细胞因子（cytokine, CK）制剂是由免疫细胞及相关细胞产生的一类调节细胞功能的高活性、多功能的多肽分子，不包括免疫球蛋白、补体和一般生理性的细胞产物。

细胞因子的特点：重组细胞因子是利用基因工程技术生产的细胞因子产品，因其功能多样，重组细胞因子可作为药物，用于治疗肿瘤、感染、造血障碍等，收到良好的疗效，但是该类药物体内稳定性较差，易被蛋白水解酶破坏，血浆中半衰期短，清除率高，须频繁给药，给患者带来较大的心理负担和经济负担。

细胞因子制剂主要有干扰素（interferon, IFN）、肿瘤坏死因子（tumor necrosis factor, TNF）、集落刺激因子（colony-stimulating factor, CSF）、白细胞介素（interleukin, IL）、红细胞生成素（EPO）等（表9-4）。

表9-4　常用于被动免疫的细胞因子制剂

产品名称	缩写词/商标名称	主要用途
α干扰素	IFN-α	白血病、Kaposi肉瘤、肝炎、恶性肿瘤、艾滋病
β干扰素	IFN-β	多发性硬化症
γ干扰素	IFN-γ	慢性肉芽、生殖器疣、恶性肿瘤、过敏性皮炎、感染性疾病、类风湿关节炎
粒细胞集落刺激因子	G-CSF	自身骨骼移植、化疗导致的粒细胞减少症、白血病、再生障碍性贫血
粒细胞-巨噬细胞集落刺激因子	GM-CSF	自身骨骼移植、化疗导致的血细胞减少症、艾滋病、再生障碍性贫血
红细胞生成素	EPO	慢性肾衰竭导致的贫血、恶性肿瘤或化疗导致的贫血、失血后贫血
白细胞介素2	IL-2	恶性肿瘤、免疫缺陷、疫苗佐剂
白细胞介素11	IL-11	恶性肿瘤或化疗导致的血小板减少症
肿瘤坏死因子	sTNF R1	类风湿关节炎

被动免疫制剂的应用

被动免疫用于预防和治疗传染病已有一个世纪。在抗生素出现之前，抗体是治疗某些感染的唯一特效制剂。尽管抗体的作用已被抗菌制剂所替代，但抗体对某些传染病的治疗仍然有关键作用。

（一）细菌性疾病

1．炭疽　抗炭疽血清在治疗炭疽的早期感染病例中发挥了重要作用。21世纪研制出人多克隆免疫球蛋白和单克隆抗体，目前已经被美国政府用于战略储备。

2．肉毒中毒　是由肉毒梭状芽孢杆菌（肉毒杆菌）毒素引起的神经肌肉性中毒。目前，治疗肉毒中毒主要以抗毒素为主。研究显示，早期应用肉毒抗毒素对改善肉毒中毒患者临床症状有效率超过70%，是非常安全有效的治疗方式。婴儿型肉毒中毒不能用马源抗毒素，可用静脉注射用的5%人肉毒免疫球蛋白（BIG, Baby BIG）进行治疗。

3．白喉　动物来源的抗毒素是治疗白喉的主要方法。人免疫球蛋白制剂的效价不如白喉抗毒素高，因此尚不能替代抗毒素。

4．破伤风　1890年，破伤风抗毒素开始用于破伤风的治疗，其疗效已通过大量研究确定。自20世纪60年代起人破伤风免疫球蛋白（tetanus immunity globulin, TIG）上市使用，由于其不易引起过敏，几乎替代了抗毒素的使用。

5. 其他细菌性感染 包括A群链球菌、肺炎链球菌、流感嗜血杆菌、脑膜炎奈瑟菌、葡萄球菌、链球菌等感染，肌肉或静脉注射免疫球蛋白可明显减少上述这些感染。

（二）病毒性感染疾病

1. 狂犬病 是一种由狂犬病病毒引起的急性侵袭性病毒性脑炎。抗毒素和免疫球蛋白现仍在使用。需要说明的是，单独使用抗血清并不能预防狂犬病，因而不推荐单独使用，而应与疫苗联合使用。狂犬病毒单克隆中和抗体（monoclonal antibody, mAb）特异性的单克隆抗体相较于狂犬病免疫球蛋白，具有安全性好、特异性强、用量小、成本低、可大量生产等优点。效果与HRIG近似，适用于暴露后治疗。一个单克隆抗体只能识别一个抗原表位，因此一般将数个单克隆抗体混合使用。

2. 水痘-带状疱疹感染 自1978年起，水痘-带状疱疹免疫球蛋白（varicella-zoster immune globulin, VZIG）已用作高危易感染人群的预防和治疗。VZIG通常应在病毒暴露96小时内尽快使用，以预防水痘或减轻水痘的严重程度。

3. 巨细胞病毒感染症 是由巨细胞病毒（CMV）引起的先天性或后天性感染。富含巨细胞病毒抗体的人免疫球蛋白（CMVIG）已被用于实体器官移植中巨细胞病毒（cytomegalovirus, CMV）感染的预防、免疫功能不全患者CMV肺炎的治疗以及在妊娠期间感染CMV的孕妇及其婴儿的治疗。

4. 新生儿肠道病毒感染 静脉注射用免疫球蛋白（IGIV）已用于预防新生儿散播性肠道病毒在婴儿室暴发中的传播，但其效果因缺乏有效性的证据而备受争议。

5. 肠道病毒性脑膜炎 肠道病毒（EVS）感染是无菌性脑膜炎常见的病因之一。对于严重的抗体免疫缺陷患者，IGIV可用于预防中枢神经系统的肠道病毒感染和治疗慢性肠道病毒性脑膜炎。多位研究人员总结了静脉注射IGIV和心室内注射IGIV的疗效，主要是X-连锁无丙种球蛋白血症患者，根据脑脊液的临床反应、病毒学及炎症应答，推荐维持高血清抗体的谷水平（浓度），例如，Mckinney等推荐的900～1 000mg/dl，或Quartier等推荐的大于800mg/dl。

6. 其他病毒感染 均应在病毒感染早期进行抗体治疗。阿根廷出血热（Argentine hemorrhagic fever, AHF）是由胡宁（Junin）病毒引起的，与常规抗体治疗的死亡率（16.5%）相比，如在感染早期（在发病9天内）接受抗体治疗可使死亡率降至1.1%。

三 使用注意事项

（一）防止过敏反应

抗毒素均为通过免疫动物制备而得，20%～40%的使用者都会有不良反应，尤其是过敏反应和血清病，因此在使用抗毒素时须进行皮肤试验，结果为阴性时才能注射，且注射后还应观察30分钟。

（二）早期和足量使用

很多抗毒素和免疫球蛋白都是用于预防微生物或其毒素侵犯，只有在微生物或毒素尚未结合组织细胞前使用时才能发挥其中和作用，因此应尽早使用并建立足够强大的免疫屏障，才能发挥其最大作用。

（三）不能滥用

无论是动物源的抗毒素还是从人体血浆中提取的免疫球蛋白，虽然能增强机体免疫力，但其在使用过程中能引起不良反应，更严重者能破坏机体自身的免疫平衡。此外，过度或长期使用抗毒素或免疫球蛋白还能产生"温室效应"，即机体长期在"被动保护"下而变得"脆弱"，一旦脱离"保护"并面临传染病威胁时，生命健康将会受到严重威胁。

思考题

① 简述被动免疫在疾病治疗和预防中的意义。

② 简述被动免疫制剂在使用时的注意事项。

（李君艳　张勇朝）

第十章

研发中的疫苗和
新型免疫策略

　　尽管预防接种在公共卫生领域已取得巨大成就，然而由于疫苗的研发存在着周期长、投入大、对技术要求高等困难，导致目前临床实际可用的疫苗仅能预防30余种传染性疾病，不足已知传染病种类的5%。

　　此外，随着社会交往越来越频繁，"地球村"中的新发传染病层出不穷。艾滋病、结核病等传染性疾病仍在肆虐全球，SARS、登革热、寨卡、禽流感、埃博拉病毒病等多种新发传染病频频发生，这些传染性疾病严重危害各国人民的身体健康，影响经济、发展和社会安全稳定，但目前仍无有效的疫苗或原有疫苗的保护效果不佳。因此，迫切需要科学家们研发全新种类的疫苗或对传统的疫苗进行升级换代。

　　本章对正在研发过程中的新型疫苗进行概要介绍，包括可预防传染性疾病（登革热、寨卡、幽门螺杆菌、疟疾、EBV、丙肝、埃博拉、人类免疫缺陷病毒、新型冠状病毒）疫苗，非传染性疾病疫苗，治疗性疫苗，以及联合免疫疫苗。

第一节 登革热疫苗

学习要点

1. 熟悉登革热疫苗研发现状;
2. 掌握登革热疫苗研发难点及未来发展方向。

　　登革热是由伊蚊传播的一种传染性疾病,目前仍无特异药物和安全高效的预防性疫苗。研发出安全、有效且保护性均衡的四价登革热疫苗被认为是控制该疾病的最佳策略。近些年,登革热疫苗Dengvaxia已得到一些国家的批准,但该疫苗只能接种于先前感染过登革病毒的人群,其保护效果仍须进一步跟踪和证实。新型的登革热疫苗仍在研发中。

一 疾病简介

(一)疾病概况

　　登革热(dengue fever)是登革病毒经蚊媒传播引起的急性虫媒传染病,感染后可导致隐性感染、登革热、登革出血热。典型的登革热临床表现为起病急骤、高热、头痛、肌肉和骨关节剧烈酸痛,部分患者出现皮疹、出血倾向、淋巴结肿大、白细胞减少、血小板减少等。

　　登革病毒(dengue virus, DENV)是单股正链RNA病毒,属于黄病毒科黄病毒属中的一个血清型亚群,形态结构与乙脑病毒相似,但体积较小,为17～25nm,依抗原性不同分为1、2、3、4四个血清型,同一型中不同毒株也有抗原差异。其中2型传播最广泛,各型病毒间抗原性有交叉,与乙脑病毒和西尼罗病毒也有部分抗原相同。病毒颗粒呈球形,其表面有脂蛋白包膜,并具有包膜刺突。病毒包膜的外层含有包膜蛋白E,内层含有膜蛋白M。病毒核心是由病毒的单股、正链RNA和病毒衣壳蛋白C共同组成的20面体核衣壳结构。登革病毒基因组RNA约含有11 000个核苷酸,编码3个结构蛋白(C、PrM和E)和7个非结构蛋白(NS1、NS2a、NS2b、NS3、NS4a、NS4b和NS5)。

(二)流行病学

　　本病主要在热带和亚热带地区流行,我国的广东省、香港特别行政区、澳门特别行政区、台湾省等是登革热的高发流行地区。由于本病系由伊蚊传播,因而其流行有一定的季

231

节性，一般在每年的5—11月份期间流行，而流行高峰在7—9月份。全球每年约4亿人感染登革病毒，导致50万病例住院和12 500人死亡。

 ## 登革热疫苗

（一）研发现状

尽管通过蚊虫媒介控制可有效遏制部分登革病毒传播，但研发一款安全、有效、保护性均衡的四价登革热疫苗仍被认为是减少和消灭该病的最佳方法。针对登革热感染，正在研发多种策略的疫苗，包括灭活疫苗、亚单位疫苗、DNA载体疫苗、减毒活载体疫苗等，多个候选疫苗正在开展临床研究。

用登革病毒1～4型混合制成的减毒活疫苗具有一定的免疫效果，但减毒株的稳定性差，有可能引起严重的临床症状。例如，2015年12月10日法国赛诺菲巴斯德（SanofiPasteur）宣布其研发的登革热疫苗Dengvaxia获得墨西哥当局批准，用于预防登革热，成为全球首个获批的登革热疫苗产品。Dengvaxia是以黄热（yellow fever, YF）病毒17D为骨架，与编码DENV前膜（premembrine, PrM）蛋白和E蛋白的基因嵌合重组而成的四价减毒活疫苗（live attenuated tetravalent vaccine, LATV）。然而，在一项针对接种该疫苗的人群进行为期6年的随访分析中，发现最初并未感染该病毒的人群中出现了更加严重的疾病。一项新研究也证实，这种疫苗或许仅能用于此前曾感染过这种病毒的人群。因此在2018年4月，WHO曾一度叫停该疫苗的大范围推广。不过，在2019年5月，该疫苗获得美国FDA的批准，以用于9～16岁人群中预防登革热。但值得注意的是，Dengvaxia疫苗只能接种于先前感染过登革病毒的人群。

（二）疫苗研发的主要难点

研制登革热疫苗的最大障碍之一是登革病毒有4种血清型，疫苗必须对这4种血清型都有保护能力。因为感染了某一种血清型DENV的人在感染另一种血清型DENV后病情会更加严重，这种现象称为抗体介导的感染增强现象（antibody-dependent enhancement of infection, ADE）。由于登革病毒具有ADE特性，即一种仅部分有效的登革热疫苗可能让人群处于更严重的登革热感染风险之中。

流行病学研究也进一步增加了这种担忧，研究发现血液循环中一定浓度范围的DENV抗体与继发感染严重登革热疾病的风险存在相关性。绝大多数候选疫苗未能对四种血清型DENV提供均衡的保护作用，导致部分研究仅进行到Ⅰ或Ⅱ期临床试验阶段即止步。人们尚未完全阐明DENV在自然感染状态下诱导机体产生均衡的体液免疫和细胞免疫反应的机制，接种疫苗后人体产生的免疫反应与免疫保护机制也不完全清楚。

（三）未来研发方向

登革热疫苗的研发过程中一直面临诸多困难与阻碍，特别是为了克服候选疫苗对四型DENV保护不均衡这一问题，科研工作者尝试不同的改进方法，例如对疫苗株尝试基因修饰以衰减其毒力、增加单一劣势血清型的剂量、采用异源的初始-加强免疫策略、辅以新型佐剂或采用新型免疫设备等，但该难题仍未被完全攻克。最近有学者认为，DENV病毒的非结构蛋白NS1不能诱导ADE作用，所以用DNA重组技术制备非结构蛋白NS1亚单位疫苗或基因工程疫苗等有可能获得满意的免疫保护效果。

思考题

1. 简述登革热疫苗的研发难点；
2. 简述登革热疫苗的未来研发方向。

（孙彩军）

学习要点

1. 熟悉寨卡疫苗的研发现状；
2. 掌握寨卡疫苗的研发难点及未来发展方向。

寨卡病毒（Zika virus, ZIKV）感染可导致新生儿小头症等症状，目前尚无预防性疫苗。已有多种策略用于寨卡疫苗研发，例如基于重组病毒载体的ZIKV疫苗和基于mRNA的ZIKV疫苗均取得良好的研究进展。

 一 疾病简介

（一）疾病及病原学

寨卡病毒可通过蚊虫叮咬进行传播，大多数的寨卡病毒感染者不会出现明显的症状，只有约20%会表现出与登革热相似的轻微症状，包括发烧、出疹、肌肉和关节疼痛等，这些症状一般在一周内会自愈。但是，如果孕妇感染ZIKV后，孕妇及其胎儿可能会受到不良的影响，例如导致新生儿小头症，甚至流产和死亡。

ZIKV是有包膜的正链RNA病毒，属于黄病毒科黄病毒属。ZIKV和与之相关的登革病毒（DENV）由于系统发育的亲缘性和遗传相似性而具有一些共同特征。该病毒颗粒呈球形，直径40~70nm。其基因组是10.8kb的单股正链RNA病毒，编码一个聚多肽，该聚多肽可进一步裂解成三个结构蛋白（衣壳蛋白、前膜/膜蛋白[prM]和包膜蛋白[Env]）和7个非结构蛋白（NS1、NS2A、NS2B、NS3、NS4A、NS4B和NS5）。ZIKV只有单一血清型的两个亚系：非洲亚系和亚洲亚系。

（二）流行病学

ZIKV最初于1947年从生活在乌干达寨卡森林的一只发热的恒河猴身上分离出来。第一例人感染病例发生于1954年的非洲。最近的一次暴发始于2007年的太平洋雅普群岛，随后在2013年的法属波利尼西亚群岛又发生一次暴发。2014年，ZIKV进入美洲，从巴西东北部开始，然后传播到许多其他国家。在早期暴发期间，ZIKV感染几乎无明显症状，或者表现为与登革病毒（DENV）感染类似的轻微症状，即与黄斑丘疹、头痛、结膜炎和肌肉骨骼疼痛相关的自限性发热疾病。然而，在2015年巴西暴发的寨卡病毒导致了严重的临床症状，包括孕妇感染ZIKV后的流产、胎儿发育迟缓、小头畸形和脑钙化等胎儿畸形，成人感染后的格林巴利综合征。

 寨卡疫苗

（一）研发现状

尽管目前已有临床可用的其他黄热病毒疫苗，但临床上尚无专门针对ZIKV感染的预防性疫苗，因此迫切需要研发有效的疫苗来预防它在未来的再次暴发。目前，约有45种候选疫苗正在研制过程中，除传统的灭活疫苗与减毒活疫苗外，多种新型疫苗也开展了临床研究。

1. 灭活ZIKV疫苗　经典的灭活疫苗由于失去病毒复制能力，其安全性是最好的，因此可以在孕妇或免疫缺陷个体中使用。然而其免疫原性较低，需要佐剂来增加其诱发免疫应答的能力。美国正在测试一种名为PRVABC59的疫苗，该疫苗用0.05%福尔马林灭活，并用明矾作为佐剂。在小鼠和猕猴实验中，接种后均能诱导抗ZIKA的特异性中和抗体，并对多个ZIKV毒株感染具有保护作用。该疫苗正在开展Ⅰ期临床试验。

2. ZIKV减毒活疫苗　减毒ZIKV活疫苗的设计遵循了与DENV减毒四价嵌合活疫苗（Dengvaxia）相似的策略，Dengvaxia是四种血清型DENV与黄热病毒17D株的NS基因的重组产物，这种黄热病疫苗具有良好的安全性、有效性和持久性。一般而言，减毒活疫苗的研发需要考虑免疫原性和安全性间的平衡。一方面，较低水平的减毒能保留病毒本身更好的免疫原性，从而增强免疫反应能力，但存在导致病毒血症和神经毒性的较高风险；另一方面，较高程度的减毒使得重组病毒具有更好的安全性，但其免疫原性也随之降低。WHO已将最优先接种ZIKV疫苗的对象定为育龄妇女，减毒ZIKV活疫苗可能并不适用于该人群，但在青少年和老年人等人群中会发挥重要的保护作用。目前已有多种减毒策略，例如删除ZIKV基因组3′-UTR区域的10个核苷酸，或构建编码异源ZIKV和DENV的prM-Env嵌合病毒等。这些减毒活疫苗均能在动物模型中表现出良好的免疫原性和免疫保护作用，其中部分疫苗已开展Ⅰ期临床研究。

3. DNA载体ZIKV疫苗　DNA载体疫苗具有易于工程化、制造简单、热稳定性好、便于运输和储存、良好的安全性等诸多优点，因此被广泛用于研发多种不同的疫苗。基于DNA载体的候选疫苗VRC ZKADNA085-00-VP（VRC 5288）由美国国家过敏与传染病研究所疫苗研究中心研制，已于2017年3月进入Ⅱ期临床试验。疫苗设计策略类似于针对其他黄病毒［如日本脑炎病毒（JEV）和西尼罗河病毒］的疫苗。VRC5288由ZIKV毒株H/PF/2013的全长prM-Env蛋白作为主要抗原组分，同时该蛋白与JEV病毒的茎和跨膜区域融合表达以增强其表达和分泌能力。不过值得注意的是，与VRC 5288相比，候选疫苗（VRC-ZKADNA090-00-VP, VRC 5283）虽然没有JEV跨膜区融合修饰，却具有更好的免疫原性和保护作用。目前VRC 5283正在进行Ⅱ期临床试验。GLS-5700是另外一种正在进行Ⅰ期临床试验的DNA载体ZIKV疫苗，它由多株ZIKV prM-Env蛋白的保守序列组成，带有IgE leader序列以优化表达，然后将该重组基因克隆到pVAX1载体中。该疫苗在小鼠和猕猴模型中可诱导较强的体液免疫和细胞免疫，并可有效预防实验动物被ZIKV病毒感染。

4. 重组病毒载体ZIKV疫苗　重组病毒载体疫苗是将目的抗原基因重组到改造的病

毒载体而制成的疫苗，病毒载体分为复制型病毒载体和复制缺陷型病毒载体，目前应用较广泛的病毒载体包括腺病毒载体、痘苗病毒载体、慢病毒载体、单纯疱疹病毒载体等。其中，基于腺病毒载体的ZIKV疫苗已被广泛研究。重组人腺病毒载体pAd.ZIKV-Efl疫苗能表达ZIKV Env抗原（216-794），可在小鼠模型中诱发强烈的中和抗体应答。更重要的是，用pAd.ZIKV-Efl免疫实验鼠后所生幼鼠也能免于致死剂量的ZIKV感染，这表明该疫苗所诱发的保护性免疫应答可传给子代个体。此外，为克服人群中预先存在的抗腺病毒载体免疫应答，科学家们用猕猴腺病毒作为载体研发RHAd52-prM-Env疫苗，该疫苗单次免疫即可诱发有效的中和抗体，并可使实验猕猴免受ZIKV病毒的感染。

5．基于mRNA的ZIKV疫苗　mRNA疫苗是最近兴起的疫苗技术，它克服了上述DNA疫苗、病毒载体疫苗的缺陷，可高效直接导入细胞质中快速表达出抗原蛋白，并且不会与宿主基因组整合，因此理论上有更好的安全性。有学者通过基因工程对编码ZIKV prM-Env的基因序列进行优化和改造，并利用T7聚合酶介导的DNA依赖的RNA聚合酶转录合成出mRNA。此外，该转录产物上的三磷酸尿苷（UTP）被1-甲基假UTP所取代，以降低机体天然免疫系统对它的免疫识别和清除，然后用纳米脂质颗粒包裹这些mRNA作为新型疫苗。该疫苗通过肌内注射或皮下注射，可在小鼠、兔和猕猴模型中诱发出高效的中和抗体和细胞免疫应答，并能对野生型ZIKV感染表现出完全保护效果。纳米脂质颗粒能保护mRNA免受降解，从而提高机体对这些疫苗的摄入量；此外，纳米佐剂也有助于减少免疫次数和降低疫苗使用量。值得说明的是，该mRNA技术平台具有良好的通用性，可用来快速制成表达任何病原微生物抗原的疫苗，而且通过纳米材料对其进行包裹使得该类疫苗可引起快速、持久的免疫保护，因此其研发前景十分光明。一种mRNA-1235ZIKV的疫苗已开展Ⅰ期临床试验，更多这方面的数据将陆续被报道。

（二）疫苗研发的主要难点

目前对于寨卡病毒生物学和免疫学的基础研究仍然十分匮乏。针对寨卡疫苗研发的困难之一是黄热病病毒感染过程中存在的抗体介导的感染增强现象（ADE），因此以诱发中和抗体为主的寨卡疫苗的安全性就显得十分重要，尤其是在非洲、美洲等黄热病病毒流行严重地区开发和推广该类疫苗研发时需要更加谨慎。

（三）未来研发方向

如上所述，已有多种在研的寨卡疫苗在动物模型上取得良好的保护效果，并陆续开展临床研究，其中基于重组病毒载体的ZIKV疫苗和基于mRNA的ZIKV疫苗进展良好。最新的文献表明T细胞在对抗ZIKV感染中也起着重要作用，例如能诱发T细胞反应的DENV疫苗可提供对ZIKV感染的交叉保护，而不会产生抗体依赖增强的并发症。因此研发基于T细胞免疫应答的寨卡疫苗也将是重要的研究方向。

思考题　　① 简述目前在研的寨卡疫苗的种类以及主要特征；
　　② 简述寨卡疫苗的研发难点和相应对策。

（孙彩军）

| 第三节 | 幽门螺杆菌疫苗 |

学习要点

1. 熟悉幽门螺杆菌疫苗的研发现状；
2. 掌握幽门螺杆菌疫苗的研发难点及未来发展方向。

幽门螺杆菌与慢性胃炎、胃溃疡、胃癌等消化道疾病密切相关，临床上仍无安全有效的幽门螺杆菌疫苗。幽门螺杆菌的高度变异性是研发其疫苗的难点。

一 疾病简介

（一）疾病及病原体简介

幽门螺杆菌（helicobacter pylori, H. pylori）是一种革兰氏阴性、螺旋形、微厌氧、对生长条件要求十分苛刻的细菌。1982年，两名澳大利亚的科学家Robin Warren和Barry Marshall从慢性活动性胃炎患者的胃黏膜活检组织中成功分离该细菌，并在体外培植，最终证明它是造成胃溃疡的凶手，是目前所知能够在人胃中生存的唯一微生物。幽门螺杆菌与慢性胃炎、胃溃疡、胃癌等消化道疾病密切相关。

（二）流行病学

根据WHO的数据，H. pylori的感染率在发达国家为50%，而在发展中国家高达80%。中国2016年的数据显示，城市人口H. pylori的感染率为47%，农村人口的感染率为66%。在感染的人群当中，有8%～10%会发展为胃溃疡和十二指肠溃疡，低于1%会最终发展为胃癌。幽门螺杆菌的一个主要问题是它对大多数抗生素的高耐药性。因此，针对这种病原体的疫苗将成为预防胃癌的有力工具。

二 幽门螺杆菌疫苗

（一）研发现状

到目前为止仍没有成熟的幽门螺杆菌疫苗。

最早被广泛研究的H. pylori疫苗是基于一种叫脲酶（Urease）十二聚体的蛋白，这是H. pylori编码的一种非常保守的酶，而且占H. pylori蛋白总量的6%，但只有50%的人对该酶产生抗体。之后人们还尝试了其他可用作开发疫苗的蛋白，包括导致胃癌有关的蛋白（CagA），导致宿主细胞囊泡化的细胞毒素（VacA），粒细胞激活蛋白（NAP），黏附相关蛋白（BabA，SabA，HpaA，AlpA）和纤毛蛋白（OipA和HomB）。近年来，许多新型幽门螺杆菌疫苗项目正在研发过程中，这些疫苗主要是由上述抗原成分与佐剂组成。

1. 临床前研究阶段　EpiVax幽门螺杆菌疫苗是一种基于表位的疫苗，它包括起始免疫的DNA疫苗，然后是多肽-脂质体疫苗加强免疫，这种疫苗策略在小鼠模型中表现出一定的保护效果。Helicovaxor疫苗也涉及两种组分，一种是基于非致病性霍乱弧菌疫苗株作为载体来表达幽门螺杆菌抗原（HpaA、UreB和FlaA），另一种是灭活的幽门螺杆菌。基于脲酶的亚单位疫苗和以霍乱毒素B亚基为佐剂的幽门螺杆菌抗原表位Lp220疫苗的动物实验研究数据也显示出一定保护作用。同时，基于益生菌载体的疫苗策略也在研发中。此外，默多克儿童研究所（MCRI）正在开发一种疫苗，该疫苗不是旨在根除幽门螺杆菌，而是抑制其相关疾病引起的炎症应答。

2. 临床试验研究阶段　Imevax/IMX101项目已完成Ⅰ期临床试验，IMX101是由H. pylori外膜蛋白γ-谷氨酰转肽酶（GGT）作为抗原和一种黏膜佐剂组成的疫苗。幽门螺杆菌具有免疫逃避功能，其中最重要的机制之一就是GGT蛋白具有相当强的免疫抑制活性。因此，IMX101疫苗的目标是中和这种防御机制，从而可产生更有效的保护性免疫反应，其有效性还待进一步观察。

中国研发的口服重组幽门螺杆菌疫苗给该疫苗研发领域带来了希望。该疫苗的主要抗原成分是与大肠杆菌的不耐热毒素B亚基融合表达的脲酶。中国早在2007年完成的一项随机双盲、安慰剂对照的Ⅲ期临床试验数据表明，在6~14岁儿童志愿者中接种该疫苗一年后幽门螺杆菌自然感染率降低71.8%，3年后的效力为55%。基于这些数据，2009年4月该疫苗获得中国国家食品药品监督管理局批准颁发的一类新药证书。

（二）疫苗研发的主要难点

H. pylori可将一些外来DNA片段组装到自身基因组中并遗传给下一代，因此具有高度的变异性，可组成多种菌株。其中数百个菌株的基因组测序已完成，例如菌株"26695"的基因组由170万个碱基对组成，编码约1 576个基因。这种高度变异性给幽门螺杆菌疫苗的研发带来极大难度。

（三）未来研发方向

已有多种不同策略的幽门螺杆菌疫苗处于临床研究阶段，包括全菌疫苗、亚单位疫苗、活载体疫苗等，尤其是中国研发的口服重组幽门螺杆菌疫苗有可能在近期上市。选择保守的靶标抗原，诱发广谱的抗菌免疫应答，以克服幽门螺杆菌的高度变异性是重要的研究方向。

思考题
① 简述幽门螺杆菌的主要危害；
② 简述幽门螺杆菌疫苗的研发现状和研发难点。

（孙彩军）

| 第四节 | 疟疾疫苗 | |

学习要点

1. 熟悉疟疾疫苗的研发现状；
2. 掌握疟疾疫苗的研发难点及未来发展方向。

疟疾是严重威胁人类健康的传染性疾病，但仍无高效的疟疾疫苗。目前有多种策略的疟疾疫苗在研发中，其中RTS, S/AS01疟疾疫苗进展良好。

一 疾病简介

（一）疾病及病原体简介

疟疾（malaria）是经按蚊叮咬或输入带疟原虫者的血液而感染疟原虫所引起的虫媒传染病。疟原虫（plasmodium）是疟疾的病原体，寄生于人体的疟原虫共有四种，即间日疟原虫、三日疟原虫、恶性疟原虫和卵形疟原虫。在中国主要是间日疟原虫和恶性疟原虫。不同的疟原虫分别引起间日疟、三日疟、恶性疟及卵圆疟。

蚊虫和人是疟原虫的两个宿主，包括蚊体内的有性繁殖和人体内的无性增殖，携带疟原虫的按蚊通过叮咬人而传播，感染后主要表现为全身发冷、发热、多汗等症状的周期性规律发作，俗称"打摆子"，可引起贫血和脾大。

疟原虫的基本构造和其他原生生物类似，由细胞核、细胞质和细胞膜组成。环状体（trophozoite，主要发育期第一阶段）以后各期还含有疟原虫消化分解血红蛋白后的产物——疟色素（malarial pigment）。疟原虫的基因组含有14条染色体，其大小在0.643~329Mb之间，可编码数千个基因。

（二）流行病学

尽管疟疾在中国已得到有效控制，但在全球范围仍是重大的公共卫生安全威胁。据统计，2015年全球新增感染病例2.12亿，而且平均每两分钟就有一名儿童死于疟疾。因此，开发针对间日疟原虫和恶性疟原虫的高效疫苗仍然是重要任务。

疟疾疫苗

（一）研发现状

目前仍没有临床可用的高效疟疾疫苗，针对疟原虫生活史各期研究的期特异性疫苗均处于研究中。

正在研发的疟疾疫苗可分为：红前期疟疾疫苗、红内期疟疾疫苗、传播阻断型疫苗、多阶段/多抗原疫苗、全虫减毒活疫苗等。其中，红前期疟疾疫苗作为第一代疟疾疫苗已完成Ⅲ期临床试验。此外，多种其他类型的疟疾疫苗，也处于Ⅰ期和Ⅱ期临床研究中，如传播阻断疫苗Pfs25-EPA；基于裂殖子表面蛋白1（merozoite surface protein 1, MSP1）和裂殖子的顶端复合体AMA1的红内期疟疾疫苗等。

用于预防恶性疟原虫疟疾的候选疫苗RTS,S/AS01已被广泛研究，该疫苗的抗原靶标为恶性疟原虫的红细胞前期的环子孢子蛋白（CSP），这是一种子孢子亚单位疫苗，属于红细胞前期疟疾疫苗。CSP包含一个中间重复区，针对该区的抗体可导致疟原虫蛋白衣壳脱落，阻止其侵入肝细胞。RTS,S疫苗由针对CSP的中间重复区（R）和T细胞表位（T）组成，利用乙型肝炎表面抗原（S）作为载体。RTS在酿酒酵母中与表面抗原（S）共表达，因此命名为RTS,S。RTS,S的临床研发也促进了佐剂系统AS01的深入研究。

该疫苗是第一个研发的疟疾疫苗，Ⅲ期临床试验结果证实它具有一定的临床保护效果。在自然暴露于疟疾的儿童和婴儿中，可保护30%～56%的人群不发病，而且具有很好的安全性和耐受性。不过该疫苗的保护效果随着时间推移逐渐减弱，并且呈现出年龄依赖性（6～12周龄婴儿的效力低于5～17个月龄的幼儿）。一项更大规模的Ⅲ期临床试验正在进行中，其进一步的疗效和安全性将于近期公布。

（二）疫苗研发的主要难点

疟原虫的生活史有多个时期，每个生活时期可表达多种抗原，而每种抗原又携带多个抗原表位，有些抗原还具有多个等位基因，相同抗原又有多种结构形式，这些因素给疟疾疫苗的研制带来诸多困难。

（三）未来研发方向

经过数十年的努力，最近在疟疾疫苗研究方面不断地创新，用于临床评估的各种新型候选疫苗的出现，为疟疾疫苗的研发带来更多希望。WHO呼吁采取联合行动，尽快研制出高效的疟疾疫苗，并制订研究目标，即在2025年之前研制出一种具有80%以上预防效果，并有4年以上保护作用的疟疾疫苗。

对RTS,S/AS01和所有其他疟疾疫苗进行改进的重要研究方向是延长其诱发的免疫保护期限。如果该疫苗最终能成功，将成为疟疾领域的重要里程碑。

 思考题　│　① 简述正在研发中的疟疾疫苗种类；
│　② 简述疟疾疫苗的研发难点和未来发展方向。

（孙彩军）

学习要点

1. 熟悉EBV疫苗的研发现状；
2. 掌握EBV疫苗的研发难点及未来发展方向。

EBV感染与多种疾病相关，例如鼻咽癌、胃癌以及多种自身免疫性疾病等。目前缺乏有效的防控手段，已有多种策略用于EBV疫苗研发。深入研究EBV病毒的潜伏感染机制，对EBV疫苗研发有重要启示作用。

一　疾病简介

（一）疾病概况

EBV病毒（Epstein-Barr virus, EBV）属于γ疱疹病毒，由Epstein和Barr两位科学家于1964年首次从非洲儿童淋巴瘤细胞中成功分离，该病毒是第一个被发现的人类致癌病毒。幼儿感染后多数无明显症状，或引起轻症咽炎和上呼吸道感染。青年期发生原发感染，约有50%出现传染性单核细胞增多症（IM）。

EBV病毒主要通过唾液传播，也可经输血传染。EBV病毒在口咽部上皮细胞内增殖，然后感染B淋巴细胞，这些细胞大量进入血液循环而造成全身性感染。并可长期潜伏在人体淋巴组织中，当机体免疫功能低下时，潜伏的EB病毒活化形成复发感染。

EBV病毒颗粒为圆形，直径约为180nm，基本结构含核样物、衣壳和囊膜三部分。其基因组为172kb的双链DNA，编码85个基因。EBV病毒能感染B淋巴细胞和上皮细胞，可在B细胞中增殖并使其转化而可长期传代。EBV病毒长期潜伏在淋巴细胞内，以环状DNA形式游离在胞浆中，并整合于染色体内。被EBV病毒感染的细胞可产生各种抗原，已确定的有：EBV核抗原（EBNA）、早期抗原（EA）、膜抗原（MA）、衣壳抗原（VCA）、淋巴细胞识别膜抗原（LYDMA）。

（二）流行病学

EBV病毒在人群中广泛感染，全球范围的感染率约为95%。根据血清学调查，中国3~5岁儿童EBV病毒VCA-lgG抗体阳性率达90%以上。

由于EBV对感染细胞具有很强的转化能力，EBV与B细胞和上皮细胞起源的多种恶性肿瘤密切相关。每年约有20万例与EBV相关的恶性肿瘤报告，占全球所有癌症的1%。这些恶性肿瘤包括B细胞恶性肿瘤，如伯基特淋巴瘤、霍奇金淋巴瘤、移植后淋巴增生性疾病；NK/T细胞淋巴瘤和上皮细胞恶性肿瘤；更值得注意的是鼻咽癌和胃癌。

EBV感染除与多种恶性肿瘤有关外，还与多种自身免疫性疾病，特别是多发性硬化症的发生有关。

 ## EBV疫苗

（一）研发现状

目前有多种新型疫苗策略正在研发中，EBV疫苗作为预防EBV感染和治疗EBV相关肿瘤的手段一直以来是疫苗领域的研究热点。

预防性EBV疫苗是以病毒的包膜糖蛋白为靶蛋白，刺激机体产生中和抗体阻止病毒感染。EBV糖蛋白gp350与B细胞表面CD21相互作用介导病毒的感染，抗gp350单克隆抗体可有效阻断EBV与CD21分子的结合，因此是预防EBV感染的首要靶标。已有临床试验证明了gp350疫苗的生物活性和安全性。除gp350外，EBV病毒还有多种糖蛋白可作为抗原靶标，例如EBV糖蛋白gB、gH、gL、gp42和BMRF 2存在于病毒表面，均可诱导产生保护性中和抗体，从而阻止EBV感染。gp350疫苗能够降低EBV感染引起的单核细胞增多症的发生，一项临床研究表明该疫苗可预防EBV感染引起的传染性单核细胞增多症的有效率为78%。然而，它不能有效防止EBV感染。分析可能是由于疫苗诱导产生的中和抗体滴度较低，不能有效阻断病毒感染，或因为gp350蛋白的单一性，不能对机体完全保护。因此，可以通过佐剂的改良、形成蛋白多聚体等途径提高中和抗体滴度，也可以与gB、gH、gL和gp42等多种蛋白联合使用，提高中和抗体的多样性，以期阻止EBV感染。

目前，大多数研发中的EBV疫苗靶标集中在病毒包膜蛋白gp350，基于gp350的疫苗正在开展临床试验。例如，在中国成人、儿童和婴儿中已进行的临床试验使用了表达EBV gp350蛋白的重组痘苗病毒载体疫苗。该疫苗已被证明是安全的，而它在EBV阳性儿童中诱发产生了EBV中和抗体反应。然而，该疫苗未能提高EBV血清阳性和痘苗病毒血清阳性成人体内的EBV抗体。这项研究的后续随访显示，在16个月的观察期间，所有未接种疫苗的对照组儿童都感染了EBV，而9名接种疫苗的儿童中只有3名感染了EBV。

（二）疫苗研发的主要难点

由于EBV生命周期的复杂性，例如可长期潜伏在人体淋巴组织中，导致免疫系统无法识别它，因此常规技术研发EBV疫苗无法防控这种潜伏感染状态的EBV病毒感染，目前还没有成熟的疫苗上市。

（三）未来研发方向

目前还缺乏有效的治疗手段，抗病毒药物对急性原发EBV感染和EBV相关恶性肿瘤的治疗影响效果都很不理想。因此，研发预防或治疗性疫苗来防控EBV相关疾病将对公众健康和经济十分重要。深入研究EBV病毒的潜伏感染机制，将对疫苗研发有重要启示作用。

思考题

1 简述EBV感染的危害和致病机制；
2 简述EBV疫苗的研发难点和未来发展方向。

（孙彩军）

<table>
<tr><td>第六节</td><td>丙型肝炎疫苗</td><td></td></tr>
</table>

学习要点

1. 熟悉丙型肝炎疫苗的研发现状；
2. 掌握丙型肝炎疫苗的研发难点及未来发展方向。

丙型肝炎病毒（hepatitis C virus, HCV）发现已经30年，其导致的慢性肝病依然是世界范围内的公共卫生问题。尽管直接抗病毒药物（direct-acting antiviral agent, DAA）在治疗HCV感染方面已取得巨大进展，可实现彻底治愈丙肝，但发展中国家的丙肝患者很难承受其昂贵的治疗费用。此外，因HCV感染后的临床症状轻微甚至多数没有症状，通常很难察觉，这部分"隐匿"在人群中的HCV感染者会作为传染源持续存在。因此，研发高效的保护性疫苗对于控制HCV仍是必需的。

一 疾病简介

（一）疾病概况

丙型肝炎由丙型肝炎病毒感染所致，主要通过接触感染者的血液传播。由于病毒生物学特点和宿主免疫功能等因素，机体免疫难以有效清除病毒，致使50%～80%HCV感染者发展为慢性肝炎，其中20%～30%将发展成肝硬化，而肝硬化患者中每年有1%～4%发展成为肝细胞癌。

HCV病毒发现于1989年，为有包膜的单股正链RNA病毒，黄病毒科丙型肝炎病毒属。HCV病毒体呈球形，直径小于80nm（在肝细胞中为36～40nm，在血液中为36～62nm）。其核衣壳外包被有含脂质的囊膜，囊膜上有刺突。HCV基因组全长9.6 kb，含有5′及3′非编码区及一个开放阅读框（ORF）。ORF编码的多聚蛋白前体经蛋白酶切割产生10种成熟的病毒蛋白。位于N端的有核心蛋白（core）、包膜糖蛋白（E1、E2）和膜内在蛋白p7，位于C端的有六种非结构蛋白NS2、NS3、NS4A、NS4B、NS5A和NS5B。

（二）流行病学

据WHO估计，2017年全球约有7 100万HCV感染者，其中中国约有976万。

目前将HCV分为7个基因型，67个基因亚型。1型和2型在全球均有流行；3型主要分布于东南亚；4型分布于中东地区和非洲大部分国家；5型分布于南非；6型主要分布于中国和东南亚地区；7型仅在一名移居刚果的加拿大患者身上得到确认。1型为感染率最高的基因型，占所有HCV病例的46%，同时也是传统疗法（干扰素联合利巴韦林）治疗效果较差的基因型。中国主要流行1b和2a基因型，其中又以1b基因型为主。

 丙型肝炎疫苗

（一）研发现状

随着基因工程技术的发展和应用，多种新技术被用于HCV疫苗研究，包括重组单位疫苗、合成多肽疫苗、重组病毒载体疫苗、DNA疫苗及病毒样颗粒（VLP）疫苗、基于树突状细胞（DC）的丙型肝炎疫苗等。由于在2005年以前，HCV体外培养一直未找到敏感有效的细胞培养系统，因此很少有人研究灭活HCV疫苗和减毒HCV疫苗（由于无法获得大量体外培养的病毒）。近些年，有学者从一例暴发性肝炎患者体内分离出一株2a基因型HCV毒株，命名为JFH1，该毒株可在肝癌细胞系（Huh-7.5，Huh-7.5.1）高效复制并包装和分泌具有感染性的病毒颗粒。JFH1毒株及其近些年发展的多种体外培养体系解决了HCV难以在细胞系中体外扩增培养的难题，这无疑也将为HCV灭活和减毒疫苗的研发带来很大帮助。目前HCV疫苗的研究主要集中在预防性疫苗和治疗性疫苗两个方面。鉴于HCV的高变异和免疫逃逸的特性，目前进入临床试验的预防性HCV疫苗的效力难以确定，而治疗性HCV疫苗也多处于临床Ⅰ到Ⅱ期阶段。尚未报道有在研HCV疫苗进入Ⅲ期临床试验阶段。本章节将重点介绍预防性HCV疫苗。

最早研发的预防性HCV疫苗是基于HCV糖蛋白E1/E2的亚单位疫苗，在免疫黑猩猩后可产生高水平的体液免疫应答，其中大部分实验动物获得了针对HCV感染的完全保护。此后，学者们探索了不同表达系统的亚单位HCV疫苗，例如用大肠埃希菌、酵母细胞、昆虫细胞、CHO细胞、Vero细胞等表达E1、E2和Core蛋白，这些亚单位疫苗陆续开展了人体临床试验。其中，第一个在人类身上测试的预防性HCV疫苗是T2S-918/InnoVac-C，这是一种使用氢氧化铝佐剂与重组E1蛋白的疫苗，该疫苗在健康志愿者中诱发了针对E1蛋白的高水平抗体反应。使用MF59佐剂的丙型病毒糖蛋白E1/E2疫苗在志愿者中可产生较高的血清转化率，并且可产生长时间的记忆性免疫反应。

研究人员针对一种名为IC41的多肽HCV疫苗也开展了临床研究，该疫苗主要由HCV的Core、NS3和NS4保守区域的5种多肽组成，并辅以聚-L-精氨酸佐剂联合使用。初步的临床数据表明该疫苗可诱发高水平的抗原特异性T细胞免疫应答。

重组病毒载体被广泛用于HCV疫苗研发，包括腺病毒载体、痘病毒载体、副黏病毒载体等，T细胞在抵抗HCV感染中发挥关键作用，由于腺病毒载体可以诱导$CD8^+$T细胞应答和以Th1型细胞反应为主的$CD4^+$T细胞应答，所以被认为是研发HCV疫苗最有前景的载体。以2种不同血清型的腺病毒即黑猩猩源腺病毒3（ChAd3）和人腺病毒Ad6为载体，把HCV的非结构蛋白NS3-NS5B区插入腺病毒载体，可诱导高水平的抗原特异性T细胞免疫应答，其作用至少可持续1年。另外，由于痘病毒载体MVA也具有较强的安全性和免疫原性，并可高效诱发T细胞反应，因此也被认为是一种有前景的HCV疫苗载体。此外，表达HCV糖蛋白E2和E1的重组Sindbis病毒载体也能在动物实验中诱导有效的体液应答和细胞应答。

（二）疫苗研发的主要难点

HCV疫苗研究的主要难点包括：HCV病毒的高度变异、病毒编码的蛋白可抑制机体免疫系统导致出现免疫耐受、缺乏合适的动物模型等。

HCV具有极高的复制速度及突变率，这是HCV疫苗尚未成功研发的主要困难之一。据估计，HCV的变异程度是人类免疫缺陷病毒（HIV）的10倍。这在一定程度上是由于NS5B RNA依赖性聚合酶缺乏校对活性，导致每个复制周期的核苷酸错误率为$10^{-3} \sim 10^{-5}$。高频率的突变，加上HCV快速的复制周期（每天$10^{10} \sim 10^{12}$个病毒粒子），导致其基因组呈现出高度的遗传变异性。

HCV病毒编码的部分蛋白具有抑制宿主免疫应答的功能。例如，HCV病毒核心颗粒的核心蛋白（HCVcore）具有较高的保守性，因此通常被认为是发展HCV疫苗的重要靶标之一。但多项研究表明天然全长的HCVcore蛋白具有干扰细胞正常功能、抑制宿主免疫反应的功能，因此基于全长HCVcore序列研发的疫苗免疫原性很低，近来的研究表明截短型的HCVcore可诱导更强的免疫反应。HCV其他蛋白的功能也尚未完全阐明。此外，在2005年以前，人们一直无法实现HCV的体外培养，这也极大限制了HCV疫苗的相关研究。

（三）未来研发方向

感染HCV后，在急性期有20%～30%的人可清除病毒实现自愈，自愈人群体内能够检测到高水平的中和抗体及强烈的广谱特异性细胞免疫应答，这为研发有效的HCV疫苗提供了令人鼓舞的理论依据。虽然目前已有多个在研的预防性HCV疫苗进入Ⅰ期Ⅱ期临床试验阶段，但尚未有疫苗进入Ⅲ期临床试验阶段，丙肝疫苗的研发依然任重而道远。

思考题

1 简述HCV感染的危害；

2 简述HCV疫苗的研发难点。

（孙彩军　裴森）

1. 熟悉埃博拉疫苗的研发现状；
2. 掌握埃博拉疫苗的研发难点及未来发展方向。

埃博拉病毒是目前已知的致死性最强的病毒之一，近年的疫情暴发导致严重的社会恐慌。目前已有多种创新疫苗策略完成有效性评价，其中基于腺病毒载体和水疱性口炎病毒（vesicular stomatitis virus, VSV）载体的埃博拉疫苗进展良好，已获得了上市批准。

一 疾病简介

（一）疾病概况

埃博拉病毒（Ebola virus, EBOV）是引起人类和灵长类动物发生埃博拉出血热的最致命的烈性病毒之一，感染者主要表现为恶心、呕吐、腹泻、肤色改变、全身酸痛、体内出血、体外出血、发热等症状。埃博拉病毒潜伏期为2～21天，但通常只有5～10天。

根据暴发地及毒力由强到弱可分为扎伊尔埃博拉病毒（Zaire ebola virus, ZEBOV）、苏丹埃博拉病毒（Sudan ebola virus, SUDV）、本迪布焦埃博拉病毒（Bundibugyo ebola virus, BDBV）、塔伊森林埃博拉病毒（Tai Forest ebola virus, TAFV）和莱斯顿埃博拉病毒（Reston ebola virus, RESTV）五个亚型。

埃博拉病毒属于丝状病毒科埃博拉病毒属，其病毒颗粒为丝状，直径为80nm，长度为800～1 400nm，其基因组是单条负链RNA，长度为18 958 bp，编码7个基因，分别为nucleoprotein（NP）, virion protein 35（VP35）, VP40, glycoprotein（GP）, VP30, VP24和RNA依赖的RNA polymerase（L）。其中，GP蛋白是埃博拉病毒表面唯一的膜蛋白，由676个氨基酸构成的跨膜糖蛋白，在埃博拉病毒入侵细胞过程中发挥重要作用。目前，已有临床数据证实，GP蛋白具有良好的免疫原性，可刺激机体产生免疫保护。

（二）流行病学

1976年该疾病首次暴发于苏丹南部和刚果（金）（旧称扎伊尔）的恩扎拉（Nzara）和扬布库（Yambuku）村庄，这个村庄位于埃博拉河（Ebola River）附近，"埃博拉病毒"由此而得名。2013—2015年西非地区暴发大规模的埃博拉疫情，导致多个国家的公共卫生系统瘫痪以及上万人的死亡。其中，2014年暴发的埃博拉病毒流行株Makona的致死率高达74%。

不同亚型的埃博拉病毒具有不同的特性，扎伊尔型和苏丹型埃博拉病毒对人类和非人类灵长类动物的致病性和致死率很高，病死率可达50%～90%，致死原因主要为脑卒中、心肌梗死、低血容量休克或多发性器官衰竭。

🬀 埃博拉疫苗

（一）研发现状

可快速产生保护性免疫反应的疫苗是控制埃博拉疫情暴发的最有效手段。目前有多种创新的疫苗策略已完成有效性评价，也开展了一系列的人体临床试验研究。据统计，2014年西非埃博拉疫情暴发后，数十个埃博拉疫苗临床试验相继开展，主要包括病毒载体类疫苗，例如人腺病毒载体（Ad5和Ad26）、3型黑猩猩腺病毒载体（ChAd3）、水疱性口炎病毒载体（VSV）、痘病毒载体（MVA）以及DNA疫苗和病毒样颗粒（VLP）疫苗。临床试验包含单剂次免疫策略与初免-加强两种免疫策略。基于Ad5、Ad26、ChAd3和MVA载体的埃博拉疫苗在Ⅰ、Ⅱ期临床试验中显示了良好的免疫原性，以VSV为载体的rVSV-ZBEOV疫苗更是在Ⅲ期临床试验中验证了其保护性，证实了以GP蛋白为目标抗原的重组病毒载体疫苗的可行性。下面对基于腺病毒载体和VSV载体的埃博拉疫苗研发历程分别进行介绍。

1. 基于腺病毒载体的埃博拉疫苗（Ad5-EBOV） 以腺病毒作为载体携带EBOV GP抗原的疫苗可在猕猴感染模型中表现出100%的保护效果。研究人员也选用其他血清型的腺病毒作为疫苗载体，如26型腺病毒（Ad26）、35型腺病毒（Ad35）或者黑猩猩腺病毒（AdC）等，均能产生很好的保护效果。其中rAd26和rAd35已被开发成广谱的丝状病毒预防疫苗，并能诱导有效的抗原特异性抗体及T细胞免疫应答。在2017年10月19日中国研发的重组埃博拉病毒病疫苗Ad5-EBOV获得中国食品药品监督管理局的批准，成为全球获批的首个埃博拉疫苗。该疫苗的载体为复制缺陷型人5型腺病毒，表达2014型Zaire-Makona GP，疫苗剂型为冻干粉剂，其首个Ⅰ期临床试验于2014年在江苏泰州开展。2015年3月，在来华的非洲人群中进行Ⅰ期临床试验。同年10月，研究人员在塞拉利昂开展Ad5-EBOV疫苗的Ⅱ期临床试验，随后通过加速审评（跳过Ⅲ期临床试验）直接批准。

2. 基于水疱性口炎病毒载体的埃博拉疫苗（rVSV-ZEBOV） rVSV-ZEBOV是以水疱性口炎病毒印第安纳株（Vesicular stomatitis virus Indianaserotype, VSIV）为载体，通过反向遗传学技术制备的具有复制能力的减毒活疫苗。在众多类型的疫苗中，rVSV-ZEBOV是最有效的埃博拉疫苗，它不仅可以用于埃博拉出血热的预防，还可以作为治疗性疫苗在EBOV暴露后使用。2005—2009年，加拿大公共卫生局开展三项rVSV-ZEBOV疫苗的动物实验研究，结果表明该疫苗对非人灵长类动物起到完全保护。自2014年10月开展Ⅰ期临床试验以来，至今该疫苗已完成多项Ⅱ期和Ⅲ期临床研究，证实该疫苗对人体也有很好的效力，并且使用安全性较高。rVSV-ZEBOV是目前临床试验进度最完善、研究数据最充足的埃博拉疫苗。

rVSV-ZEBOV由加拿大公共卫生局开发，授权给NewLink Genetics公司（产品名

BPSC-1001），后者开始疫苗的初期临床试验和GMP车间生产。随后，该疫苗又被转让给Merck公司，由Merck公司继续开展该疫苗的后期开发工作。2015年，该疫苗率先在几内亚完成Ⅲ期临床试验。2018年5月，刚果民主共和国暴发新疫情。作为紧急应对措施，Merck公司先后向世界卫生组织提供疫苗共计15 000余份，实施环形接种，防止疫情进一步扩散。2019年底，欧洲药品管理局和美国食品药品监督管理局先后正式核准了该款埃博拉疫苗的上市要求（商品名为Ervebo），成为可在全球范围内广泛使用的埃博拉疫苗产品。

（二）疫苗研发的主要难点

埃博拉病毒是生物安全4级的病原微生物，对其进行研究需要严格的试验条件，这给埃博拉疫苗研发带来一定困难。

（三）未来研发方向

埃博拉疫苗研发领域进展迅速，取得了一系列令人兴奋的成果。截至目前，已有俄罗斯和中国的埃博拉疫苗获得上市批准，但这些疫苗仅被本国监管部门批准，并且是基于非常有限的临床数据基础。

最近，rVSV-ZEBOV疫苗已经通过了完善的临床试验研究，并先后获得了欧盟和美国相关部门的上市批准，当然该疫苗的安全性尚需进一步验证。考虑到非洲大部分地区经济水平相对落后，疫苗冷链运输所需要的电力系统难以保障，液体制剂疫苗的运输和保存是其需要重点解决的问题之一。随着疫苗技术的发展，这些问题有望在不久的将来得以解决。

思考题

1　简述EBOV感染的危害；
2　简述EBOV疫苗的研发现状。

（孙彩军　温红玲）

第八节　艾滋病疫苗

学习要点

1. 熟悉艾滋病疫苗的研发现状；
2. 掌握艾滋病疫苗的研发难点及未来发展方向。

艾滋病感染严重威胁人类健康和社会稳定，尽管高效抗反转录病毒治疗可有效控制艾滋病病情的进展，但无法彻底清除体内的病毒。研发安全高效的预防性HIV-1疫苗是控制艾滋病流行的最佳途径。目前仍无有效的艾滋病疫苗，科学家们正在尝试一系列的新型疫苗策略。

 疾病简介

（一）疾病概况

艾滋病是一种危害性很大的传染病，是"获得性免疫缺陷综合征"的简称，来源于英文缩写AIDS（acquired immune deficiency syndrome）。

艾滋病的病原体是人类免疫缺陷病毒（human immunodeficiency virus, HIV），它以人体免疫系统中的CD4$^+$T淋巴细胞作为主要感染靶标，大量破坏该细胞，使人体丧失免疫功能。因此HIV感染者易于感染各种疾病，并易患恶性肿瘤，病死率较高。

艾滋病病毒主要是通过性行为、血液（如不洁注射、不洁手术、不洁输血等）和母婴传播这三个途径感染人体。

HIV是反转录病毒科（Retroviridae）慢病毒属（Lentiviruses）灵长类慢病毒组的成员，可分为HIV-1和HIV-2两种。在灵长类动物中也存在类似的猴免疫缺陷病毒（SIV）。它们的基因组是两条相同的正链RNA，每条RNA长约9.2~9.7kb，含gag、pol、env等3个结构基因，及至少6个调控基因（tat、rev、nef、vif、vpu、vpr）。其基因组的5′端和3′端各含长末端序列LTR，LTR中含顺式调控序列，能控制病毒基因的表达。

（二）流行病学

20世纪80年代初，美国首次发现艾滋病，当时是一种名副其实的绝症，几乎所有有类似症状的患者都快速死于机会性感染和全身器官衰竭。

艾滋病已流行30多年，给人类带来前所未有的科学挑战。WHO和联合国艾滋病规划

250

署的最新数据表明，目前全球约有3 690万存活的HIV感染者，已有约3 540万人死于艾滋病。尽管高效抗反转录病毒疗法（HAART）可有效控制艾滋病病毒复制和疾病进展，但由于约90%的HIV感染者居住在经济落后的国家，在这些国家一般很难保证患者可得到足够的抗反转录病毒药物，因此，开发安全有效的预防性HIV疫苗是控制和消除艾滋病流行的最佳途径。

艾滋病疫苗

（一）研发现状

目前还没有临床可用的HIV疫苗。

自1986年在扎伊尔（现为刚果民主共和国）进行艾滋病疫苗的人体试验以来，全球已至少开展了250个临床试验，但目前进入临床研究的候选疫苗都不能有效阻止HIV感染或降低HIV病毒载量。根据艾滋病疫苗的研发目标，可将在研疫苗分为三类：诱发广谱中和抗体的艾滋病疫苗、诱发高水平广谱T细胞免疫应答的艾滋病疫苗，以及同时可诱发体液免疫和细胞免疫的均衡免疫应答的艾滋病疫苗。

1. 基于中和抗体应答的艾滋病疫苗　大多传统的疫苗是以诱导高水平的广谱中和抗体为目的的，因此艾滋病疫苗研究的早期阶段也主要集中在这方面。最初，科学家们尝试使用天然形式的HIV-1 gp120蛋白来诱发产生特异的抗体应答。基于该策略曾开展了两个大型Ⅲ期艾滋病疫苗临床试验，结果表明仅以天然形式的HIV蛋白进行免疫无法诱导出有效的中和抗体，也不能对受试者提供保护。

不过，近些年一系列的研究表明，在大约20%的HIV慢性感染者体内可以分离到包括VRC01、3BNC60、3BNC117、2F5、4E10、CH01等在内的高效广谱的单克隆中和抗体。其中，VRC01是具代表性的一株广谱中和抗体，它可靶向HIV包膜蛋白的CD4受体结合区域，从而阻断HIV与CD4的结合。该抗体可中和已知90%以上的HIV流行株。目前，美国的科研机构正在开展注射VRC01抗体能否降低HIV感染风险的Ⅱb期临床研究（HVTN703），研究结果尚未公布。而且，还有人开展了携带VRC01抗体基因的重组腺相关病毒载体（AAV）用于预防艾滋病病毒感染的研究，在动物水平取得了良好的保护效果。将原来用于治疗作用的抗体药物和基因治疗产品用于预防，这是HIV疫苗研发过程中给整个疫苗研发领域所带来的创新性概念。

除了经典的疫苗学技术，近些年兴起了反向疫苗学（reverse vaccinology）技术。反向疫苗学是指从病原体基因组或蛋白质组出发，利用生物信息学、免疫学等相关技术手段，筛选、鉴定和设计出可能具有保护性免疫反应的候选抗原的疫苗研发策略。科学家们已将该技术广泛用于艾滋病疫苗研发中，例如基于结构生物学技术解析出了多个HIV广谱中和抗体的作用靶点区域，包括CD4结合区域、V1V2区域、V3区域、gp120-gp41接合面区域和胞外近膜区域，并据此设计出潜在诱发出广谱中和抗体的新型免疫原。经过一系列的尝试和探索，这些免疫原不断地得以被优化。其中，有学者基于抗原表位的结构信息设计出了一种名为BG505 SOSIP.664的新型分子，该分子可在转基因小鼠和猕猴体内诱发针对V3保守区的广谱中和抗体，并可预防同源SHIV BG505病毒的感染。目前，该类疫苗正在开展临床试验研究。

2. 以诱发高水平广谱T细胞免疫应答为主的艾滋病疫苗 以诱发中和抗体为目的的HIV疫苗研发策略经历多次失败后，人们开始重新思考HIV疫苗的研发策略方向。有多项试验结果表明T细胞免疫应答可有效控制HIV病毒的复制与感染，而且通过数学模型可计算出病毒载量降低1个log值就可以有效降低在人群中的传播率，这提示了基于T细胞免疫应答艾滋病疫苗研发策略的可行性。此类疫苗的研发以重组病毒载体疫苗为主，重组病毒载体是理想的疫苗传递工具，它们能够诱导出高效的T细胞免疫应答。

在研发可诱发T细胞应答的艾滋病疫苗过程中，最具影响力的一次临床试验是美国默克公司研发的以5型腺病毒（Ad5）为载体的艾滋病疫苗。这款疫苗曾在临床前动物试验和Ⅰ/Ⅱa期临床试验取得了良好的免疫应答和效力，然而在Ⅱb期临床试验却以失败告终。这次大规模的Ⅱb临床试验结果表明单纯地强调细胞免疫应答也不能产生足够的保护作用。这次失败一度给整个HIV疫苗研发领域带来沉重的打击。不过，后来一系列的研究又验证了T细胞免疫应答在控制艾滋病感染和复制过程中的重要作用，因此现在的观点认为基于T细胞免疫应答的HIV疫苗仍值得进一步探索，因此以诱导更强烈、更广谱和多功能性的T细胞应答为目标的艾滋病疫苗策略仍在研究中。

3. 以诱发均衡体液免疫应答和细胞免疫应答为主的联合疫苗策略 在经历了一系列的失败后，目前科学家们普遍认为有效的艾滋病疫苗需要同时诱导出均衡的体液和细胞免疫反应。美国军方和泰国合作进行了新型联合疫苗（RV144）的Ⅲ期临床试验，该策略是基于金丝雀痘病毒（canarypox）载体的疫苗ALVAC-HIV和gp120蛋白亚单位的联合免疫策略。在2009年9月，公布的Ⅲ期临床结果表明该策略可使人体感染艾滋病病毒的风险降低31.2%，这是人类历史上第一次在人体中证明研发有效的艾滋病疫苗的可行性，这次试验让人们看到了研发有效艾滋病疫苗的曙光。有意思的是，这次的临床试验结果表明，针对ENV V1V2区域的结合抗体有助于预防HIV感染，但高水平的Env特异性IgA抗体可能反而会降低保护作用。而且，在该研究中未发现该疫苗策略诱导出了中和抗体，但其诱发的大量非中和抗体可能在保护中发挥了重要作用，特别是具有抗体依赖性的细胞毒性（ADCC）的抗体。此后，多个国家联合实施了P5计划（Pox Protein Public Private Partnership），希望在借鉴RV144的经验基础上，确证并提高RV144的保护效率，因此开展了重复性的临床试验HVTN 702。这项研究计划招募5 400名处于性活跃期的18～35岁健康志愿者，但在2020年1月23日，由于在疫苗组和对照组没发现明显差异的效力，因此终止了该项临床研究。

由于各自的生物学特性，不同的疫苗载体可诱发出完全不同的免疫应答类型，进而影响其最终的保护效果。目前正在开发多种新型病毒载体，包括Ad26、Ad35、痘病毒、麻疹病毒（MV）、水疱性口炎病毒（VSV）、仙台病毒（SeV）和巨细胞病毒（CMV）等。例如，有团队报道利用猴巨细胞病毒（RhCMV）载体构建了重组猴艾滋病疫苗，发现接种该疫苗的55%实验猴体内SIV病毒能被完全抑制和清除，而且这种保护效果与其诱发的非常规的Ⅱ类主要组织相容性复合物（MHC-Ⅱ）类限制性或MHC-E限制性的CD8+ T细胞应答相关。此外，以我国复制型痘苗病毒天坛株为载体研制的HIV疫苗可保护猕猴抵御SHIV病毒的攻击，而且该疫苗已完成了Ⅱ期临床试验。多种不同的病毒载体艾滋病疫苗策略正处于不同的临床试验阶段中。

4. 基于新型嵌合抗原设计的艾滋病疫苗 艾滋病病毒的生物学特性之一是其高度的

遗传变异性，而常规疫苗策略所诱发的免疫应答很难克服这个科学难题。有效的艾滋病疫苗应能诱发出针对更多保守抗原表位的免疫应答，因此近些年有科研团队基于大数据分析和生物信息算法对全球已知的HIV-1序列进行了研究，然后设计出了一种新型嵌合抗原（mosaic antigen），以涵盖最大范围的病毒序列多样性。在非人灵长类动物中，这类嵌合抗原诱导出了广谱和强烈的CD8$^+$T细胞免疫应答，并可有效抑制异源病毒的感染。

在此基础上，进一步开展了针对该策略的临床研究，包括APPROACH、TRAVERSE、ASCENT和Imbokodo等多个临床试验。研究结果表明这种策略的艾滋病疫苗具有良好的安全耐受性，并可在人体诱发出广谱的抗HIV免疫反应。例如APPROACH研究是2014年12月启动的Ⅰ/Ⅱ期临床试验，已于2019年4月完成，其目的是评估表达上述嵌合抗原的重组腺病毒载体Ad26-Mos.HIV和重组痘病毒载体MVA-mosaic和/或HIV-1 Clade C gp140联合免疫的安全性，并比较不同疫苗方案的抗原特异性抗体反应。2019年9月，在数千人中开展了基于该策略的艾滋病疫苗Ⅲ期临床试验（HPX3002/HVTN 706），以评估这种疫苗是否能预防艾滋病病毒感染，其试验结果预计在2021年公布。

（二）疫苗研发的主要难点

艾滋病病毒具有独特的生物学特性，这给艾滋病疫苗研发带来了一系列挑战。艾滋病疫苗研发的主要难点体现为：艾滋病病毒毒株序列的高度变异性；病毒关键抗原会形成高度糖基化，从而将其抗原表位隐匿起来；病毒基因组可整合到宿主细胞基因组中，并可长期处于潜伏感染状态，逃避宿主的抗病毒免疫应答；艾滋病病毒不能感染除人类之外的绝大数物种，虽然有少数种类的猩猩可被感染但并不发病，因此一直缺乏有效的动物模型用于艾滋病疫苗研发；不同于其他任何病毒，科学家们还尚未发现感染HIV的机体能自然恢复和清除病毒，也就是说人体免疫系统本身可能很难产生有效的免疫保护，因此我们很难从自然界中寻求免疫保护相关性的线索。

（三）未来研发方向

从发现HIV是艾滋病的病原体至今已将近四十年，还没有研制出有效的艾滋病疫苗。虽然在艾滋病疫苗研发过程中屡战屡败，但我们已对艾滋病疫苗从概念创新和技术发展等多个方面取得了一系列全新的认识，更为重要的是这些新概念和新技术也已广泛应用于指导其他传染病疫苗的研发，这有力推动了整个疫苗学领域的发展。出于对安全性的考虑，传统的减毒疫苗或灭活疫苗技术在HIV疫苗研发中的应用受到了限制，因此需要打破常规思路进行革命性的创新策略才有可能研制出有效的艾滋病疫苗。

目前，科学家们认为一个有效的艾滋病疫苗应诱发出均衡且广谱的中和抗体和多功能的细胞免疫应答以及有效的黏膜局部的免疫反应，这将是新型HIV疫苗的研发方向。为了实现上述目的，科学家们正在继续评估多种新型病毒载体艾滋病疫苗的免疫原性和保护效果，也正在探索一系列新型免疫策略，例如序贯预防接种技术、不同载体疫苗的联合免疫策略、基于结构或大数据生物信息学设计出的新型免疫原、纳米疫苗技术与免疫抑制阻断剂联合免疫策略等。已有多项艾滋病疫苗新策略进入了Ⅱ/Ⅲ期的临床研究阶段。

思考题

1 简述HIV疫苗的研发难点；

2 简述HIV疫苗的研发现状和未来发展方向。

（孙彩军　裴森）

第九节 新型冠状病毒疫苗

学习要点

1. 了解新型冠状病毒疫苗的研发现状；
2. 掌握新型冠状病毒疫苗的研发难点及未来发展方向。

2019年底，我国暴发新型冠状病毒肺炎（corona virus disease 2019, COVID-19）疫情。各个国家正在全面推进防控措施，持续加大防控力度，但疫情仍十分严峻，对全球公共卫生和社会发展构成了持续威胁，给人民健康和国民经济造成了巨大损失。基于多种策略的新型冠状病毒疫苗正在研发中。

一 疾病简介

（一）疾病概况

COVID-19疫情暴发后，科学家们很快就鉴定出其病原体是一种新型冠状病毒，称之为2019年新型冠状病毒（2019-nCoV或SARS-CoV-2）。COVID-19患者的主要表现为呼吸道症状，可导致弥漫性肺泡损伤、肺炎、严重急性呼吸综合征和多器官衰竭等，甚至死亡。其致病机制和免疫学机制尚不完全清楚。针对此类传染病的临床治疗手段以支持治疗为主，尚无有效的特异性抗病毒药物，也无临床可用的预防性疫苗。

冠状病毒（coronavirus, CoV）是一类具外膜的正链单股RNA病毒，其病毒颗粒直径80～120nm，是最大的RNA病毒，可分为α、β、γ和δ四个属。目前，已经确认了7种人类冠状病毒（HCoV）：HCoV-NL63和HCoV-229E，属于α冠状病毒属；HCoV-OC43，HCoV-HKU1，SARS-CoV，MERS-CoV和导致本次疫情的2019-nCoV属于β冠状病毒属。冠状病毒基因组长度为27～31kb，编码4种主要的病毒结构蛋白，即表面刺突糖蛋白（S）、包膜糖蛋白（E）、膜糖蛋白（M）和核衣壳蛋白（N）。

（二）流行病学

COVID-19疫情出现后迅速扩散，已在全球210多个国家和地区确诊超过1 232万感染者，死亡病例超过55万人。目前的主流观点认为，COVID-19的暴发是由蝙蝠通过尚不清楚的中间宿主将2019-nCoV传播给人类，进而造成人传人现象，该病毒的基本再生数（R_0）介于2.2和3.9之间。近些年来，由于多种原因导致病毒跨越物种屏障，陆续暴发了由严重急性呼吸系统综合征冠状病毒（SARS-CoV）、中东呼吸系统综合征冠状病毒（MERS-CoV）以及2019-nCoV引起的三次严重的呼吸道感染疫情。其中SARS的病死率为9.6%，MERS的病死率为34.4%，2019-nCoV的病死率尚待最终统计。

 ## 新型冠状病毒疫苗

（一）研发现状

目前尚无临床上可用的新型冠状病毒疫苗。

全球多家科研机构和制药公司正在加紧该疫苗研发的速度，相关的研究策略包括灭活疫苗、减毒活疫苗、亚单位疫苗、DNA疫苗、mRNA疫苗、重组载体疫苗、联合疫苗等（表10-1）。疫情暴发以来，科学家们不断提升新型冠状病毒疫苗的研发速度，创纪录地开展了多种疫苗的临床研究。例如，目前已先后有腺病毒载体、mRNA载体、DNA载体和灭活病毒的新型冠状病毒疫苗进入了Ⅰ期或Ⅱ期临床研究。

表10-1 新型冠状病毒疫苗的研发现状

类型	优势	劣势	进展
灭活疫苗	制备快，免疫原性稳定	需P3条件，不易规模化；缺乏细胞免疫应答	国药集团中国生物武汉生物制品研究所开展Ⅰ/Ⅱ期临床试验
减毒活疫苗	免疫原性高；体液、细胞和黏膜免疫应答	热稳定性差；回复突变危险	临床前研究 澳大利亚墨尔本大学的接种BCG疫苗防治新冠（BRACE）开展Ⅲ期临床试验（4 170人）
亚单位疫苗	不良反应较小	需佐剂；缺乏细胞免疫应答	临床前研究
DNA疫苗	易制备	免疫原性低；长时间留存有安全隐患	美国Inovio Pharmaceuticals公司的INO-4800开展Ⅰ期临床试验；美国OncoSec公司CORVax12已申请临床研究
mRNA疫苗	易制备；可携带多抗原，不长期留存	易降解；尚无成功先例，技术成熟度不高	美国NIH与Moderna Therapeutics公司的mRNA-1273开展Ⅰ期临床试验
重组载体疫苗	安全性好；成本低；免疫原性高	预存抗载体免疫影响	中国陈薇院士与康希诺公司的Ad5-nCoV已开展Ⅱ期临床试验；英国牛津大学黑猩猩腺病毒ChAdOx1临床前研究

（二）疫苗研发主要难点

新型冠状病毒灭活疫苗的主要难题为需要在BSL-3生物安全实验室中大量扩增高浓度的活病毒，以及在灭活病毒等操作过程中的潜在安全风险。以往在研发SARS和MERS冠状病毒疫苗时遇到的抗体介导感染增强现象（antibody-dependent enhancement of infection, ADE），以及疫苗导致的免疫病理现象也可能是研发新型冠状病毒疫苗时需考虑的安全问题。

（三）未来研发方向

新冠病毒仍在肆虐全球，尽快研发出安全、高效和作用持久的冠状病毒疫苗已成为公共卫生领域所面临的重要科学任务。目前，全球科研机构和制药公司正加紧疫苗研发的速度，但为充分保证其安全性和有效性，该研发过程也必须遵循科学规律以及严格的管理规范。同时，深刻理解其感染免疫学机制和致病机制，持续研发更加安全有效的冠状病毒新型疫苗将具有重大的科学价值和社会价值，从而为有可能出现的常态化防控工作做好战略性准备。

一个理想的冠状病毒疫苗应该具备以下特点：合适的抗原靶标选择和抗原种类配伍，兼顾保守性和功能性，诱发高水平的中和抗体，同时去除可能引起有害免疫应答的抗原表位。以下将是研发冠状病毒疫苗的重要研究方向：采用合适的递送系统以及佐剂或免疫调控剂，以诱导出高水平的黏膜免疫应答，并均衡调控疫苗诱发的Th1/Th2免疫应答类型，避免免疫病理增强的现象；为了应对频频暴发的冠状病毒疫情以及未来可能暴发的其他不同冠状病毒的序列变异多样化，需要研制出能诱导广谱交叉免疫反应的冠状病毒通用疫苗技术。

思考题

① 简述新型冠状病毒疫苗研发难点；

② 简述新型冠状病毒疫苗研发现状和未来发展方向。

（孙彩军）

第十节　非传染性疾病疫苗

学习要点

1. 熟悉非传染性疾病疫苗的概念；
2. 掌握非传染性疾病疫苗的研发现状。

　　传统意义上的疫苗主要用于预防传染性疾病，人类已经研发出数十种针对病毒和细菌的预防性疫苗。通过大规模的人群接种，多种传染性疾病已得到有效控制，这也成为20世纪人类平均寿命增加大约30年的重要原因。不过随着人均寿命的增加，带来的另一个社会问题是老龄化问题日益严重。老龄人群更容易罹患阿尔茨海默病、糖尿病、肿瘤、心血管病等慢性疾病，这些慢性病严重影响老年人的生活质量，而且也已成为沉重的社会负担。尽管有多种药物可在一定程度上治疗这些慢性病，但均无法根治，甚至治疗效果很差。因此，人们正在把疫苗接种的概念扩展到调控体内免疫系统以预防或治疗上述慢性病的领域。此外，也有科学家把疫苗概念扩展到戒毒、避孕等多个非传染性疾病的领域。

一　阿尔茨海默病疫苗

　　阿尔茨海默病（Alzheimer's disease, AD），俗称老年痴呆症，是一种多发于中老年群体的进行性神经系统衰退疾病，可引发记忆障碍、视空间技能损害、失语、执行功能障碍以及人格行为改变等临床症状。

　　目前，全球至少有5 000万人受到该病的困扰，中国65岁以上人群中AD患病率约为3.12%。AD已成为威胁老年群体健康的主要病因，数十年来人们一直在探索预防和治疗AD的有效策略，但目前仍无治愈的药物。

　　虽然AD发病机制还尚未完全阐明，但其主要病理特征表现为β-淀粉样蛋白沉积形成的老年斑和Tau蛋白过度磷酸化形成的神经细胞内神经原纤维缠结。因此，如何清除体内过多的β-淀粉样蛋白和Tau蛋白是抗AD策略的重要研究方向。

　　美国和澳大利亚的研究者正在研制一种靶向β-淀粉样蛋白和Tau蛋白的疫苗，疫苗诱发的抗β-淀粉样蛋白抗体可用于早期阿尔茨海默症状的预防，也可用于存在患病风险的健康人身上。疫苗诱发的针对病理状态的Tau蛋白抗体可用于已患AD人群的治疗。该疫苗被证实在人类大脑组织中能够生成靶向β-淀粉样蛋白和Tau蛋白的抗体。目前，正在开展一系列临床前研究以评估它的安全性和有效性。

瑞典卡罗琳学院研发了一种新型AD疫苗，能够诱发特异靶向早期病理状态tau蛋白的抗体，该抗体并不能识别正常状态的Tau蛋白，因此接种该疫苗可通过调节机体抵御病理性Tau蛋白的生理作用从而有效防治AD。该疫苗已处于Ⅰ期临床试验阶段，目前研究进展良好。

二 抗阿片类药物成瘾的戒毒疫苗

阿片类物质是从阿片（罂粟）中提取的生物碱及体内外的衍生物，与中枢特异性受体相互作用，能缓解疼痛，产生幸福感（欣快）。阿片碱及其半合成衍生物包括吗啡、二乙基吗啡（海洛因）、氢化吗啡、可待因、氧可酮。合成的吗啡类物质包括左吗南、丙氧吩、芬太尼、美沙酮、哌替啶及激动-拮抗剂喷他佐辛。具有阿片类物质作用的内源性化合物包括内啡肽和脑啡肽。

反复使用阿片类药物可引起机体耐受成瘾，全球范围内的阿片类药物滥用已经达到十分严重的程度。以美国为例，使用海洛因的人数已从2005年的约40万快速增长到2015年的逾80万。此外，通过注射方式吸毒也导致了HIV、HCV等病毒的传播。

目前，药物干预法是针对药物成瘾比较常见的治疗方式，例如专门针对阿片类物质滥用的美沙酮干预疗法，但这种疗法费用高昂、可引发一系列副作用，并且容易复发。

因此，也有科学家将疫苗概念用于预防和治疗药物滥用。相关的记录最早可追溯到20世纪70年代，当时是将一种包含吗啡类半抗原的结合疫苗进行测试，但后来由于美沙酮的问世，该类疫苗就没有继续进行研究。由于耐药等问题的出现，戒毒疫苗这一概念在近些年又重新兴起。

斯克里普斯研究所（TSRI）的研究人员在2017年报道了一种可以阻断海洛因引起快感的疫苗，并已在非人灵长类动物中证明了有效性。研究人员将海洛因分子的部分结构作为免疫原，对猕猴进行免疫后可使其产生针对海洛因及其活性产物的抗体，这些抗体可中和海洛因分子，阻止它们到达大脑，从而避免了毒品引起的快感。研究人员发现，接种3剂该疫苗的4只实验猴都表现出有效的免疫反应，并可以抵御后来给予的不同剂量的海洛因。这是第一个在灵长类动物模型中试验成功的抗海洛因疫苗。针对其他滥用药物的疫苗也有跳过非人灵长类动物试验而直接在人体中进行测试的，但尚无成功的报道。

三 避孕疫苗

全球人口的爆炸式增长以及高频率的非意愿妊娠对社会经济和人类健康造成严重的威胁，尽管已有多种传统的避孕方法（结扎、避孕药以及避孕套等），但均存在种种局限性。因此，寻找一种安全、方便、有效、可逆的避孕措施具有重要意义。

人类中存在着免疫性不孕不育症，这提示有可能通过疫苗接种诱发此类免疫应答从而达到避孕的目的。研发避孕疫苗的关键科学问题是选择合适的抗原靶标，不仅是要寻找针对生殖关键环节的特异性表达蛋白，而且还要避免可能的抗原交叉反应而导致自身免疫病。根据抗原类型不同，大致可把目前研发的避孕疫苗分为：抗精子抗原避孕疫苗、抗卵透明带（ZP）避孕疫苗、抗生殖激素疫苗等。

抗精子抗原主要包括乳酸脱氢酶C4同工酶LDH-C4，睾丸特异性抗原-1，受精抗原FA-1（fertilization antigen-1）；精子蛋白（SP-10），SP-17（sperm protein 17），蛋白A激酶锚定蛋白（AKAP）；PH-20（hyaluronidase）；PH-30（fertilin）等。其中，基于LDH-C4抗原的避孕疫苗正在开展Ⅰ期临床试验。抗卵透明带疫苗的作用机制是抑制精卵结合过程，抗ZP抗体可实现有效的免疫避孕。目前在研究中的ZP抗原包括天然来源的ZP、重组ZP蛋白、ZP合成肽、DNA载体和重组病毒载体ZP蛋白等。避孕疫苗的生殖激素抗原主要有：十肽黄体生成素释放激素（LHRH）、人绒毛膜促性腺激素（hCG）、卵泡刺激素（FSH）以及黄体生成素（LH）等。其中，HCG避孕已成功通过Ⅱ期临床试验，结果表明能够预防处于性活跃期的女性意外怀孕。

相比于传染病和肿瘤疫苗，避孕疫苗的挑战是：对靶标抗原的高度组织特异性，需要达到几乎100%的避孕效果同时又不产生副作用。此外由于避孕疫苗的使用对象主要是健康群体，因此该疫苗诱发的避孕效果必须具有可逆性。

思考题

① 简述非传染性疾病疫苗的概念和意义；

② 简述阿尔茨海默病疫苗、戒毒疫苗和避孕疫苗的概念和研发现状。

（孙彩军）

学习要点

1. 熟悉治疗性疫苗的概念；
2. 熟悉肿瘤治疗性疫苗、传染疾病治疗性疫苗和非传染疾病治疗性疫苗的研发现状。

治疗性疫苗是指在已感染病原微生物或已患有某些疾病的机体中，通过诱导和提高特异性的免疫应答反应，打破机体的免疫耐受，达到治疗或预防疾病恶化效果的生物制品，是治疗研究领域的一项新突破，可用于治疗目前尚无有效药物的疾病。

作为一种新兴的治疗手段，治疗性疫苗通过调节机体免疫功能来清除病原微生物或肿瘤细胞等。相比较于传统药物以及抗体药物，它的应用范围更广。治疗性疫苗研究近年来取得很大发展，主要用于肿瘤、自身免疫疾病（如红斑狼疮、硬化症）、过敏性疾病、传染性疾病等疾病领域。本节仅对肿瘤治疗性疫苗、结核病治疗性疫苗、艾滋病治疗性疫苗、丙型肝炎病毒（HCV）治疗性疫苗、EBV治疗性疫苗、糖尿病治疗性疫苗和高血压治疗性疫苗进行简要介绍。

一　肿瘤治疗性疫苗

前面章节已经介绍了通过接种乙肝疫苗可预防肝癌，接种HPV疫苗可预防宫颈癌，接种幽门螺杆菌疫苗可能预防胃癌，接种EBV疫苗可能预防鼻咽癌等，尽管这些疫苗可预防肿瘤，不过它们和传统意义上的传染病疫苗的概念和原理基本一致，可称之为预防性肿瘤疫苗。20世纪90年代初，随着肿瘤相关抗原的发现，人们开始了真正意义上的治疗性抗癌疫苗的研发，并且取得较大进展，包括前列腺癌疫苗在内的若干种癌症疫苗已获批上市。

这些年兴起的以免疫抑制信号通路阻断剂（anti-PD-1/PD-L1, anti-CTLA-4）为主的免疫治疗策略和以CAR-T等技术为主的细胞治疗策略在肿瘤治疗领域取得一定进展，这使得肿瘤疫苗与免疫治疗或细胞治疗的联合应用前景巨大。多种不同的疫苗策略已被用于肿瘤疫苗的研发，例如重组蛋白、肿瘤抗原刺激的DC细胞、重组病毒载体、CD8[+]T细胞表位的多肽或脂肽等。本节介绍治疗性肿瘤疫苗的研究现状。

癌症免疫疗法的目的是在保护正常组织的同时，刺激免疫系统对抗肿瘤细胞。在癌症患者中已经检测到对肿瘤特异性抗原的体液和细胞免疫应答。在1991年，发现第一个能被T细胞识别的黑色素瘤抗原-A1（MAGE-A1），此后又发现多种肿瘤抗原。根据肿瘤抗原的表达和定位，可将肿瘤抗原分为两大类：肿瘤相关抗原（tumor associated antigen, TAA）和肿瘤特异性抗原（tumor specific antigen, TSA）。

TAA在正常细胞和肿瘤细胞中均有表达，包括分化抗原、过表达抗原和癌细胞-睾丸抗原，许多研究表明TAA具有一定的免疫原性，能够诱导特异性T细胞免疫应答。Sipuleucel-T是一种以前列腺酸磷酸酶（PAP）为靶点的自体DC细胞免疫疗法，为FDA批准的第一种用于转移性去势耐药前列腺癌（CRPC）的治疗性疫苗。肿瘤细胞也可以过表达蛋白，这些蛋白［如Her2/neu、TERT（端粒酶）、survivin］通常在健康细胞中表达水平较低。靶向过表达的抗原Her2/neu的免疫疗法已被证明具有临床疗效。抗Her2/neu单克隆抗体（曲妥珠单抗、帕妥珠单抗）被批准用于治疗乳腺癌和胃癌。TAA靶点在癌症免疫治疗中受到关注，因为它们是许多肿瘤的共同抗原，能够诱发特定的T细胞和体液反应。一些TAA抗原，如低糖基化的粘蛋白-1（MUC1），可在一些急性病毒感染期间如腮腺炎中发生异常表达，并触发相应的免疫反应。

与TAA相反，TSA不在正常细胞中表达。它们来自病毒诱导的癌症中的致癌病毒蛋白，或者来自正常蛋白（新抗原）的体细胞突变，或者来自正常蛋白易位或异常剪接所产生的新表位。TSA是更具吸引力的免疫治疗靶点，因为它们被免疫系统视为外来抗原，所以使用TSA作为靶标可研制出更安全、有效的肿瘤疫苗。如前面章节所述，对于由病毒引起的癌症，已研制了多种疫苗进行预防，如HPV相关癌症（头颈部癌症、宫颈癌、肛门癌）或乙型肝炎病毒相关肝细胞癌。最近也有多项临床试验正在研究HPV疫苗对宫颈癌的治疗效果，例如一项在宫颈病变分级为Ⅱ级和Ⅲ级的肿瘤患者的双盲Ⅱb期临床试验评估了编码16/18型HPV的E6和E7蛋白的DNA疫苗，结果表明与安慰剂组相比，接种疫苗女性的病灶消退的频率增加，病毒载量显著降低。

肿瘤疫苗与免疫抑制信号通路阻断剂的联合应用正在进行广泛的研究，其中大多数组合是使用抗CTLA-4或抗PD-1/PD-L1抗体，同时针对其他抑制性受体（Lag3、Tim-3、Vista等）的阻断抗体也已显示出与肿瘤疫苗的协同作用，而且针对TNFR家族［CD40、OX40、4-1BB（CD137）］各种共刺激分子的激动剂抗体也被用于和肿瘤疫苗联合使用，这些拮抗剂或激动剂都进一步提升了肿瘤疫苗的治疗效果。抗CTLA-4单克隆抗体与基于DC细胞疫苗或重组病毒肿瘤疫苗联合使用的临床研究已经开展，初步的结果令人鼓舞。

结核病治疗性疫苗

到目前为止，卡介苗（BCG）是用于预防结核病的唯一疫苗，它是通过减弱牛分枝杆菌毒性制备而来的。虽然接种卡介苗可对儿童结核性脑膜炎和粟粒性结核等严重的肺外结核病有保护作用，但它对预防各年龄的肺结核几乎无效。因此，研发新型的预防性和治疗性结核疫苗很有必要。本节主要介绍治疗型TB疫苗的研发。

VPM1002是一种重组BCG突变体，表达李斯特菌溶血素O和一种缺乏脲酶C的潮霉素抗性标志物。VPM1002正在被评估为一种替代新生儿卡介苗和预防患有活动性肺结核的成人结核病复发的疫苗。该疫苗已分别在德国和南非完成多个Ⅰ期临床试验，目前正在南非开展Ⅱ期临床试验，之后，将在印度开展Ⅲ期临床试验。

MTBVAC是一种活的减毒结核分枝杆菌疫苗，通过缺失结核分枝杆菌毒力相关基因PhoP使其致病性下降，但同时保留较强的免疫原性。2017年2月完成了MTBVAC与卡介苗在安全性和免疫原性相比较的Ⅰ期临床试验，目前正在进行Ⅱ期临床试验。

1-IC31疫苗包含结核杆菌的抗原85B（Ag85B）和ESAT-6，使用IC31作为佐剂。它可诱导出持久的CD4$^+$ T细胞应答，并已经完成Ⅰ期和Ⅱ期临床试验。

1-CAF01疫苗包含结核杆菌的抗原Ag85B和ESAT-6，使用CAF01作为佐剂。它可诱导出持久的1型T辅助细胞（Th1）应答，并已经完成Ⅰ期临床试验，研究结果表明新的脂质体佐剂CAF01是安全的且具有良好的耐受性。

H56:IC31疫苗由结核杆菌抗原Ag85B、ESAT-6和Rv2660c的融合蛋白组成，它是专门针对结核分枝杆菌暴露后的疫苗。该疫苗已完成Ⅰ期和Ⅰb临床试验，没有发现明显的副作用。

HyVac4（H4）疫苗包含结核杆菌的抗原AG85B和TB10.4，使用IC31作为佐剂。该疫苗已在南非和欧洲完成Ⅰ期和Ⅰb临床试验，目前正在南非进行Ⅱ期临床试验。

M72疫苗是由结核分枝杆菌的抗原MTB32A和MTB39A组成的融合蛋白，使用AS01E作为佐剂。目前，该疫苗正在3个非洲国家（南非、赞比亚和肯尼亚）的3 573名志愿者中开展Ⅱb临床试验。

ID93疫苗是一种由4个结核分枝杆菌抗原Rv2608、Rv3619、Rv3620和Rv1813组成的重组融合蛋白，使用吡喃葡萄糖基脂稳定乳剂（GLA-SE）作为佐剂。该疫苗已完成Ⅱa期临床试验。

MVA85A是一种表达Ag85A的改良型安卡拉痘病毒（MVA）载体，该疫苗正在进行Ⅱ期临床研究。

Crucell Ad35/AERAS-402疫苗使用表达Ag85A、Ag85B和TB10.4的复制缺陷型腺病毒血清型35，该疫苗正在进行Ⅱ期临床研究。

Ad5-Ag85A疫苗是基于非复制性腺病毒血清型5研制的，用于表达结核分枝杆菌抗原Ag85A。在临床前研究中，该疫苗可明显提升肺结核分枝杆菌感染豚鼠的存活率。Ⅰ期临床试验发现此疫苗具有良好的安全性和免疫原性。

VV-tPA-8B是使用减毒痘苗病毒作为载体系统，表达带有分泌信号肽tPA的结核分枝杆菌H37 Rv的Ag85B基因。VV-tPA-85B对结核分枝杆菌的保护作用已在小鼠中得到证实。

DAR-901是一种基于奥布伦斯分枝杆菌的灭活疫苗，它与结核分枝杆菌共有多种抗原，具有交叉保护作用。一项在接受BCG接种的77名成人中进行的Ⅰ期研究证实了此疫苗的安全性、耐受性和免疫原性。

RUTI是基于结核分枝杆菌的解毒脂质体片段研制的治疗性疫苗，它用于治疗潜伏的结核感染，以减少活动性肺结核患者的药物治疗用量。该疫苗的Ⅱ期试验近期已在HIV感染的结核病患者中完成。

Vaccae（SRL-172）是中国研制的一种灭活分枝杆菌疫苗，在HIV合并感染患者中已经完成Ⅲ期临床试验，已被批准用于治疗结核分枝杆菌感染患者。

三 艾滋病治疗性疫苗

抗反转录病毒疗法（ART）可有效控制HIV复制和病情进展，但无法根除潜伏感染的病毒储存库。因此，当ART治疗停止时几乎所有HIV患者都会出现病毒反弹。HIV治疗性疫苗的目的是重建患者体内的免疫反应，以更好地控制停药后的病毒复制，实现停药后病毒不反弹或者在一段时间内不反弹。该领域已经开展一系列的随机对照临床研究（RCT），下面对这些研究进行介绍。

基于重组腺病毒血清型5（Ad5）治疗性艾滋疫苗的RCT研究表明，该疫苗可诱发中等强度的HIV Gag特异性CD8⁺T细胞反应，但不足以控制ART停药后的病毒反弹。基于痘病毒载体的艾滋病治疗性疫苗MVA.HIVconsv的临床研究也发现其免疫原性较差，且对停药后的病毒反弹时间无明显影响。

一项基于Gag多肽的疫苗Vacc-4x与组蛋白去乙酰化酶抑制剂联合使用的临床研究表明，该免疫方案可显著减少潜伏感染HIV的细胞数量及其胞内的HIV DNA拷贝数量。然而，ART停药后大约14天均出现病毒反弹。

TUTI-16是一种携带保守的Tat蛋白中B细胞表位的治疗性疫苗，它所诱导的抗Tat抗体会阻断HIV的复制起始。尽管一项RCT研究表明该疫苗诱发了抗Tat抗体，但在ART停药后所有受试者均出现病毒反弹。

一项临床研究表明将灭活艾滋病病毒刺激过的自体树突细胞（DC-HIV）回输患者后，可诱发针对HIV多个抗原（Gag、Nef和Env）的广谱T细胞免疫应答，且与对照组相比，DC-HIV受试者体内的病毒载量显著下降。另一项类似的临床研究也表明，用荷载HIV Gag、Pol和Nef脂多肽的DC细胞回输HIV患者后可诱发广谱免疫应答，且对停药后的病毒载量起到较好的控制效果。

另一种治疗性疫苗方案为ALVAC-HIV与Lipo-6T、白细胞介素-2（IL-2）联合使用，ALVAC是表达Env、Gag、Pol和Nef的金丝雀痘病毒载体，Lipo-6T由五个Nef、Gag、Pol多肽与破伤风类毒素肽和脂质尾组成。早期的两项RCT研究表明，相比于对照组，接种过上述治疗性疫苗的志愿者在ART停药后病毒反弹时间明显延迟，并且这种病毒控制程度与该疫苗诱导的CD4⁺T和CD8⁺T细胞反应呈相关性。在2017年开展的后续研究中，进一步发现该治疗性疫苗方案可逆转T细胞衰竭，增强抗原特异性免疫应答，从而改善了对艾滋病病毒的控制。目前还有很多的相关研究正在进行中，例如评估DNA疫苗GTU-MultiHIV B与脂多肽疫苗Lipo-5和基于痘病毒载体MVA的疫苗结合。

GeneCure公司在2016年报道了一项名为HIVAX的RCT研究结果，HIVAX是一种高度突变减毒的HIV-1毒株，它只能单轮感染细胞但不能进行复制，不过它可表达多种HIV抗原蛋白。与安慰剂组相比，接种该治疗性疫苗的患者体内有更高水平的广谱T细胞免疫反应。更重要的是，与ATR治疗前相比，7个受试者中有5人在ART停药后的病毒载量显著降低。另外一些基于慢病毒载体的临床研究也正在进行中，例如法国和比利时开展的THV01-1和THV02-2的RCT。

值得说明的是，最近有研究报道了一种Ad26/MVA疫苗联合Toll样受体7（TLR7）激动剂的免疫治疗新策略。在猕猴感染模型中证实该策略可显著提升细胞免疫应答水平和免疫广谱程度，而且在停药后33%的受试猴未出现病毒反弹，出现病毒反弹的猴中其时间延迟了2.5倍。基于这些令人鼓舞的数据，Ad26/MVA治疗性疫苗已在泰国开展临床研究，Ad26/MVA联合TLR7激动剂的治疗性疫苗的临床研究也即将开展。

基于抗HIV广谱中和抗体的免疫治疗也有多项临床研究在开展中，并取得良好的效果，目前还在进一步测试中。

（四）　HCV治疗性疫苗

传统的长效干扰素及利巴韦林联合使用的HCV标准治疗方法对感染率最高的1型HCV治愈率仅为43%～50%。值得说明的是，2013年全球首个可脱离干扰素应用的口服直接抗病毒药物（DAA）——索磷布韦（抗丙肝病毒的核苷类聚合酶抑制剂）上市应用，开创了丙肝治愈的新时代，将治愈率提高到90%～100%。近期，多个DAA药物接连在中国获批上市。在发达国家，使用DAA新方案治疗丙肝病毒感染已取得巨大进展。然而发展中国家的患者很难承受昂贵的治疗费用。此外，急性HCV感染的临床症状很轻微甚至没有，因此通常很难被发现。然而当急性感染发展为持续性慢性感染时，大多数患者就会转变为慢性肝炎，进而长期累积的肝损伤会发展为肝硬化甚至肝癌。在很多时候，无症状的HCV感染具有很强的传染性，这部分人由于不能得到治疗而会继续传播病毒。因此，研发高效的保护性疫苗对于控制和消灭HCV疫情仍是必需的。

第一个在人类身上测试的治疗性丙肝病毒疫苗是HCV糖蛋白E1/铝佐剂的重组亚单位疫苗（InnoVAC-C），已进行了多次临床研究以评价其安全性、免疫原性和治疗效果。结果表明该疫苗可刺激机体产生特异性体液和细胞免疫应答，但不能阻止肝脏纤维化进程。另一种治疗性疫苗GI-5005是基于在酵母细胞中表达的HCV重组核心蛋白和NS3蛋白，在Ⅰb期临床试验中初步验证了它对慢性丙肝感染患者具有一定疗效。

一种由HCV核心域（C35-44）多肽组成的治疗性疫苗ISA51开展了Ⅰ期临床试验，其安全性良好，但目前为止尚无更多其他方面的数据。

一种基于CD8$^+$T细胞表位的HCV多肽疫苗与弗氏佐剂的治疗性疫苗开展了临床研究，在慢性HCV感染患者接种后，可激发出特异的T细胞免疫，而且部分患者血清中的丙氨酸氨基转移酶（ALT）和病毒数量显著下降。

首个HCV治疗性DNA疫苗（CIGB-230）可表达HCV蛋白core/E1/E2，在Ⅰ期临床试验中被证实能够增强患者体内的免疫应答。针对15名干扰素治疗无应答人群的临床试验中，6人产生中和抗体应答，1人的病毒载量下降1个log10。此外，治疗性疫苗如基于病毒载体的疫苗TG4040被证实可诱导HCV特异性细胞免疫应答，并在Ⅰ期临床试验中显示可降低慢性HCV感染患者的病毒载量。

（五）　EBV治疗性疫苗

治疗性EBV疫苗主要用于治疗EBV潜伏感染相关的恶性肿瘤，是以肿瘤细胞中表达的EBV蛋白为靶位，刺激机体产生细胞免疫反应，增强毒性T淋巴细胞对肿瘤细胞的杀伤作用。EBV特异性细胞毒性T淋巴细胞免疫（CTL）水平的高低与肿瘤发生密切相关，因此，提高相关肿瘤患者的特异性CTL水平是EBV治疗性疫苗研制的重点。目前正在研制许多治疗EBV相关恶性肿瘤的治疗疫苗，EBV相关恶性肿瘤治疗疫苗的主要目的是诱导细胞免疫应答，从而识别和消除EBV感染的肿瘤细胞。治疗性EBV疫苗策略包括使用DNA载体、慢病毒载体、腺病毒载体、腺相关病毒载体和痘病毒载体等携带EBV相关基因，以诱导激活患者的相应CTL，清除肿瘤细胞。有许多EBV的抗原是CD4$^+$和CD8$^+$T细胞反应的靶点，因此在EBV疫苗配方中加入这些抗原有可能提高EBV疫苗的效力。最近，有研究以EBV病毒的EBNA1为靶点，利用转录激活诱导剂E1TN破坏EBNA1基因，结果表明该策略能显著诱导EBV阳性的B淋巴细胞逐渐凋亡，而EBV阴性细胞不受到影响，这为EBV相关肿瘤治疗提供了新思路。

六 糖尿病治疗性疫苗

糖尿病是以高血糖为特征的代谢性疾病，长期存在的高血糖导致眼、肾、心脏、血管、神经等多个组织器官的慢性损害和功能障碍，可分为1型和2型。一般认为1型糖尿病是一种自身免疫疾病，在患者血液中可检测到多种针对自身蛋白的抗体，如谷氨酸脱羧酶抗体（GAD抗体）、胰岛细胞抗体（ICA抗体）等，这些异常水平的抗自身蛋白抗体会损伤人体胰岛中分泌胰岛素的β细胞，使之不能正常分泌胰岛素，从而导致血液中的糖不能被及时降解而引发一系列的并发症风险。而2型糖尿病患者以胰岛素抵抗或胰岛素分泌缺陷为主。目前尚无根治糖尿病的药物和治疗方法，近些年正在研发用于预防和治疗糖尿病的疫苗策略。例如，美国一家公司研发的针对1型糖尿病的疫苗Diamyd，其主要成分是人类内源性谷氨酸脱羧酶（GAD）和氢氧化铝佐剂，目前已处于Ⅱ期临床试验。GAD是表达在大脑神经细胞和胰腺β细胞中的一种酶，是1型糖尿病发病过程中主要被攻击的自身抗原之一。该疫苗主要用于新发病3个月以内的1型糖尿病患者，皮肤下注射GAD可以减少免疫系统对胰腺的攻击，增加自身胰岛素的产生，最新的数据分析表明注射该疫苗后可显著增加自身胰岛素的生成。

美国麻省总医院（MGH）的研究人员发现通过注射结核病疫苗卡介苗（BCG）可将1型糖尿病患者的血糖接近正常水平，并可保持8年时间之久。卡介苗可通过诱发和恢复调节性T细胞（Tregs）而防止胰腺β细胞受到免疫攻击而被破坏，从而治疗1型糖尿病。他们也发现卡介苗可以通过促进有氧糖酵解而使细胞消耗更多的糖，从而导致血糖浓度下降，这意味着卡介苗对2型糖尿病患者也可能起到作用，但尚需要大规模的临床试验进行证实。

七 高血压治疗性疫苗

高血压（hypertension）是指以体循环动脉血压（收缩压和/或舒张压）增高为主要特征的慢性病，可伴有心、脑、肾等器官的功能或器质性损害的临床综合征，也是心脑血管病最主要的危险因素。中国高血压患者约有2.7亿，而治疗率和控制率低。依从性差是血压控制率欠佳的原因之一，因为传统的口服降压药需要每日服药1次或多次。自20世纪50年代以来，科研人员不断尝试研发抗高血压疫苗，目的为减少用药次数，提高患者依从性。

目前，高血压治疗性疫苗尚处于探索阶段，其中肾素-血管紧张素-醛固酮系统

（RAAS）是抗高血压疫苗的主要研究靶点，该系统包括肾素、血管紧张素原、血管紧张素转换酶、血管紧张素Ⅰ和Ⅱ（angiotensinⅠ、angiotensinⅡ）。以肾素为靶标的疫苗是人们较早研究的抗高血压疫苗，实验证实了该类疫苗可有效降低血压，但可导致较为严重的肾脏损害，因此该类疫苗已较少研究。

血管紧张素Ⅱ在RAAS中作用关键，同时分子量小，不易引起自身免疫损伤，是众多研究的主要靶点。

CYT006-AngQb是将血管紧张素Ⅱ（AngⅡ）肽段嵌合在噬菌体类病毒颗粒的表面而制成的抗高血压疫苗，目前已完成Ⅱ期临床研究。结果显示它具有良好的安全性和有效性，并能够诱发出较高水平的抗AngⅡ抗体，从而阻断RAAS通路进而使受试者的血压显著下降。然而，相比于已有的降血压药物，该疫苗的降压效果没有明显优势，所以未能开展Ⅲ期临床研究。不过，基于类似原理的改进疫苗正在研发中。此外，表达AngⅡ-HBc的DNA疫苗也表现出良好的降血压效果，相关研究正在开展中。

思考题

1　简述治疗性疫苗的概念和意义；
2　简述肿瘤治疗性疫苗的研究情况；
3　简述结核病治疗性疫苗的研究情况；
4　简述糖尿病治疗性疫苗的研究情况。

（孙彩军）

第十二节　联合疫苗

学习要点

1. 掌握联合疫苗的定义；
2. 熟悉联合疫苗益处以及使用中的问题。

联合疫苗的使用，可减少疫苗接种剂次，缓解家长和社区卫生工作者的压力，提高疫苗接种的及时率，降低运输、冷链等管理成本。

一　定义及分类

联合疫苗是指含有两个或两个以上活的、灭活的生物体或者提纯的抗原，由生产者联合配制而成，用于预防多种不同疾病或由同一生物体的不同种或不同血清型引起的疾病的生物制品。

目前常用的联合疫苗包括白喉破伤风类毒素联合疫苗（diphtheria and tetanus toxoids, DT或Td）、全细胞百日咳白喉破伤风联合疫苗（diphtheria, tetanus and whole-cell pertussis vaccine, DTwP）、无细胞百日咳白喉破伤风联合疫苗（diphtheria, tetanus and acellular pertussis vaccine, DTaP）、三价脊髓灰质炎灭活疫苗（inactivated trivalent poliovirus vaccine, IPV）或口服三价脊髓灰质炎活疫苗（live oral trivalent poliovirus vaccine, OPV）、麻疹风疹联合疫苗（measles and rubella vaccine, MR）、麻疹风疹腮腺炎联合疫苗（measles, rubella and mumps vaccine, MMR）及无细胞百日咳白喉破伤风脊髓灰质炎灭活b型流感嗜血杆菌五联疫苗（diphtheria-tetanus-acellular-pertussis-inactivated-polio-Haemophilus-influenzae-type-b, DTaP-IPV-Hib）等。

二　研发、评价和许可

每种联合疫苗的研发都需要严格的科学数据支持。研发过程中，研究者须充分考虑联合后疫苗各组分间的可容性、物理兼容性与抗原稳定性，以及防腐剂、佐剂和非活性成分等对各抗原组分联合后活性的影响。一般来说，联合疫苗在安全性和有效性方面至少要与单价疫苗相当。

联合疫苗许可上市前必须经过安全性、免疫原性和有效性评价。联合疫苗的安全性研究要与同时在不同部位接种联合疫苗中的每一种单价组分疫苗进行比较，在临床随机对照试验中观察接种后的不良反应，并进行跟踪记录。在免疫原性研究中，需要将联合疫苗的免疫原性与分别同时接种在不同部位的各单组分疫苗的免疫原性进行比较，明确接种该联合疫苗的免疫应答与接种各单组分疫苗的免疫应答之间不存在显著差别。在有效性研究方面，一般多采用随机对照试验评价联合疫苗各组分的有效性，其判定重点可以是疾病的发病率，也可以是已经确定的保护性相关指标，例如抗体滴度等。

联合疫苗的研发不同于一般疫苗，除基本要求外，还应考虑多种组分联合后产生的相互作用对联合疫苗的安全性和有效性的影响，以及是否产生毒性逆转或重组等问题。

三　联合疫苗的安全性、禁忌和慎用征

（一）安全性

联合疫苗许可上市前必须经过安全性评价。不论在联合疫苗的生产还是检定过程中，必须达到相应标准，以保证制品在安全、纯度和效力等方面符合要求。与绝大多数单独接种疫苗引起的不良反应相比，接种联合疫苗后所产生的不良反应类似或仅略有增加。迄今为止，尚未出现由联合疫苗引发的新型不良反应的报道。值得注意的是，无细胞百日咳白喉破伤风乙型病毒性肝炎脊髓灰质炎灭活联合疫苗（DTaP-HepB-IPV）接种后体温升高的发生率比组分疫苗高，但大部分为轻度体温升高，且绝大部分无须治疗。

（二）禁忌和慎用证

一般来说，联合疫苗的禁忌和慎用征与单独组分疫苗相同。但是，麻腮风-水痘联合疫苗（MMRV）例外，该疫苗对个人或家族（如兄弟姐妹或父母）有惊厥史的对象禁忌接种。

四　联合疫苗的益处

联合疫苗的使用不仅可以提高疫苗接种率，减少多次注射给被接种者及其监护人所带来的不便，同时降低接种、运输和管理成本，减少疫苗生产中所含的防腐剂、佐剂等剂量，降低疫苗的不良反应等。

对家长而言，选择联合疫苗可以减少接种剂次，减少潜在疫苗接种不良反应发生风险；对接种医生而言，联合疫苗可减少接种剂次，降低工作中的差错概率；对疫苗管理者而言，联合疫苗可提高疫苗接种的及时率，降低运输、冷链等管理成本；对社会而言，联合疫苗的使用可以给接种其他疫苗留出时间，进而降低疫苗可预防疾病的发病率、降低总体健康卫生服务成本。

五　联合疫苗使用中的实际问题与未来展望

（一）选择联合疫苗还是单组分疫苗

是否选择联合疫苗一般须综合考虑多种因素，如疫苗的可获得性、受种者意愿、接

种次数、潜在不良反应、疫苗储存条件、成本等。一般情况下，联合疫苗优势明显，应作为首选。但麻腮风-水痘联合疫苗（MMRV）例外。美国免疫实施咨询委员会建议，在12～47月龄接种首剂时，可使用麻腮风疫苗加水痘疫苗，也可使用MMRV；但建议使用前者，除非家长特别要求使用联合疫苗。美国儿科学会认为两种接种方案都可以接受，但是要告知监护人这两种方案的风险和益处。MMRV一般可作为4～12岁儿童首剂接种或第2剂接种的首选疫苗。

（二）接种多余的抗原

随着联合疫苗的广泛使用，受种者接种了其不需要的抗原的联合疫苗可能会导致过度接种。例如，儿童在出生时接种乙型肝炎疫苗，若在2、4、6月龄接种DTaP-HepB-IPV联合疫苗，则他共接种4剂乙型肝炎疫苗，而实际上仅须接种3剂。目前发现的多数疫苗接种额外剂量后并未出现不良结局，尤其是反应原性较低的Hib、IPV和HepB疫苗，一般不会因为这些抗原中的任一抗原超剂量接种产生不良反应。

（三）联合疫苗的互换性

关于联合疫苗是否可以互换使用，目前尚无明确规定。在对用于儿童基础免疫系列的三种Hib结合疫苗的互换性进行评估时，三种疫苗和三次接种在理论上可能有27种排列，因此，由于联合疫苗种类繁多，对所有特定的替换进行研究几乎难以实现。目前已基本确定某些疫苗是可以互换的，如DTwP（以及其单价组分）、IPV、OPV、Hib（只要接种3剂）和HepB。而对于不同厂家的上市产品无可互换使用信息的疫苗（如DTaP和其他更新的联合疫苗），建议基础免疫应全程使用相同厂家生产的产品。若先前使用疫苗的生产厂家不清或在儿童接种时没有对应的疫苗，任何适用于儿童接种状况和要求的许可疫苗都可以选择使用。

（四）未来展望

目前国际上领先的跨国疫苗企业已有四联、五联甚至六联疫苗上市，并被多个国家纳入疫苗免疫规划。虽然联合疫苗在制备和使用上存在其局限性，但仍是未来疫苗发展的方向。研发和运用多联多价的联合疫苗技术，制备能够一次使用、包含多种抗原组分、免疫保护多种类型疾病的高效联合疫苗，促进免疫规划的发展，是未来联合疫苗的发展方向。

无论联合疫苗的购买者是政府、卫生保健组织还是受种者，其决策都会受到经济因素的影响。联合疫苗的使用所带来的经济效益如疫苗采购、储存、操作简化、生产成本降低、接种次数减少等均促进了联合疫苗的推广使用。

思考题

① 简述联合疫苗在疾病预防中的意义；

② 简述联合疫苗使用的实际问题。

（毛盈颖）

推荐阅读

[1] 张延龄，张辉. 疫苗学. 北京：科学出版社，2004.

[2] STANLEY A. PLOTKIN, WALTER A. ORENSTEIN, PAUL A. OFFIT. 疫苗. 6版. 罗凤基，杨晓明，王军志，等译. 北京：人民卫生出版社，2011.

[3] 迮文远. 计划免疫学. 2版. 上海：上海科学技术文献出版社，2001.

[4] 王鸣. 实用免疫接种培训教程. 2版. 北京：中国中医药出版社，2009.

[5] ARTHUR ALLEN. Vaccine: The Controversial Story of Medicine's Greatest Lifesaver. W. W. Norton & Co, 2008.

[6] ATKINSON W, WOLFE S, HAMBORSKY J. 疫苗可预防疾病流行病学和预防. 12版. 周祖木，陈恩富，译. 北京：人民卫生出版社，2012.

[7] 赵铠，章以浩. 中国生物制品发展史略1910—1990. 北京：北京生物制品研究所，2003.

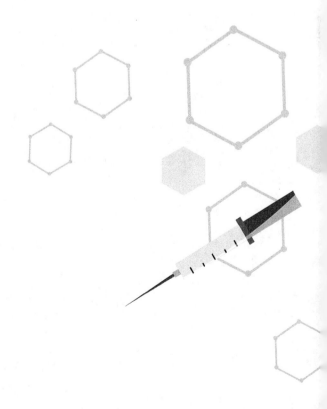

疫苗和免疫网站

http://www.immunize.org/vis/
http://www.cdc.gov/vaccines/default.htm
http://www.immunize.org
http://www.immunize.org/vis
http://vaers.hhs.gov/
http://www.hrsa.gov/vaccine.compensation/default.Htm
http://www.vaccinesafety.edu/
http://www.nvic.org/
http://www.naturalnews.com/vaccine.html
http://www.vaccine.org/
http://www.fda.gov/BiologicsBloodVaccines/Vaccines/default.htm
https://www.who.int/immunization/en/
https://www.lshtm.ac.uk/research/centres/vaccine-centre/
https://www.historyofvaccines.org/

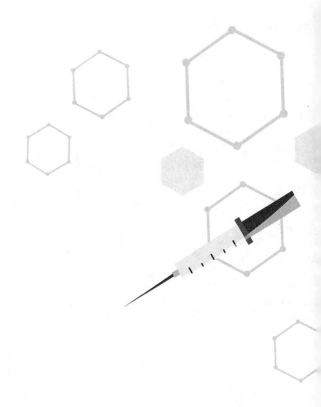

中英文名词对照索引